Microbiologia Prática

Aplicações de Aprendizagem de Microbiologia Básica

Bactérias, Fungos e Vírus

3ª edição

Microbiologia Prática
Aplicações de Aprendizagem de Microbiologia Básica
Bactérias, Fungos e Vírus

3ª edição

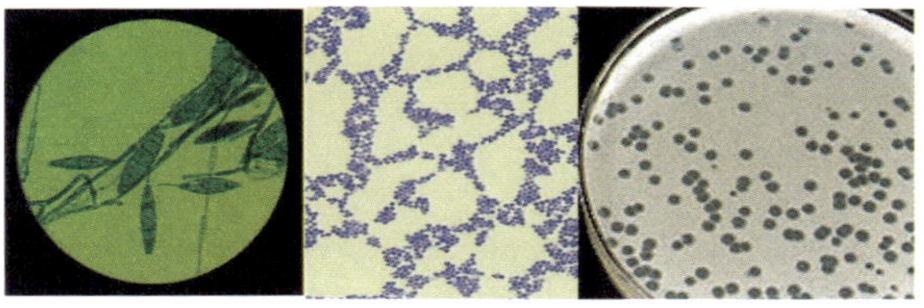

Autoras

Mariangela Cagnoni Ribeiro

Maria Magali Stelato

Colaboradora

Andréia Rodrigues Bucci

Atheneu

Rio de Janeiro • São Paulo

2024

ATHENEU

São Paulo	—	Rua Maria Paula, 123 – 13º andar Conjuntos 133 e 134 Tel.: (11) 2858-8750 E-mail: atheneu@atheneu.com.br
Rio de Janeiro	—	Rua Bambina, 74 Tel.: (21) 3094-1295 E-mail: atheneu@atheneu.com.br

Capa: Paulo Verardo

Produção Editorial: Arte & Ideia

CIP-BRASIL. CATALOGAÇÃO NA PUBLICAÇÃO
SINDICATO NACIONAL DOS EDITORES DE LIVROS, RJ

M572
3. ed.
Microbiologia prática : aplicações de aprendizagem de microbiologia básica bactérias, fungos e vírus / autoras Mariangela Cagnoni Ribeiro, Maria Magali Stelato ; colaboradora Andréia Rodrigues Bucci. - 3 ed. - Rio de Janeiro : Atheneu, 2024.
24 cm.

Inclui bibliografia e índice
ISBN 978-65-5586-824-1

1. Microbiologia. I. Ribeiro, Mariangela Cagnoni. II. Stelato, Maria Magali. III. Bucci, Andréia Rodrigues.

CDD: 579
24-91713 CDU: 579.61

Meri Gleice Rodrigues de Souza - Bibliotecária - CRB-7/6439

Ribeiro MC, Stelato MM

Microbiologia Prática – Aplicações de Aprendizagem de Microbiologia Básica: Bactérias, Fungos e Vírus – 3ª edição

Autoras

Mariangela Cagnoni Ribeiro

Professora Titular Aposentada da Disciplina de Microbiologia da Pontifícia Universidade Católica de Campinas (PUC-Campinas).
Professora Titular Aposentada da Disciplina de Imunologia da PUC-Campinas.
Ex-Coordenadora Geral de Graduação da PUC-Campinas.
Ex-Diretora da Faculdade de Ciências Biológicas da PUC-Campinas.
Autora do livro Biossegurança em Odontologia e em Ambientes da Saúde.

Maria Magali Stelato

Doutora em Análise Clínicas pela Faculdade de Ciências Farmacêuticas da Universidade de São Paulo (FCF-USP).
Professora Titular da Disciplina de Microbiologia da Pontifícia Universidade Católica de Campinas (PUC-Campinas).
Ex-Coordenadora da área de Ensino da Sociedade Brasileira de Microbiologia da PUC-Campinas.
Ex-Integradora Acadêmica de Graduação da Faculdade de Ciências Biológicas.
Ex-Tutora no Programa de Educação Tutorial (PET) da Faculdade de Ciências Biológicas da PUC-Campinas.
Ex-Líder do Grupo de Pesquisa, Obtenção e Aplicação de Insumos de Origem Vegetal e Animal em Alimentos, Fitoterápicos e Cosméticos da PUC-Campinas.

Colaboradora

Andréia Rodrigues Bucci

Responsável Técnica no Laboratório de Microbiologia, Imunologia e Micologia da Pontifícia Universidade Católica de Campinas (PUC-Campinas).
Mestre em Ciências da Saúde pela PUC-Campinas.
Doutoranda em Biologia Animal pelo Instituto de Biologia da Universidade de Campinas (Unicamp).

Agradecimentos

A publicação de um livro, na sua 3ª edição, numa vasta área de Microbiologia, é uma experiência complexa e emerge das contribuições de uma grande equipe. Assim, agradecemos a todos os atuais colaboradores e àqueles que nos auxiliaram nas edições anteriores. Beneficiamo-nos de sugestões e colaborações de docentes de Microbiologia, funcionários, monitores, alunos, revisores, *design* de texto em vários estágios do trabalho e todos os colaboradores da Editora Atheneu que nos auxiliaram na elaboração desta 3ª edição.

Agradecemos e reconhecemos, especialmente, à Pontifícia Universidade Católica de Campinas (PUC-Campinas) que nos disponibilizou o Laboratório de Microbiologia da Escola de Ciências da Vida para a realização dos vídeos.

Agradecemos à Ms. Andréia Rodrigues Bucci, como colaboradora e produtora dos vídeos e das fotos ilustrativas de vários capítulos.

As autoras

Prefácio à Terceira Edição

A 3ª edição do livro *Microbiologia Prática – Aplicações de Aprendizagem de Microbiologia Básica* atualiza os capítulos e traz um novo, mostrando, assim, o compromisso das autoras de apresentar experiências pedagógicas e troca de saberes entre docentes de Microbiologia e outros profissionais que atuam na área. Desta forma, buscamos produzir soluções eficazes, de modo que alunos diferenciados sejam formados criando e, permanentemente, sendo impostos a novos desafios.

Nessa edição, há alguns exemplos significativos da busca de soluções que possibilitem a qualificação dos processos de ensino-aprendizagem dos estudantes dos Cursos de Graduação de Agronomia, Biomedicina, Ciências Biológicas, Ciências Farmacêuticas, Enfermagem, Engenharia Ambiental, Engenharia de Alimentos, Engenharia Química, Fisioterapia, Medicina, Medicina Veterinária, Nutrição, Odontologia, Química e outros cursos que apresentam a Microbiologia em sua matriz curricular. Os capítulos abordam as principais concepções de educação, nas quais se articulam a teoria pedagógica e a prática educativa na realização de *experimentos* com uma gama de bactérias, leveduras, fungos filamentosos e vírus. Os capítulos também mostram os *objetivos*, as *metodologias* e a *análise interpretativa* de cada experimento realizado e, em alguns, disponibilizamos *vídeos ilustrativos* dos procedimentos das técnicas utilizadas. Ao final de todos os capítulos há uma *Revisão* com tópicos a serem explorados e um *Teste de Conhecimento* com questões de múltipla escolha, conteúdo este que aborda aplicações clínicas, fazendo com que o estudante exercite seu pensamento crítico e faça uma reflexão sobre sua aprendizagem.

Dando continuidade à esta apresentação da 3ª edição, segue a descrição dos assuntos abordados: *Biossegurança no Laboratório de Microbiologia*, capítulo que foi atualizado dentro das novas perspectivas de viroses emergentes; *Estudo da Morfologia, dos Processos Fisiológicos e Metabólicos de Bactérias e Fungos e Cultivo de Bacteriófago*, capítulos revisados e acrescidos de novas cepas de micro-organismos e de novas fotos ilustrativas; *Ação de Agentes Físicos e Químicos sobre o Crescimento Microbiano e Antibiograma de Bactérias e Leveduras,* capítulos que foram atualizados e receberam adição dos novos parâmetros de padronização de testes de sensibilidade aos antimicrobianos (BrCAST); *Métodos Rápidos Automatizados para Identificação de Bactérias e Fungos,* assunto revisado e acrescido de novas técnicas de identificação de micro-organismos com a utilização de interações entre antígenos e anticorpos. A novidade desta edição é o 18º capítulo, que aborda a *Preservação de Micro-organismos* em laboratórios, tendo como objetivo manter viáveis cepas de bactérias e fungos para utilização em curto, médio e longo prazos, em diferentes laboratórios e indústrias, como também desenvolver coleções de culturas microbianas para uso comercial.

As apresentações desses temas são de grande interesse, não só aos docentes e alunos dos cursos de graduação citados, como também de toda equipe técnica que trabalha em laboratórios de Microbiologia que envolvem áreas de cosméticos, indústria alimentícia, controle ambiental, controle de solo, análises clínicas humana e veterinária entre outras, fato que nos mostra a **Microbiologia** como uma área amplamente disseminada na atualidade.

Inserimos nesta edição toda nossa prática de docência em Microbiologia, adquirida por décadas, e apresentamos a experiência da construção coletiva de uma produção, possibilitando resgatar conhecimentos, trocas de aprendizados e aprimorar as atividades cotidianas; além disto, faz-se presente a leitura de textos teóricos de Microbiologia, os quais apresentam características detalhadas dos micro-organismos e a relação entre esses agentes e os efeitos prejudiciais e benéficos ao homem e ao ambiente.

Neste cenário de desafios, de modo a produzir interação entre saberes e práticas, entre núcleo de conhecimento e campo de atuação, escrevemos esta 3ª edição com muito carinho para vocês. Explore cada capítulo, teste seu conhecimento e apaixone-se pela Microbiologia.

Boa leitura!

Campinas, julho de 2024.
As autoras

Prefácio à Segunda Edição

Atualmente, a Microbiologia depara-se com a descoberta de novos patógenos e os antigos estão ressurgindo e, ainda, com a utilização de micro-organismos em controle ambiental. Com a tecnologia, a classificação microbiana tornou-se mais sofisticada e diversificada.

Dessa maneira, o estudante de Ciências Biológicas, Ciências Farmacêuticas, Enfermagem, Engenharia Ambiental, Fisioterapia, Medicina, Medicina Veterinária, Nutrição, Química e outros cursos que apresentam a Microbiologia em sua matriz curricular, depara-se com muita informação sobre Microbiologia. Assim, este livro foi desenvolvido com o objetivo de oferecer ao estudante do ciclo básico o estudo da morfologia e dos processos fisiológicos comuns em experimentos com os micro-organismos, uma vez que, nesses cursos, modificam-se as amostras, porém os métodos utilizados de análise dessas características mantêm-se semelhantes.

Nossa experiência didática levou-nos à redação desta 2ª edição atualizada, reorganizada e expandida. As principais mudanças desta edição incluem adição de novos capítulos sobre a ação de agentes físicos e químicos, monitoramento de agentes físicos, testes de identificação do metabolismo de bactérias e fungos, cultivo de bactérias anaeróbias e de bacteriófagos. Nos capítulos da edição anterior houve a inclusão de quadros, tabelas, resumos, fotografias e questões de revisão, para auxiliar os alunos ou profissionais na aprendizagem da Microbiologia Básica.

A proposta deste livro é instigar o aluno a investigar e explorar as metodologias descritas em seus capítulos, sem dispensar a consulta de textos teóricos. A abordagem de maneira apropriada de todos os seus capítulos, de modo a realizar os experimentos, analisar os resultados e questioná-los levará o leitor a compreender a Microbiologia e não a memorizar os conceitos.

Desejamos que a leitura desta obra possa beneficiar o leitor tal como nos beneficiamos em sua preparação.

Campinas, março de 2011.

As autoras

Prefácio à Primeira Edição

Este livro foi desenvolvido com o objetivo de dar ao estudante do ciclo básico dos cursos de Medicina, Farmácia, Odontologia, Veterinária, Biologia, Fisioterapia, Nutrição e Enfermagem os conceitos fundamentais de Microbiologia, de maneira a permitir o estudo da morfologia e dos processos fisiológicos comuns em experimentos com os micro-organismos.

Nossa experiência didática encaminhou-nos à redação deste trabalho que, por si só, sedimentará os conhecimentos básicos, possibilitando ao futuro profissional da Microbiologia (na indústria, na agroeconomia, em veterinária, em medicina e no meio ambiente) o melhor desempenho possível, o melhor rendimento em sua área de atividade específica. Nessas áreas modificam-se as amostras, porém os métodos utilizados de análise das características morfológicas e fisiológicas dos micro-organismos mantêm-se semelhantes.

Não temos a pretensão de que o nosso livro possa abranger toda a Microbiologia Básica, dispensando paralelamente a consulta de texto teórico. Mas, acreditamos na sua real utilidade e na excelência de seu valor didático, sobretudo pelo pouquíssimo número de livros congêneres existentes na biblioteca nacional.

À Editora e Livraria Atheneu agradecemos a oportunidade a nós oferecida e a confiança depositada.

Campinas, março de 1993.

As autoras

Sumário

1 Biossegurança no Laboratório de Microbiologia

OBJETIVOS DE APRENDIZAGEM

1. Aplicar as principais normas de biossegurança no laboratório de microbiologia.
2. Averiguar riscos biológicos em laboratório de microbiologia.
3. Diferenciar os níveis de segurança de um laboratório que manipula agentes biológicos.
4. Identificar as categorias de agentes biológicos de acordo com o grau de risco.
5. Distinguir as diferentes cabines de segurança microbiológica.
6. Refletir sobre a postura correta dentro de um laboratório de microbiologia.
7. Identificar equipamentos e materiais inerentes ao laboratório de microbiologia.

INTRODUÇÃO

A biossegurança e a bioproteção devem ser capazes de promover ambiente seguro em locais que manipulam agentes biológicos. De acordo com Ministério da Saúde, "biossegurança pode ser definida como condição de segurança biológica alcançada por meio da aplicação de princípios, tecnologias e ações destinadas a prevenir, reduzir, controlar ou eliminar riscos inerentes às atividades, exposição não intencional ou disseminação acidental de agentes biológicos e derivados que possam conter riscos à saúde humana, animal, vegetal e ambiental (Brasil, 2010)". Define-se como agente biológico "organismo ou molécula com potencial ação biológica infecciosa ou danosa aos humanos, animais, plantas ou meio ambiente em geral, incluindo bactérias, *archea*, fungos, protozoários, parasitos ou entidades acelulares como príons, RNA ou DNA (ácidos nucleicos infecciosos, RNAi, aptâmeros, genes e elementos sintéticos etc.) e partículas virais" (Brasil, 2017). Bioproteção, de acordo com a Portaria Normativa nº 585, de 7 de março de 2013, do Ministério da Defesa, "é definida como um conjunto de ações que visam minimizar o risco do uso indevido, roubo ou liberação intencional de material com potencial risco à saúde humana, animal e vegetal." Os primeiros movimentos para controle de infecção no mundo foram iniciados na década de 1950, e entre os primeiros órgãos oficiais está o Center for Disease Control (CDC).

No Brasil, em 1983, o Ministério da Saúde lançou a Portaria nº 196 para fornecer parâmetros de orientação para o controle de infecção hospitalar. As normas de biossegurança no Brasil foram estabelecidas pela Comissão Técnica Nacional de Biossegurança (CTNBio) e regulamentadas pela Lei nº 8.974, de 5 de janeiro de 1995, em virtude da necessidade de se estabelecerem normas de segurança voltadas para os laboratórios em geral, em razão da exposição a agentes químicos e biológicos, além dos agentes físicos. Questões importantes relativas à prática e à pesquisa de organismos geneticamente modificados e células-tronco são regidas no Brasil pela Lei de Biossegurança nº 11.105, de 24 de março de 2005. A Portaria GM/MS nº 1.683, de 28 de agosto de 2003 instituiu a Comissão de Biossegurança em Saúde (CBS). Entre as atribuições CBS, está a elaboração e atualização da classificação dos agentes biológicos com potencial risco à saúde humana (Brasil, 2017).

Classificação de risco dos agentes biológicos

A Portaria GM/MS nº 1.608, de 5 de julho de 2007, delegou à CBS a responsabilidade de designar, instituir e coordenar a Comissão de Especialistas para a revisão e a atualização da Classificação de Risco dos Agentes Biológicos a cada dois anos a contar da publicação dessa portaria e aprovou a primeira "Classificação de Risco dos Agentes Biológicos" (Brasil, 2021).

Considera-se como risco biológico a probabilidade da exposição ocupacional a agentes biológicos. A análise de risco deve ser orientada por parâmetros que dizem respeito à classificação de risco do agente biológico e ao tipo de procedimento realizado.

Consideram-se, ainda, as medidas de biossegurança relativas aos procedimentos (boas práticas), à infraestrutura (desenho, instalações físicas e equipamentos de proteção) e à qualificação de recursos humanos. A organização do trabalho e as práticas gerenciais são integrantes fundamentais de um programa de biossegurança institucional (Brasil, 2017).

Aos critérios de classificação de risco dos agentes biológicos destacam-se a infectividade, a patogenicidade e a virulência dos agentes biológicos, bem como disponibilidade de medidas terapêuticas e profiláticas eficazes, modo de transmissão, estabilidade do agente, origem do material potencialmente patogênico, dose infectante, manipulação e eliminação do agente patogênico.

De acordo com a Portaria GM/MS nº 3.398, de 7 de dezembro de 2021, os agentes biológicos que afetam o ser humano, os animais e as plantas são distribuídos em classes de risco, que variam de 1 a 4 (Quadro 1.1):

- **Classe de risco 1** – *baixo risco individual e para a comunidade*: inclui os agentes biológicos conhecidos por não causarem doenças no ser humano ou nos animais adultos sadios. Exemplos: *Lactobacillus* spp. e *Bacillus subtilis*.

- **Classe de risco 2** – *moderado risco individual e limitado risco para a comunidade*: inclui os agentes biológicos que provocam infecções no ser humano ou nos animais, cujo potencial de propagação na comunidade e de disseminação no meio ambiente é limitado, e para os quais existem medidas profiláticas e terapêuticas conhecidas eficazes. Exemplos: *F. Matonaviridae, G. Rubivírus – Rubellavirus* (vírus da rubéola), *Campylobacter* sp., *Salmonela enteretidis.*
- **Classe de risco 3** – *alto risco individual e moderado risco para a comunidade*: inclui os agentes biológicos que têm capacidade de transmissão, em especial por via respiratória, e que causam doenças potencialmente letais em humanos ou animais, e para os quais existem, em geral, medidas profiláticas e terapêuticas. São agentes biológicos que representam risco se disseminados na comunidade e no meio ambiente, podendo se propagar de pessoa a pessoa. Exemplos: *Bacillus anthracis, Mycobacterium tuberculosis* e *F. Retroviridae G. Lentivirus* – vírus da imunodeficiência humana 1 e 2 (HIV), *F. Coronaviridae, G. Betacoronavirus* – SARS-CoV-2.
- **Classe de risco 4** – *alto risco individual e para a comunidade*: inclui os agentes biológicos com grande poder de transmissibilidade, em especial por via respiratória, ou de transmissão desconhecida. Até o momento, não há nenhuma medida profilática ou terapêutica eficaz contra infecções ocasionadas por esses agentes biológicos. Eles causam doenças de alta gravidade em humanos e animais, tendo uma grande capacidade de disseminação na comunidade e no meio ambiente. Essa classe inclui, principalmente, os vírus. Exemplos: *F. Filoviridae, G. Ebolavirus* (vírus Ebola) e *F. Poxviridae, G. Ortopoxvirus* – varíola vírus (vírus da varíola).

Quadro 1.1. Representação da matriz para a classificação do risco em função do potencial de risco à saúde com relação ao potencial de contenção dos riscos associados ao agente biológico

Classe de risco	Risco individual	Risco à coletividade	Profilaxia ou terapia eficaz
1	Baixo	Baixo	Existe
2	Moderado	Baixo	Existe
3	Elevado	Moderado	Usualmente existe
4	Alto	Alto	Ainda não existe

Fonte: Binsfeld, *et al.*, 2010.

Medidas de contenção

A biossegurança sob o aspecto da saúde humana é a adoção de medidas de contenção que sejam capazes de conter o perigo associado aos agentes biológicos.

O termo contenção é usado para descrever os procedimentos de biossegurança utilizados na manipulação de agentes biológicos de acordo com a sua classificação de risco.

O objetivo da contenção é prevenir, reduzir ou eliminar a exposição de profissionais, da população em geral e do ambiente aos agentes potencialmente perigosos.

Desse modo, contenção são medidas de biossegurança adotadas, que incluem barreiras físicas e biológicas, necessárias para evitar o contato ou a disseminação de agentes biológicos ativos potencialmente perigosos.

Contenção física: a contenção física envolve a estrutura física, os equipamentos de proteção (individuais – EPIs – e coletivos – EPCs) e procedimentos para prevenir o contato e disseminação de agentes de risco.

Contenção biológica: a contenção biológica inclui a imunização e a seleção de agentes biológicos e hospedeiros que minimizem o risco em caso de exposição aos mesmos (Binsfeld, 2015).

A contenção se dá em dois níveis:

- **Contenção primária** – refere-se à proteção dos profissionais e dos usuários contra a exposição aos agentes de risco, geralmente alcançada pelo uso adequado de equipamentos de proteção individual (EPI), pela implementação das Boas Práticas de Laboratório (BPL), além de incluir a imunização como fator de proteção.
- **Contenção secundária** – consiste na proteção do ambiente contra a exposição aos agentes de risco. Esse nível de contenção inclui a adoção de medidas e práticas relacionadas: a) com a adequação das instalações e da infraestrutura do local de trabalho; b) com o uso adequado de equipamentos de segurança; c) com a adoção de técnicas e práticas de trabalho em conformidade com a classe de risco do agente manipulado e; d) com a proteção individual (Brasil, 2010).
    - ***EPIs*** – equipamentos empregados para proteger o usuário; são eles: luvas, jaleco, óculos de proteção, protetor facial, máscara, sapatilha descartável (propé), macacões impermeáveis, dispositivos de pipetagem, dosímetro para radiação ionizante, entre outros na dependência do nível de segurança do laboratório (Figuras 1.1 a 1.4).

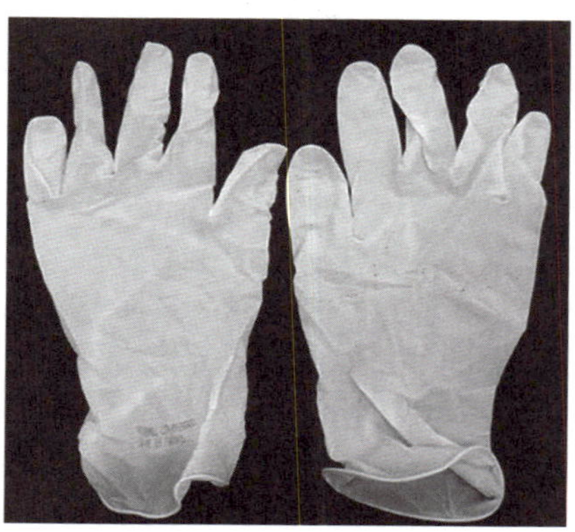

Figura 1.1 – Luva de látex.

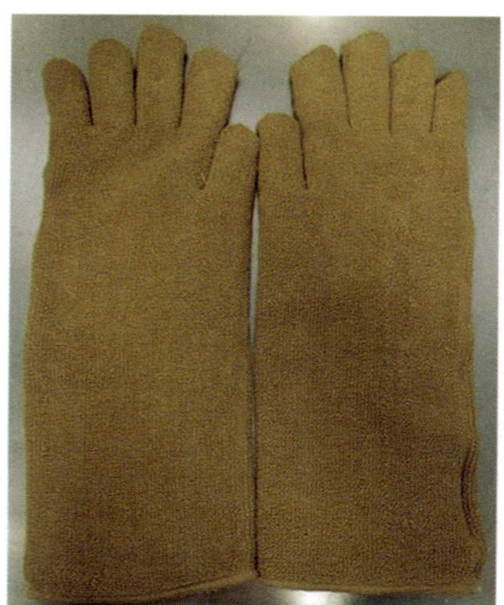

Figura 1.2 – Luva de algodão.

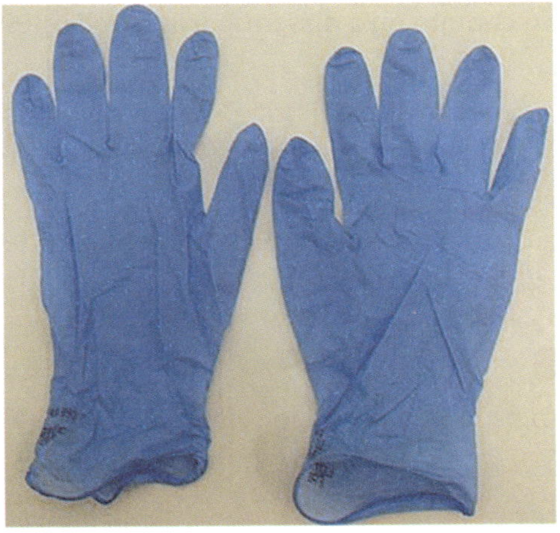

Figura 1.3 – Luva nitrílica.

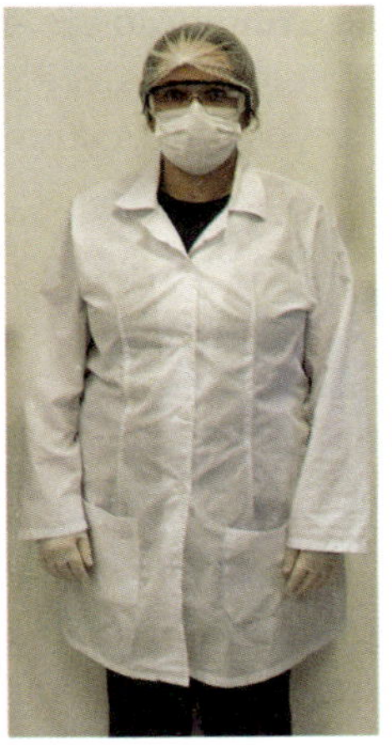

Figura 1.4 – Profissional paramentado com EPIs – avental, máscara, óculos de proteção e touca.

- ☐ ***EPCs*** – equipamentos que possibilitam a proteção do usuário, além do meio ambiente e do experimento em desenvolvimento; são eles: cabine de segurança biológica (CSB) que pode ser em três níveis de complexidade, cabine para radioisótopos, capela química, chuveiro de emergência, lava olhos, extintor de incêndio, microincinerador de alça metálica, homogeneizador, agitador, bico de Bunsen, entre outros (Figuras 1.5 a 1.11).

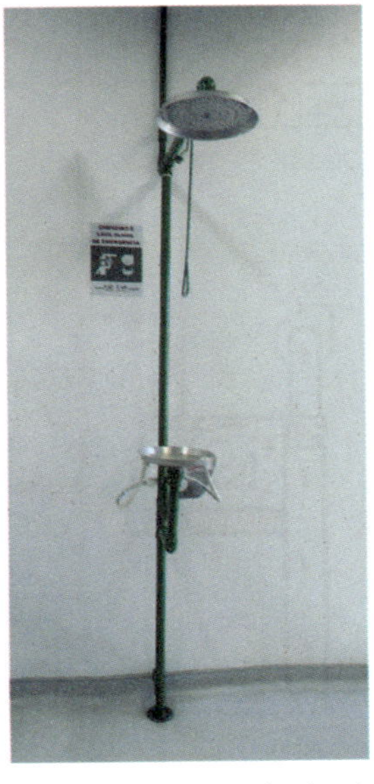

Figura 1.5 – Chuveiro de emergência e lava-olhos.

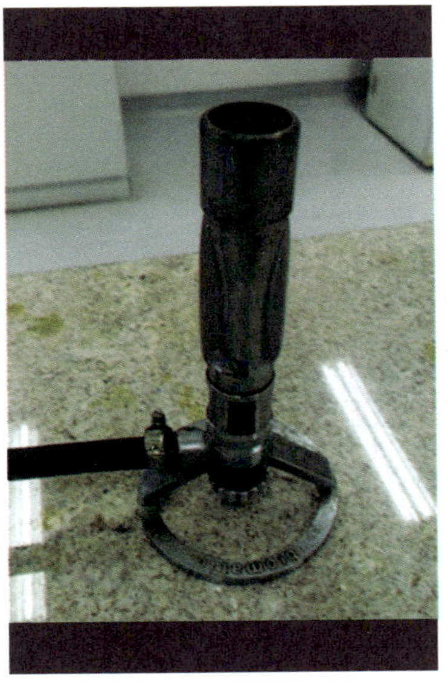

Figura 1.6 – Bico de Bunsen.

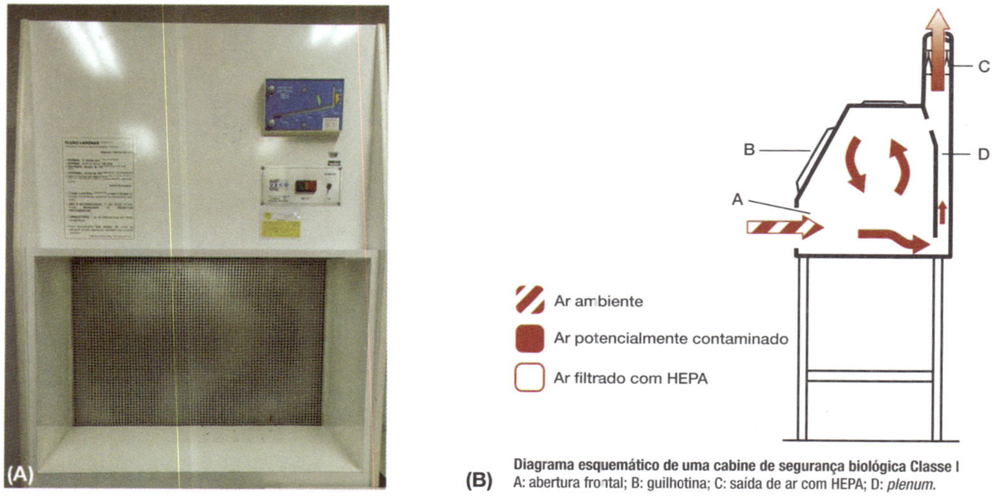

Figura 1.7 – (**A**) Cabine de segurança biológica Classe I. Fonte: Cabine da Veco. (**B**) Cabine de segurança biológica Classe I. Fonte: *Site* Hipperquímica https://hipperquimica.com.br/cabine-de-seguranca-biologica-tipos/. Acesso em: 10 abr. 2022.

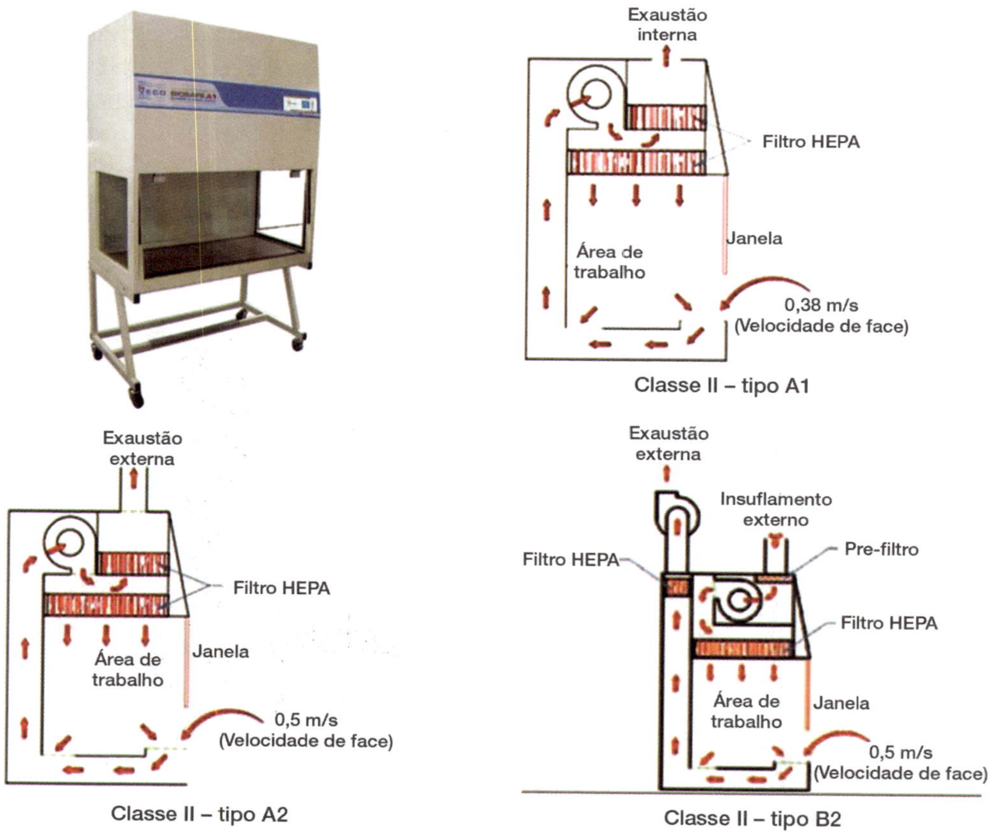

Figura 1.8 – Cabine de segurança biológica Classe II. Fonte: Grupo Veco. Acesso em: 2022.

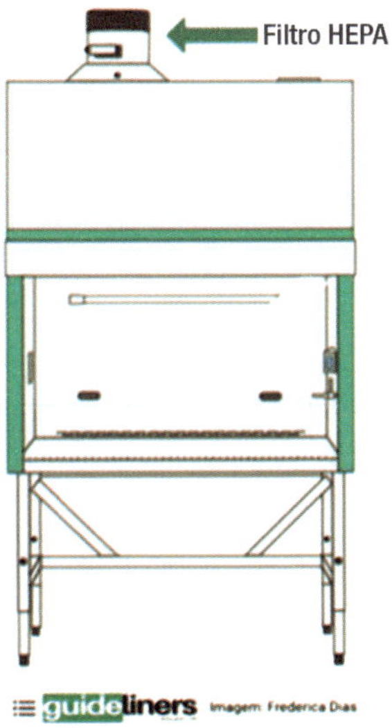

Tipo	Padrão de fluxo do ar	Uso com radionuclídeos/ Substâncias químicas	Classes de risco biológico
Classe II Tipo A1 (antiga Tipo A)	70% de ar recirculado por meio de filtro HEPA. 30% de ar exaurido para o ambiente interno por meio de filtro HEPA	Não	1 e 2
Classe II Tipo A2 (antiga Tipo B3)	70% de ar recirculado por meio de filtro HEPA 30% de ar exaurido para o ambiente externo por meio de filtro HEPA	Sim (Níveis baixos/baixa volatilidade-toxicidade)	1, 2 e 3
Classe II Tipo B2	Nenhuma recirculação de ar: 100% de ar exaurido por meio de filtro HEPA e tubulação rígida para o ambiente externo	Sim	11, 2 e 3

Figura 1.9 – Figura de cabine e quadro com descrição de diferentes tipos de cabine II

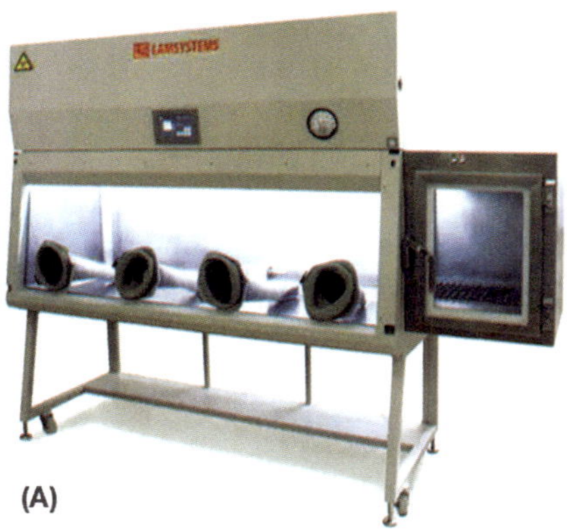

(A)

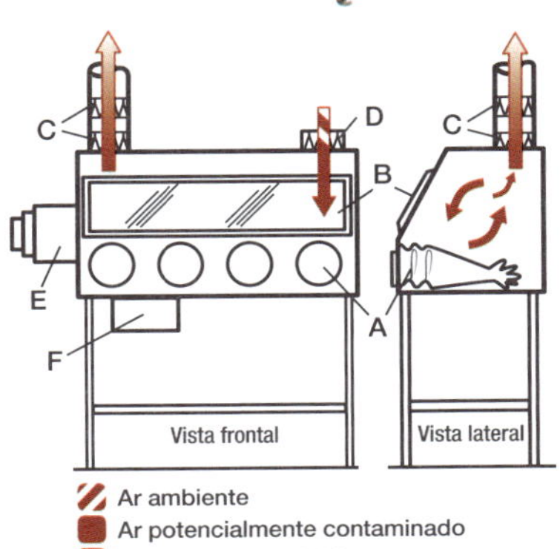

(B)

Diagrama esquemático de uma cabine de segurança Classe III (Glove Box)
A: entradas para luvas; B: guilhotina; C: exaustão com duplo filtro HEPA; D: filtro HEPA auxiliar; E: antecâmara; F: tanque de imersão química.

Figura 1.10 – (**A**) Cabine de segurança biológica Classe III. Fonte: Lamsystems – *site* https://www.medicalexpo.com/pt/prod/lamsystems. (**B**) Cabine de segurança biológica Classe III. Fonte: https://hipperquimica.com.br/cabine-de-seguranca-biologica-tipos/. Acesso em: 12 abr. 2022.

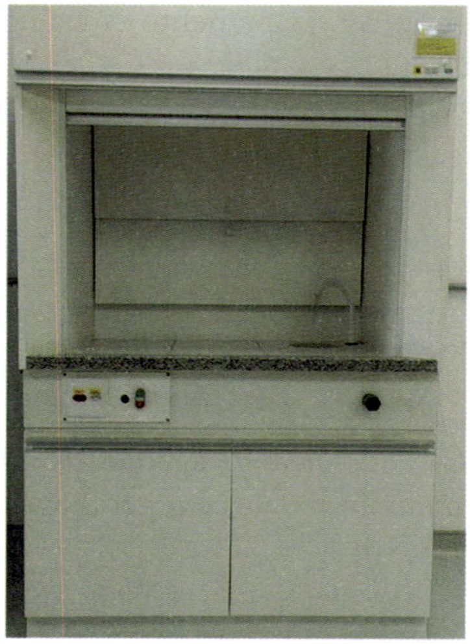

Figura 1.11 – Capela química. Fonte: Laboratório de Microbiologia, PUC-Campinas.

- ☐ ***BPLs*** – determinadas pela Agência Nacional de Vigilância Sanitária – ANVISA – e por outros órgãos fiscalizadores, as BPLs podem ser definidas como um conjunto de normas, procedimentos e atitudes de segurança que têm como objetivo minimizar acidentes e contaminações que possam comprometer a segurança individual e coletiva em ambiente laboratorial, bem como a reprodutibilidade da metodologia e dos resultados obtidos. Referem-se à organização e às condições sobre as quais o trabalho em laboratório é planejado, realizado, monitorado, registrado e relatado.

Destacam-se a importância do rigor no uso de *BPLs* e o cuidado para trabalhar em conformidade e em instalações adequadas à classe de risco do agente biológico, além do zelo no descarte de resíduos ou agentes biológicos de risco.

Enfim, cada medida adotada deve ser detalhada em um procedimento operacional padrão (POP), o qual deve estar disponível a todos os usuários do laboratório e ser atualizado quando necessário.

Níveis de biossegurança (NB)

De acordo com as classes de riscos dos agentes biológicos e das contenções os laboratórios são classificados em quatro Níveis de Biossegurança (Brasil, 2010) (Quadros 1.2 e 1.3):

Nível 1 – biossegurança (NB-1)

- Adequado ao trabalho que envolva agente com menor grau de risco (classe de risco I) para profissionais do laboratório e para o meio ambiente.
- Aplicação das BPLs e utilização de EPIs.
- O trabalho geralmente é conduzido em bancadas abertas, não exigindo equipamentos especiais de contenção.

- Os profissionais deverão ter treinamento específico nos procedimentos realizados e trabalhar sob supervisão.
- O acesso ao laboratório será limitado ou restrito de acordo com definição do responsável e não será permitida a entrada de animais e crianças.
- Procedimentos técnicos e administrativos descritos.
- O laboratório não está separado das demais dependências do edifício.
- O laboratório deve conter uma pia específica para lavar as mãos.

Nível 2 – biossegurança (NB-2)

- Adequado ao trabalho que envolve agentes de risco moderado para os profissionais e para o meio ambiente, em geral agentes causadores de doenças infecciosas (classe de risco II).
- As instalações exigidas devem atender às especificações estabelecidas para o NB-1 acrescidas das seguintes exigências:
    1. Autoclave disponível para descontaminação no interior ou próximo ao laboratório, de modo a permitir a descontaminação de todo o material antes do seu descarte.
    2. Cabine de segurança biológica classe I ou II e centrífuga com caçapa protegida sempre que houver manipulação de materiais em que possa existir a formação de aerossóis.
- Os profissionais deverão ter treinamento específico no manejo de agentes patogênicos, ser orientados sobre os possíveis riscos e trabalhar sob supervisão.
- O acesso ao laboratório será limitado durante os procedimentos operacionais.

Nível 3 – biossegurança (NB-3)

- Adequado ao trabalho com micro-organismos com elevado risco infeccioso (classe de risco III) podendo causar doenças sistêmicas sérias e potencialmente letais como *Mycobacterium tuberculosis*, *Coxiella burnetti* e *Brucella* spp., entre outros.
- Barreiras de proteção individual devem ser utilizadas e toda manipulação realizada em cabine de segurança biológica classe II ou III, com filtro HEPA.
- Oferecer treinamento específico aos funcionários no manejo de agentes patogênicos e potencialmente letais, orientar sobre os possíveis riscos e trabalhar sob supervisão.
- Quando não houver condições específicas para o NB-3 e instalações laboratoriais sem área de acesso específica, com ambientes selados ou fluxo de ar unidirecional, as atividades de rotina e operações repetitivas podem ser realizadas em laboratório com instalação NB-2, acrescidas de equipamentos de contenção e das práticas recomendadas para NB-3. Cabe ao responsável principal a decisão de implementar essas modificações, comunicando-as aos órgãos competentes.
- O acesso ao laboratório será controlado. Menores de idade não serão permitidos dentro do laboratório.

Nível 4 – biossegurança (NB-4)

- Representa o nível máximo de segurança. Adequado ao manuseio de agentes infecciosos que possuem alto risco de infecção individual e de transmissão pelo ar e sempre que o trabalho envolver organismos geneticamente modificados (OGM) resultante de organismo receptor ou parenteral classificado como classe de risco NB-4.

Quadro 1.2. Quadro de níveis de biossegurança

NB	Agentes	Práticas	Barreiras de contenção e equipamentos de segurança	Instalações
1	Pouca probabilidade de causar doenças em adultos sadios	Boas Práticas Microbiológicas (BPLs)	Equipamento de proteção individual (EPI): avental e luvas	Bancada aberta e pia para a lavagem das mãos
2	Agentes associados a doenças Risco individual moderado e limitado para comunidade Vias de transmissão: lesão cutânea, ingestão, exposição de mucosa	**NB-1 acrescido de:** Acesso limitado Sinalização de risco Manual de biossegurança definindo políticas de vigilância médica e necessidade de descontaminação dos resíduos	Barreiras primárias: Cabine de segurança classe I ou II, usada para manipulação de todos materiais que possam formar aerossol ou que haja risco de respingo EPI: avental, luvas e protetor facial, quando necessário	**NB-1 acrescido de:** Autoclave disponível
3	Agentes que provocam infecções graves ou potencialmente letais Risco individual alto e limitado para comunidade Transmissão potencial por formação de aerossóis	**NB-2 acrescido de:** Acesso controlado Descontaminação de todo resíduo Descontaminação do avental antes da lavagem Banco de soro de funcionários na admissão	Barreiras primárias: Cabine de segurança classe I ou II, usada para manipulação de todos os materiais EPI: avental, luvas, máscaras, quando necessário	**NB-2 acrescido de:** Separação física de corredor de acesso Porta com fechamento automático, dupla porta de acesso Ar não recirculado Pressão negativa no laboratório
4	Agentes com alto risco de causar doença letal Risco individual e para comunidade elevado Ocorrências de infecções causadas por transmissão por aerossóis ou risco de transmissão desconhecido	**NB-3 acrescido de:** Trocar de roupa antes de entrar no laboratório Tomar banho na saída Todo material deve ser descontaminado antes de sair do laboratório	Barreiras primárias: Manipulações conduzidas em cabine de segurança Classe II B ou Classe III	**NB-3 acrescido de:** Construção separada ou área isolada. Sistema de exaustão Fornecimento de ar e vácuo Descontaminação

Fonte: Brasil, 2010.

- Responsável técnico tem a responsabilidade final no controle do acesso ao laboratório. O estabelecimento de uma relação direta entre a classe de risco do agente biológico e o nível de biossegurança é uma dificuldade habitual no processo de definição do nível de contenção. Geralmente, o NB é proporcional à classe de risco do agente, mas alguns procedimentos ou protocolos experimentais podem exigir um maior ou menor grau de contenção.

Quadro 1.3. Quadro de instalações de acordo com os níveis de biossegurança

NB	Instalações
1	Fácil limpeza e descontaminação Superfície das bancadas impermeável e resistente a ácidos, álcalis, solventes e calor Espaço entre bancadas e equipamentos que permita a limpeza Pia para lavagem das mãos
2	NB-1 acrescido de: Autoclave para descontaminação (dentro ou próximo)
3	NB-2 acrescido de: Separado de áreas de trânsito Sistema de dupla porta Superfícies internas, pisos e tetos resistentes a água Portas com fechamento automático Sistema de ar independente, ventilação unidirecional, sem recirculação de ar e filtrado com filtro HEPA para eliminação Linhas de vácuo protegidas por sifão que contém desinfetante e filtro HEPA ou semelhantes
4	NB-3 acrescido de: Câmara de entrada e saída de pessoal separada por chuveiro Sistema de autoclave de dupla porta, câmara de fumigação Paredes, tetos e pisos construídos com sistema de vedação interna Sistema coletor de descontaminação de líquidos O ar deve ser insuflado por meio de filtros HEPA e eliminado para o exterior através de dutos de exaustão

Obs. As instalações deverão ser verificadas uma vez por ano e filtros substituídos quando necessário.
Fonte: Brasil, 2010.

Descarte de resíduos

Os procedimentos de descarte para resíduos biológicos, químicos e materiais perfurantes e cortantes devem ser considerados relevantes em um laboratório de microbiologia para a segurança dos profissionais que trabalham nesse local, como também para a preservação dos recursos naturais e meio ambiente.

A Resolução da Diretoria Colegiada (RDC) nº 222, de 28 de março de 2018, da Agência Nacional de Vigilância Sanitária (ANVISA), regulamenta as boas práticas de gerenciamento dos resíduos de serviços de saúde (GRSS). De acordo com essa Resolução, os resíduos são classificados em cinco grupos:

1. **Resíduos de serviço de saúde do grupo *A*:** resíduos com a possível presença de agentes biológicos, que, por suas características, podem apresentar risco de infecção. Os resíduos que não precisam ser obrigatoriamente tratados e os resíduos

após tratamento são considerados rejeitos e devem ser acondicionados em sacos branco leitoso, encaminhados para disposição final ambientalmente adequada (Figura 1.12). Esse grupo compreende cinco subgrupos e, frequentemente, os resíduos do laboratório de microbiologia pertencem ao subgrupo A1.

Exemplos de rejeitos desse subgrupo: culturas e estoques de micro-organismos, meios de cultura e instrumentais usados para transferência, inoculação ou mistura de culturas, resíduos de atividades de ensino e pesquisa.

A identificação desses resíduos é realizada, no mínimo, pelo símbolo de risco com fundo amarelo, desenho e contornos pretos, acrescido da expressão **Resíduo Infectante**.

2. **Resíduos de serviço de saúde do grupo *B*:** resíduos que contém produtos químicos que podem apresentar risco à saúde pública ou ao meio ambiente, dependendo de suas características de inflamabilidade, corrosividade, reatividade e toxidade (Figura 1.13).

   Os resíduos líquidos devem ser acondicionados em recipientes constituídos de material compatível com o líquido armazenado, resistentes, rígidos e estanques, com tampa que garanta a contenção do resíduo. Os recipientes de acondicionamento para os resíduos químicos sólidos devem ser constituídos de material rígido, resistente, compatível com as características do produto químico.

   Exemplos desses rejeitos: resíduos de saneantes, desinfetantes, resíduos que contêm metais pesados, reagentes de laboratório, inclusive os recipientes contaminados por estes.

   A identificação é realizada por meio de símbolo e frase de risco associado à periculosidade do resíduo químico.

3. **Resíduos de serviço de saúde do grupo *C*:** rejeitos radioativos.

   Devem ser acondicionados conforme procedimentos definidos pelo supervisor de proteção radiológica, com certificado de qualificação emitido pela Comissão

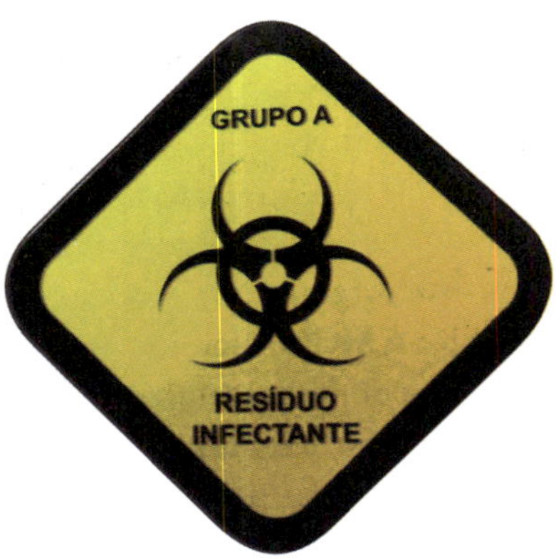

Figura 1.12 – Símbolo que representa o Grupo A. Fonte: Vermelho A. B., *et al.*, 2019.

Figura 1.13 – Símbolo que representa o Grupo B. Fonte: Vermelho A. B., *et al.*, 2019.

Nacional de Energia Nuclear (CNEN), ou equivalente, de acordo com as normas da CNEN, na área de atuação correspondente.

Exemplos desses rejeitos: resíduos radioativos provenientes de laboratório de ensino e pesquisa, laboratórios de análises clínicas e outros.

A identificação é representada pelo simbolo internacional de presença de radiação ionizante (trifólio de cor magenta ou púrpura) em rótulo de fundo amarelo, acrescido da expressão **Material Radioativo**, **Rejeito Radioativo** ou **Radioativo** (Figura 1.14).

4. **Resíduos de serviço de saúde do grupo *D*:** resíduos que não apresentam risco biológico, químico ou radioativo à saúde ou ao ambiente, podendo ser comparados aos resíduos domiciliares. Devem ser acondicionados de acordo com as orientações dos órgãos locais responsáveis pelo serviço de limpeza urbana.

   Exemplos desses rejeitos: peças descartáveis do vestuário e resíduos da área administrativa.

   A identificação deve ser feita conforme definido pelo órgão de limpeza urbana.

5. **Resíduos de serviço de saúde do grupo *E*:** resíduos perfurocortantes ou escarificantes. Esses materiais devem ser descartados separadamente, no local de sua geração, imediatamente após o uso ou necessidade de descarte, em recipientes de paredes rígidas, resistentes a punctura, ruptura e vazamento, resistentes ao processo de esterilização, com tampa.

   Exemplos desses rejeitos: micropipetas, lâminas, lamínulas, espátulas e todos os utensílios de vidro quebrados no laboratório.

   A identificação é pelo símbolo de risco biológico, com fundo amarelo, desenho e contorno preto, acrescido da inscrição de **Resíduo Perfurocortante** ou **Perfurocortante** (Figura 1.15).

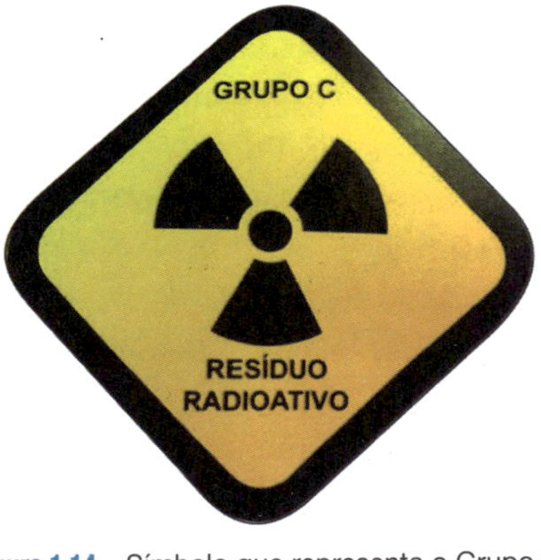

Figura 1.14 – Símbolo que representa o Grupo C.
Fonte: Vermelho A. B., *et al.*, 2019.

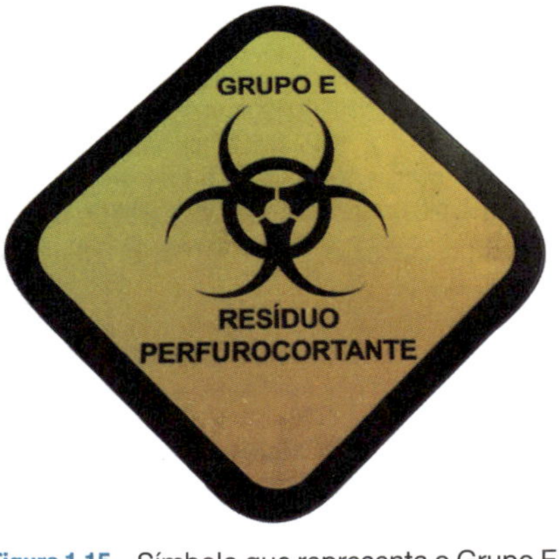

Figura 1.15 – Símbolo que representa o Grupo E.
Fonte: Vermelho A. B., *et al.*, 2019.

MÉTODOS

Geralmente um laboratório de ensino de microbiologia enquadra-se no nível 2 de biossegurança. As aulas práticas têm como objetivo ensinar ao estudante os princípios e os métodos básicos utilizados em um laboratório de microbiologia. Nessas aulas trabalha-se com uma variedade micro-organismos; portanto, é essencial seguir todas as normas de biossegurança para nível 2, descritas anteriormente, para evitar contaminação dos estudantes, professores e funcionários.

1. Nas dependências do laboratório devem ser fixados painéis com o símbolo de risco biológico.
2. Desinfetar a bancada de trabalho no início e término de cada aula prática. Para essa finalidade, utiliza-se álcool 70%.
3. Seguindo a legislação atual, é proibido fumar em locais fechados. No laboratório de microbiologia é proibido comer e guardar alimentos. Se a bancada, os equipamentos ou os instrumentos tiverem sido contaminados acidentalmente com qualquer micro-organismo, comer ou fumar é meio eficiente para uma autocontaminação.
4. Usar os EPIs: avental de manga longa, calça comprida e calçado fechado. Prender o cabelo e/ou utilizar toca descartável.
5. Não manipular lentes de contatos, não aplicar cosméticos nas mãos e no rosto, não levar as mãos à boca, aos olhos e ao nariz.
6. Não colocar material pessoal nas bancadas de trabalho e não usar celulares.
7. Não pipetar material biológico com a boca.
8. Os alunos devem seguir as normas de uso dos aparelhos.
9. Cuidado ao acender o bico de Bunsen (bico de gás). Verificar se há nas proximidades substâncias inflamáveis.
10. Esterilizar as alças, agulhas e pinças na chama do bico de Bunsen até que fiquem rubros. Essa esterilização é chamada de flambagem; deve ser realizada antes e após o uso desses materiais.
11. Os tubos e as placas devem ser manipulados na região estéril do bico de Bunsen. O calor da chama de uma zona de segurança é de aproximadamente 30 cm de diâmetro.
12. Não se deve manipular culturas usando acessórios como pulseiras, anéis e outros. Todo aluno que apresentar *piercing* deve ter cuidado redobrado.
13. Quando necessário o professor deverá fornecer máscara, óculos e luvas descartáveis ou equipamento de proteção individual (EPIs).
14. No laboratório deve haver recipiente com o símbolo de risco biológico para descarte de material contaminado e perfurocortantes e recipiente para descarte de substâncias químicas, seguindo orientação da ANVISA.
15. Seguir atentamente os protocolos que incorporam procedimentos seguros e de boas práticas de laboratório (BPLs).
16. Quando necessário o professor deverá conduzir os experimentos em cabine de segurança biológica (CSB I ou II).

REVISÃO DO CAPÍTULO

Questões a serem exploradas

1. Verifique três micro-organismos que se enquadrem nas classes de risco I, II, III e IV.
2. Idealize condições ideais de segurança para manipulação do *Mycobacterium tuberculosis*, *Candida albicans* e vírus Ebola.
3. Compartilhe com a sua equipe o *site* da ANVISA e verifique como essa Agência define Biossegurança.
4. Após leitura desse capítulo liste três exigências relacionadas com a biossegurança em um laboratório de microbiologia e faça um texto sucinto.
5. A quem você responsabiliza, se houver uma contaminação acidental nas dependências do laboratório de microbiologia?

TESTE SEU CONHECIMENTO COM QUESTÕES DE MÚLTIPLA ESCOLHA

Assinale uma alternativa correta:

1. **Os agentes biológicos são classificados em quatro classes de acordo com o grau de risco, conforme descrito neste capítulo. Podemos afirmar que: ( )**
   a. Herpesvírus Zóster-Varicela (VZV) enquadra-se na classe I: baixo risco individual e para a coletividade.
   b. Coronavírus estão inseridos na classe II: moderado risco individual e limitado risco para a comunidade.
   c. Vírus da varíola do macaco está inserido na classe IV: alto risco individual e para a comunidade.
   d. *Lactobacillus* sp. enquadra-se na classe III: alto risco individual e moderado risco para a comunidade.
2. **Com relação às barreiras de contenção verifica-se que: ( )**
   a. Os processos de imunizações enquadram-se na categoria de contenção primária.
   b. As adequações das instalações e infraestrutura do local de trabalho estão inseridas na categoria de contenção primária.

c. Sistema de segurança para as autoclaves está contido em contenção primária.

d. A adoção de práticas de trabalho em conformidade com a classe de risco do agente manipulado está na categoria de contenção primária.

3. Segundo o que foi descrito neste capítulo existem quatro níveis de biossegurança NB. Podemos afirmar que ( )

a. NB3 é apropriado aos laboratórios que trabalham com agentes biológicos sem exigências quanto à contenção primária.

b. NB4 é apropriado aos laboratórios que manipulam agentes biológicos em cabine de segurança biológica, porém sem a contenção primária.

c. NB1 é apropriado aos laboratórios que manipulam agentes biológicos que necessitam de atenção especial na utilização de contenção secundária.

d. NB2 é apropriado aos laboratórios que requerem adoção de *BPLs*, manipulação de agentes biológicos em cabines de segurança (CSBI ou CSBII) e exigência quanto às contenções primária e secundária.

4. Descarte de resíduos são classificados em grupos. De acordo com os parâmetros de cada grupo, podemos afirmar que: ( )

a. Resíduos do Grupo B compreendem culturas de micro-organismos.

b. Resíduos do Grupo C são rejeitos radiativos.

c. Resíduos do Grupo E são aqueles que não apresentam risco biológico.

d. Resíduos do Grupo A são materiais perfurocortantes.

5. Para proteção, no laboratório de microbiologia, os frequentadores credenciados devem utilizar equipamentos de proteção individual (EPIs) e equipamentos de proteção coletiva (EPCs). Estes podem ser exemplificados por: ( )

a. Luvas de proteção são EPCs porque várias pessoas podem utilizar das mesmas luvas.

b. Avental ou jaleco são considerados EPCs porque podem ser usados por várias pessoas no mesmo dia, desde que estejam limpos.

c. Máscaras de proteção são consideradas EPIs e são de tecidos da preferência do indivíduo que a utiliza, não necessita proteger o rosto de todos os tipos de aerossóis.

d. Câmaras de segurança biológica e capelas de exaustão química são exemplos de EPCs.

2 Morfologia Bacteriana

OBJETIVOS DE APRENDIZAGEM

1. Descrever as formas e os arranjos das bactérias.
2. Relacionar a composição química da parede celular das bactérias com os corantes de Gram.
3. Classificar as bactérias de acordo com a coloração de Gram.
4. Executar a manipulação do microscópio óptico.

INTRODUÇÃO

As bactérias são seres procarióticos que apresentam as características a seguir:

- **Estrutura celular**: o DNA encontra-se no nucleoide, o qual, com exceção dos planquitomicetos, não apresentam membrana. Apresentam proteínas ligadas ao seu DNA, e algumas podem desempenhar função semelhante às histonas. Em geral, não apresentam organelas; no entanto, foram observadas algumas organelas envoltas por membrana, p. ex., inclusões. As bactérias, em geral, dividem-se por fissão binária, distinguindo-se dos eucarióticos por não apresentarem aparato mitótico; suas paredes celulares contêm peptidoglicano.

  As milhares de espécies de bactérias são diferenciadas por vários fatores, entre eles o tamanho, a morfologia e a capacidade de formar grupamentos após a divisão.

  As células bacterianas são caracterizadas morfologicamente quanto aos seguintes aspectos:

- **Tamanho:** as bactérias são microscópicas, medindo desde 0,2 μm até mais de 700 μm de diâmetro. No entanto, a maioria contém diâmetro de 0,2 μm a 2 μm por 2 µm a 8 µm de comprimento. Desse modo, não se consegue visualizá-las a olho nu, precisando-se do uso de microscópio óptico. A aplicação de aumento maior (microscópio eletrônico) é útil no estudo das estruturas bacterianas.

- **Forma:** as bactérias podem ser classificadas quanto à forma (Figura 2.1):

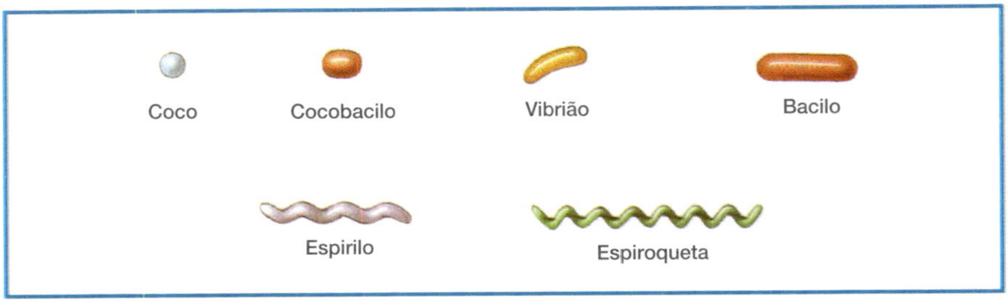

Figura 2.1 – Principais tipos morfológicos de bactérias. Fonte: Black, 2021.

- ☐ *Cocos* – células esféricas, mas podem ser ovais, alongados ou achatados em uma das extremidades. Os cocos podem permanecer unidos após a reprodução. Quando a divisão ocorre no mesmo plano e ficam aos pares denominam-se diplococos; se permanecerem em cadeias, são chamados estreptococos. As células bacterianas que se dividem em dois planos são caracterizadas como tétrades (grupos de quatro); aquelas que se dividem em três planos e formam grupamentos em cubo são chamadas de sarcinas (grupos de oito); e, quando se multiplicam em vários planos e formam grupos semelhantes a cachos de uva, são denominadas estafilococos.

Divisão em um plano

Pares: diplococos

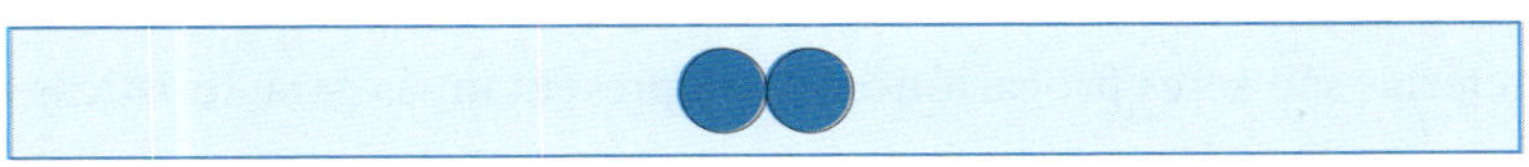

Cadeias: (estreptococos)

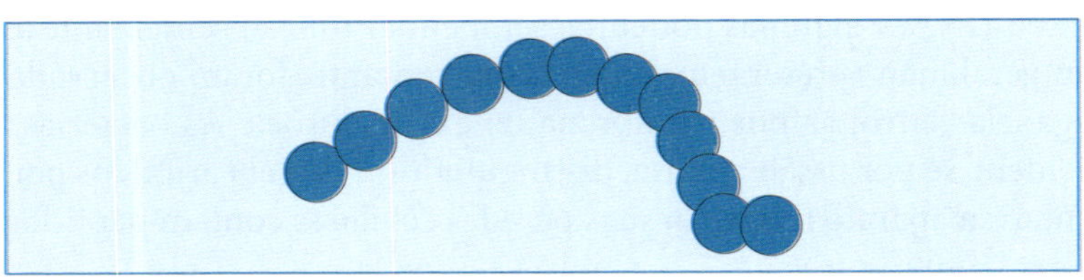

Divisão em dois planos

Tétrades

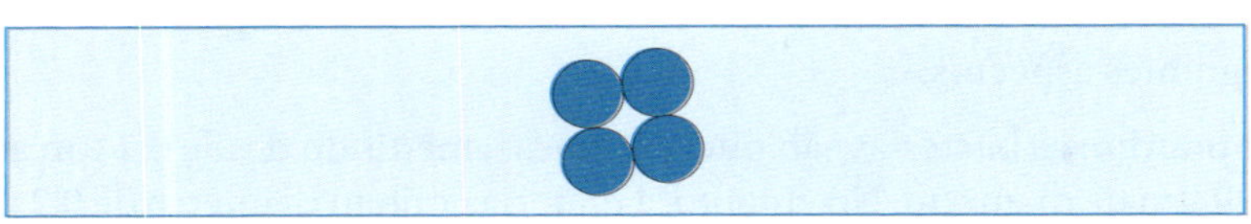

Divisão em três planos

Grupo em cubo (sarcina)

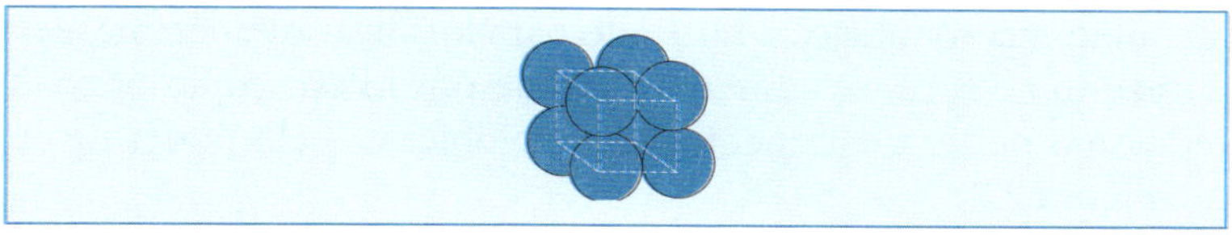

Cocos em cachos (estafilococos)

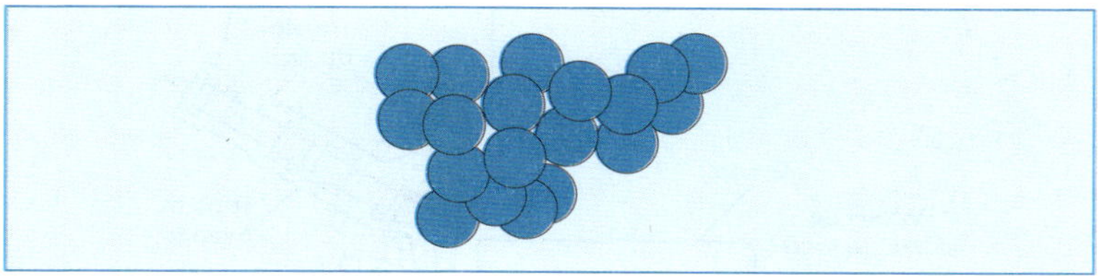

- *Bacilos* – células cilíndricas, em forma de bastonetes. Podem ser curtos, longos, finos, espiralados, curvos (víbrios). Alguns assemelham-se aos cocos e, por isso, são chamados de cocobacilos. Entre as bactérias espiraladas existem as espiroquetas, que são células flexíveis que se movimentam por rotação e flexão, e os espirilos, que apresentam o corpo rígido. Apresentam-se, em geral, como células isoladas; porém, ocasionalmente, podem-se observar bacilos aos pares (diplobacilos) ou em cadeias (estreptobacilos). Após a divisão de algumas bactérias podem ocorrer movimento característicos. Por exemplo, um movimento em chicotada pode levar as bactérias a posições paralelas. Divisões repetidas e seguidas desses movimentos determinam disposições "em paliçada", características dos bacilos diftéricos.

Como descrito, o tamanho das bactérias é da ordem de micrômetro, que equivale a 0,000001 m; portanto, necessita-se da utilização da **microscopia óptica** para análise de forma e arranjo. Essa microscopia é denominada *microscopia de luz* e passou por vários aprimoramentos desde os tempos de Leeuwenhoek até chegar ao microscópio binocular, o qual contém duas lentes oculares. A luz penetra no microscópio através de uma fonte na **base** e, frequentemente, passa através de um filtro azul, que filtra os maiores comprimentos de onda, deixando passar os menores, melhorando a resolução. Em seguida, passa por um **condensador**, que converge os raios de luz para que possam passar através do espécime. O **diafragma íris** controla a quantidade de luz que passa através do espécime e que vai para a lente objetiva. Quanto maior o aumento da objetiva, maior a quantidade de luz necessária para se ver claramente o espécime. A **lente objetiva** aumenta a imagem antes que a mesma passe através do **tubo** ou **canhão** para a lente ocular. A **lente ocular** aumenta ainda mais a imagem. Uma mesa mecânica permite o controle preciso de movimento da lâmina, que é especialmente útil para o estudo das bactérias.

O mecanismo de focalização é constituído por um botão de ajuste grosseiro (**macrométrico**), que modifica rapidamente a distância entre a lente objetiva e o espécime, e por um botão de ajuste fino (**micrométrico**), que modifica lentamente essa distância. O botão macrométrico é utilizado para localizar o espécime, e o micrométrico, para trazê-lo ao foco. O aumento total de um microscópio ótico é calculado multiplicando-se o poder de aumento da lente objetiva pelo poder de aumento da lente ocular (Figura 2.2).

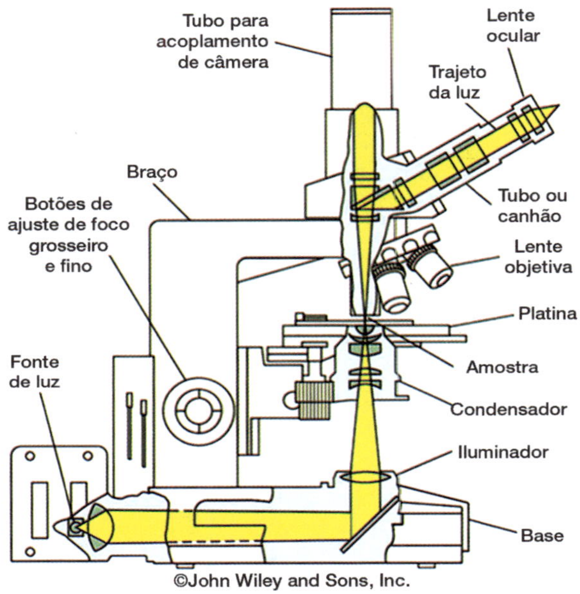

Figura 2.2 – Microscópio óptico composto. A cor amarela indica o caminho da luz através do microscópio. Fonte: Black, 2021.

Para aperfeiçoar a prática em microscopia é necessário conhecer as propriedades da luz: **comprimento de onda**, ou o comprimento de um raio luminoso, e **resolução**. O comprimento de onda é representado pela letra lambda e está estreitamente relacionado com a resolução, que é a capacidade de enxergar dois itens como unidades separadas e distintas, em vez de uma única imagem sobreposta e imprecisa. Para que os dois objetos possam ser observados como itens separados, a luz deve passar entre eles. Se o comprimento de onda da luz pela qual vemos os objetos é longo demais para que passe entre eles, eles aparecerão como um só. Para se obter uma boa resolução deve-se ter luz de um comprimento de onda curto o suficiente para caber entre os objetos que deseja-se ver separadamente. O **poder de resolução** (PR) de uma lente é a medida numérica da resolução que pode ser medida com essa lente. Quanto menor a distância entre os objetos que podem ser distinguidos, maior o poder de resolução da lente. Calcula-se o PR de uma lente conhecendo sua abertura numérica (AN). Uma expressão matemática que relaciona a extensão pela qual a luz é concentrada pelas lentes condensadoras e coletada pela objetiva é PR = Comprimento de onda/AN. Outro fator inerente à microscopia é a **refração**, que é o desvio da luz quando ela passa de um meio para o outro de densidade diferente. O **índice de refração** de um material é a medida da velocidade à qual a luz passa através dele. Quando a luz passa através da lâmina de um microscópio, depois através do ar e, então, através de uma lente de vidro, ela é refratada cada vez que vai de um meio para o outro. Isso resulta na perda da luz e no embaçamento da imagem. Para evitar esse problema, utiliza-se o **óleo de imersão**, que contém o mesmo índice de refração do vidro, de modo a substituir o ar. A lâmina e as lentes são unidas por uma camada de óleo; desse modo, não ocorre refração para tornar a imagem embaçada (Figura 2.3).

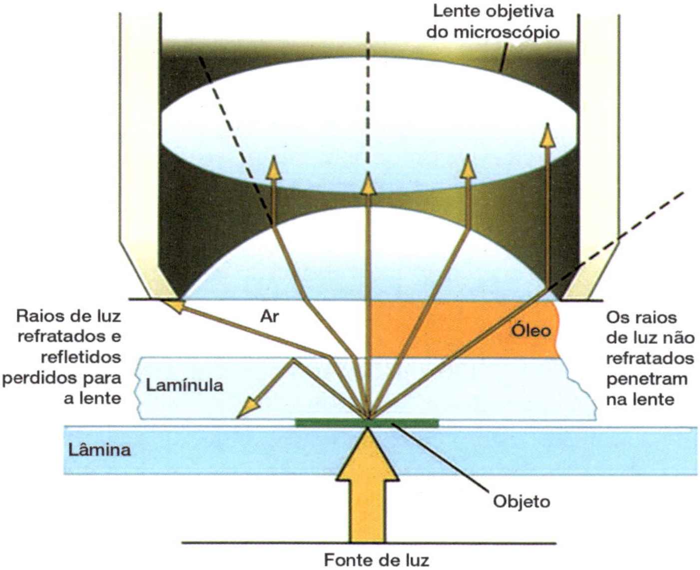

Figura 2.3 – Ação do óleo de imersão. Fonte: Black, 2021.

Para a observação microscópica das bactérias utilizam-se colorações, pois as bactérias podem ser diferenciadas de acordo com suas características tintoriais. Quase todos os corantes utilizados em bacteriologia são corantes básicos. Em todo método de coloração há vários fatores que podem influenciar os resultados como, p. ex., o pH das soluções de lavagem, a limpeza das lâminas, a pureza dos reagentes, o modo de preparação do corante e até mesmo o tempo despendido na preparação desse corante.

A **Coloração de Gram** é muito utilizada porque a maioria das bactérias cora-se por esse método, permitindo observar sua morfologia e fornecendo informações a respeito do comportamento do material celular diante de corantes básicos (corantes de Gram). Em virtude dessas vantagens, essa coloração é também utilizada no estudo taxonômico das bactérias.

O mecanismo da coloração de Gram refere-se à composição da parede celular. As bactérias Gram-positivas apresentam uma espessa camada de peptidoglicano ligada a ácidos teicoicos e ácidos lipoteicoicos (LTA), que apesar de serem encontrados ao longo da parede, estão intimamente ligados à fração lipídica da membrana celular. As bactérias Gram-negativas apresentam uma fina camada de peptidoglicano, sobre a qual se encontra uma camada composta por lipoproteínas, fosfolipídeos, proteínas e lipopolissacarídeos (membrana externa). Durante o processo de coloração, o tratamento com álcool (ou álcool acetona) dissolve a membrana externa, o que resulta em porosidade ou permeabilidade aumentada da parede celular das bactérias Gram-negativas. Assim, o complexo cristal violeta-iodo (CV-I) é removido e as bactérias Gram-negativas são descoradas. Por outro lado, a parede celular das bactérias Gram-positivas, em virtude de sua composição diferente, com muitas camadas de peptidoglicano, torna-se desidratada durante o tratamento com álcool; portanto, a porosidade diminui, a permeabilidade é reduzida e o complexo CV-I não é extraído.

Outra explicação baseia-se na espessura da parede celular das bactérias; as bactérias Gram-positivas retêm o complexo CV-I em decorrência da grande espessura de sua parede celular, enquanto as bactérias Gram-negativas não o retêm em virtude de sua parede celular ser delgada e da grande quantidade de liproteína e lipopolissacarídeo.

MÉTODOS

Deve-se utilizar o microscópio óptico e visualizar as lâminas coradas pela técnica de Gram, na objetiva de 100× (objetiva de imersão), após a colocação de uma gota de óleo de imersão sobre a mesma para que ocorra a união da lente com a lâmina e a imagem fique mais nítida, conforme descrito anteriormente. Em seguida, deve-se esquematizar e descrever a morfologia e o comportamento da célula bacteriana frente aos corantes de Gram, das seguintes preparações: diplococos Gram-positivos, diplococos Gram-negativos, cocos em cachos Gram-positivos, cocos em correntes Gram-positivos, bacilos Gram-positivos, bacilos Gram-negativos (Figuras 2.4 a 2.9).

RESULTADOS E INTERPRETAÇÕES

Resultados

Lâmina nº 1 | Lâmina nº 2 | Lâmina nº 3

Lâmina nº 4 | Lâmina nº 5 | Lâmina nº 6

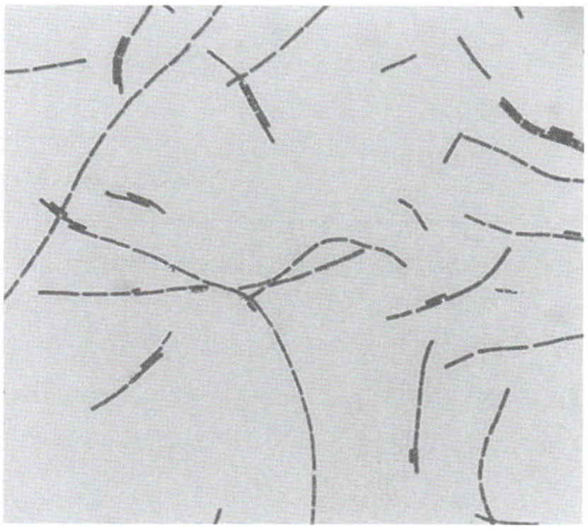

Figura 2.4 – Bacilo Gram-positivo.

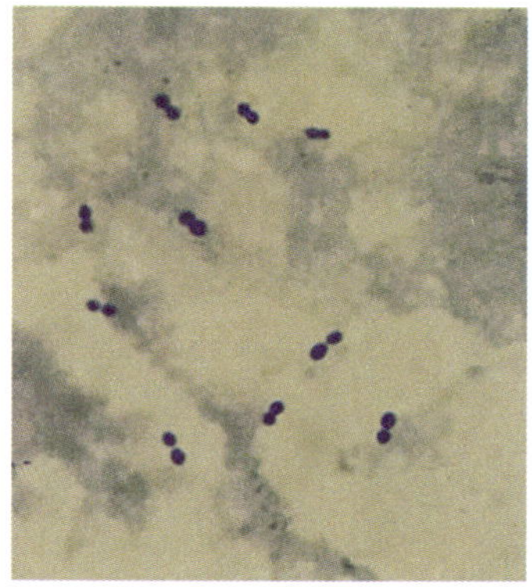

Figura 2.5 – Diplococo Gram-positivo.

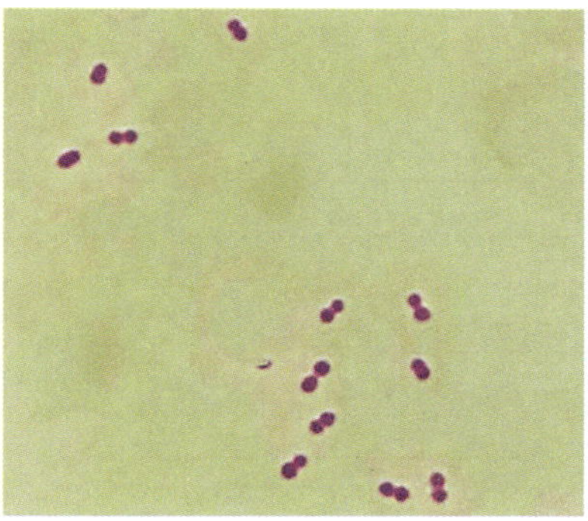

Figura 2.6 – Diplococo Gram-negativo.

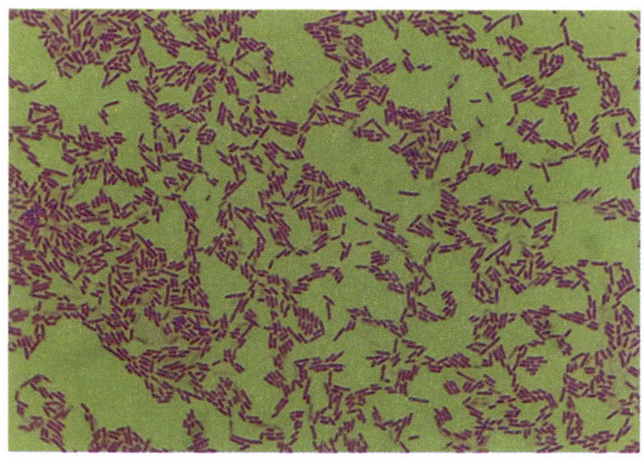

Figura 2.7 – Bacilo Gram-negativo.

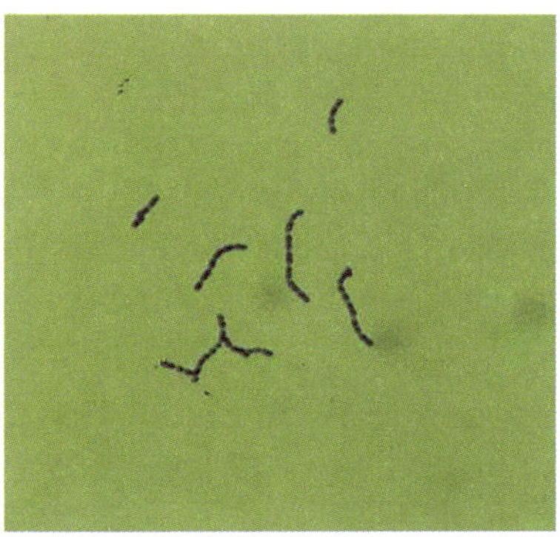

Figura 2.8 – Cocos em corrente Gram-positivos.

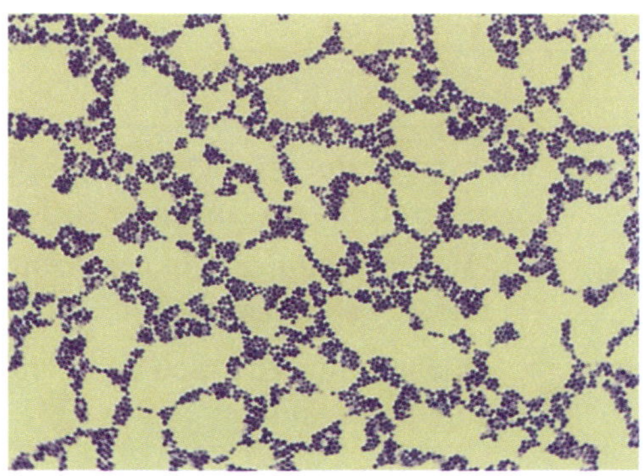

Figura 2.9 – Cocos em cachos Gram-positivos.

Interpretações

As bactérias podem ser distinguidas umas das outras por sua morfologia, arranjos e características tintoriais. Essas características fenotípicas são utilizadas na identificação desses micro-organismos. No Capítulo 3 será descrita a técnica de coloração de Gram.

REVISÃO DO CAPÍTULO

Questões a serem exploradas

1. Faça uma análise do quadro abaixo e compare o tamanho das riquétsias e clamídias com os bacilos e cocos.

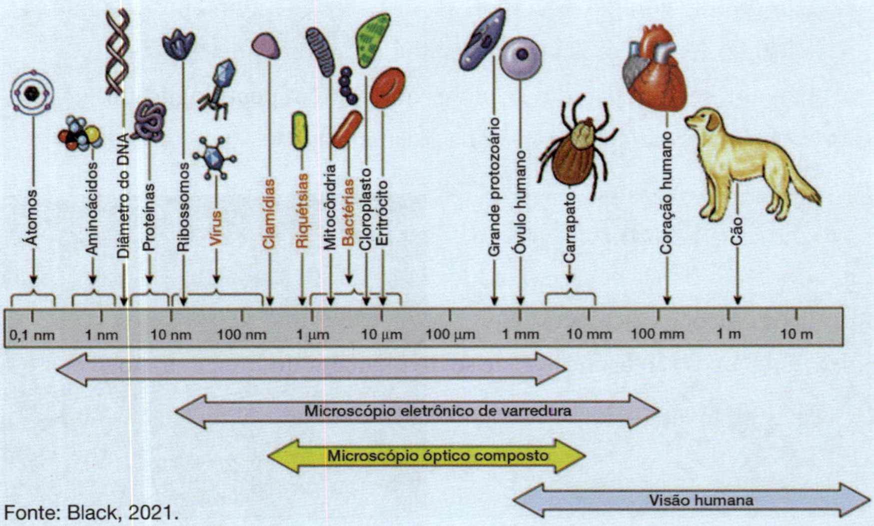

Fonte: Black, 2021.

2. Pode-se considerar a coloração de Gram uma coloração diferencial? Explique sua resposta.

3. Quais as propriedades das espiroquetas que as diferem dos espirilos?

4. Você visualizou no microscópio óptico, diferentes tipos morfológicos de bactérias inseridas em lâminas e coradas pela coloração de Gram. Pergunta-se:
   a. Qual foi o aumento que utilizou para obter uma boa visualização da morfologia bacteriana?
   b. Qual a função do óleo de imersão que estava entre a objetiva do microscópio e da lâmina?

5. Faça um *padlet* sobre microscopia de contraste de fase, microscopia de contraste interferencial diferencial (microscopia de Normarski)) e microscopia eletrônica (de transmissão e varredura).

TESTE SEU CONHECIMENTO COM QUESTÕES DE MÚLTIPLA ESCOLHA

Assinale a alternativa correta:

1. **Qual alternativa descreve características diferenciais das células de bactérias? ( )**
   a. Elas sempre contêm um cromossomo circular sem membrana nuclear.
   b. Elas não contêm organelas revestidas por membrana.
   c. Elas apresentam paredes celulares que contêm peptidoglicano.
   d. Elas não apresentam membrana plasmática.
2. **Qual alternativa está correta? ( )**
   a. Vibriões são cocos espiralados.
   b. Cocobacilos são cocos achatados nas extremidades.
   c. Estreptococos são cocos que se dividem em múltiplos planos.
   d. Diplococos são bactérias que se dividem em um único plano.
3. **Com relação aos estafilococos serem agrupados em cachos, podemos afirmar que: ( )**
   a. São oriundos de divisões celulares em diferentes planos.
   b. Decorre do fato de serem Gram-positivos e isso está relacionado com a composição da parede celular.
   c. É consequente de realizarem divisões binárias múltiplas e, em seguida, agruparem-se em três planos.
   d. Decorre do fato de realizarem divisão celular em um único plano e serem unidas formando correntes.
4. **Durante o processo da coloração de Gram utiliza-se álcool ou álcool acetona. Podemos afirmar que a função do álcool é: ( )**
   a. Desidratação da membrana celular das bactérias Gram-positivas.
   b. Desidratação do ácido teicoico das bactérias Gram-negativas.
   c. Dissolução da parede celular das bactérias Gram-positivas em decorrência da alta concentração de LPS.
   d. Dissolução da membrana externa, que resulta em porosidade ou permeabilidade aumentada da parede celular das bactérias Gram-negativas.

5. **A microscopia óptica utiliza-se de uma propriedade que se chama poder de resolução, que está relacionada com o descrito abaixo: ( )**
   a. Quanto maior a distância entre os objetos que podem ser distinguidos, maior o poder de resolução da lente.
   b. Quanto menor a distância entre os objetos que podem ser distinguidos, maior o poder de resolução da lente.
   c. Utiliza-se a abertura numérica para calcular o poder de resolução de uma lente.
   d. Há duas alternativas corretas.

3 Bacterioscopia e Coloração de Gram

OBJETIVOS DE APRENDIZAGEM

1. Realizar esfregaços de bactérias a partir de diferentes materiais.
2. Executar a técnica de coloração de Gram e a preparação dos corantes de Gram.
3. Descrever os fatores que podem influenciar em um resultado satisfatório de uma bacterioscopia.
4. Diferenciar uma bacterioscopia que contém um único tipo morfológico de bactéria de outra, que contém vários tipos morfológicos.

INTRODUÇÃO

Para visualização de bactérias no microscópio óptico utiliza-se o método denominado de *Bacterioscopia*, que pode ser realizado em diferentes materiais e por técnicas distintas, p. ex., exame a fresco e esfregaço, sendo esfregaço a técnica mais usada em laboratório, seguida de uma coloração específica (coloração de Gram, Ziehl Neelsen, cápsula, entre outras) e, posterior visualização em microscópio óptico.

MÉTODOS

Preparação de esfregaço a partir de meio de cultura líquido

A técnica de esterilização da alça em anel na chama do bico Bunsen, até que fique rubra, é chamada *Flambagem*. Posteriormente, utilizando-se essa alça, deve-se retirar uma a três alíquotas de cultura bacteriana de *E. coli* preparada em meio líquido e colocar sobre superfície de uma lâmina.

Em seguida, deve-se espalhar sobre a lâmina, fazendo movimentos circulares. Então, deve-se esterilizar a alça para depois realizar a fixação do esfregaço, passando de duas a três vezes a lâmina na chama do bico de Bunsen. Repetir esse procedimento se o esfregaço não estiver seco.

Material complementar

Vídeo 3.1 Preparação de esfregaço a partir de meio de cultura líquido.		Escaneie o QR-CODE ou clique nele para aprender a realizar a técnica.

Preparação de esfregaço a partir de meio de cultura sólido

Deve-se colocar uma alíquota de água destilada em uma lâmina com alça em anel, esterilizada conforme item anterior. Novamente, esterilizar a alça, esfriar e coletar crescimento bacteriano de *S. aureus* fazendo uma suspensão homogênea na superfície da lâmina. Em seguida, deve-se esterilizar novamente a alça e realizar a fixação do esfregaço como descrito no item anterior.

Material complementar

Vídeo 3.2 Preparação de esfregaço a partir de meio de cultura sólido.		Escaneie o QR-CODE ou clique nele para aprender a realizar a técnica.

Preparação de esfregaço a partir de material biológico

Deve-se friccionar a superfície da mucosa da boca com um *swab* estéril e fazer um esfregaço circular na superfície de uma lâmina. Realizar a fixação do esfregaço como no item anterior.

Por medida de segurança dos alunos, pode-se entregar a eles o esfregaço preparado e fixado; ou ainda pode ser utilizado outro material, como iogurte natural, material probiótico no qual o aluno visualiza diferentes tipos morfológicos de bactérias.

Material complementar

Vídeo 3.3 Preparação de esfregaço a partir de material biológico.		Escaneie o QR-CODE ou clique nele para aprender a realizar a técnica.

Após a preparação dos esfregaços bacterianos, deve-se realizar a coloração de Gram.

Preparação dos corantes da coloração de Gram

- *Preparação do cristal violeta*

  Solução A

  Cristal violeta (90% pureza) .... 2 g

  Etanol 95% .... 20 mL

  Solução B

  Oxalato de amônio mono-hidratado .. 0,2 g

  Água destilada .... 20 mL

Misturar as soluções A e B, deixar em repouso por 24 horas e filtrar em papel de filtro comum. Estocar em frasco escuro.

- *Preparação da solução de iodo (lugol)*

  Iodo .... 1 g

  Iodeto de potássio .... 2 g

  Água destilada .... 300 mL

Triturar o iodo com o iodeto de potássio em graal de vidro. Adicionar, consecutivamente, porções de 1mL, 5 mL e 10 mL de água destilada, homogeneizar a solução após cada adição. Estocar em frasco escuro.

- *Preparação do álcool acetona*

  Álcool .... 800 mL

  Acetona .... 200 mL

Homogeneizar os dois componentes e estocar em frasco claro.

- *Preparação de safranina (corante de fundo)*

  Safranina .... 0,25 g

  Etanol 95% .... 10 mL

  Água destilada .... 100 mL

Deve-se dissolver a safranina no álcool e adicionar a solução resultante aos 100 mL de água destilada. Estocar em frasco de vidro âmbar. Todos os reagentes da coloração de Gram devem ser estocados em local onde as condições ambientais sejam de temperatura entre 20°C e 25°C e sem umidade.

Técnica da coloração de Gram

Realizar a coloração de Gram em lâminas preparadas que contêm micro-organismos e, em seguida, observá-las ao microscópio óptico e utilizar a objetiva 100× com óleo de imersão.

a. Cobrir o esfregaço bacteriano com solução de cristal violeta, aguardar **1 minuto** e desprezar o corante.
b. Cobrir o esfregaço bacteriano com lugol aguardar **1 minuto e 30 segundos** e desprezar o corante.
c. Cobrir o esfregaço bacteriano com álcool acetona por cerca de **30 segundos**. Lavar a lâmina em água.
d. Cobrir o esfregaço bacteriano com safranina e aguardar **30 segundos**. Lavar a lâmina e esperar secar antes de visualizar ao microscópio óptico.

Notas:

- O etanol poderá ser usado como agente descorante fraco.
- O material dos corantes empregados na técnica, principalmente sedimento do cristal violeta, poderá aparecer como artefato.
- O descoramento para mais ou para menos é resultante da incorreta diferenciação pelo álcool acetona.
- A idade da cultura bacteriana tem importância fundamental na coloração de Gram. Em culturas envelhecidas, células Gram-positivas frequentemente tornam-se Gram-negativas.

Enzimas líticas excretadas normalmente por culturas envelhecidas podem causar danos à parede celular, como, p. ex., alterando a permeabilidade aos solventes (álcool acetona). Consequentemente, o complexo iodo cristal violeta poderá ser retirado da célula.

Se houver um questionamento acerca da Gram-positividade ou da Gram-negatividade da cultura, uma coloração de Gram paralela é aconselhável. Para isso, devem-se usar culturas bacterianas conhecidas como Gram-positivas *(Staphylococcus aureus)* e Gram-negativas *(Escherichia coli)* como controles.

Material complementar

Vídeo 3.4 Coloração de Gram.		Escaneie o QR-CODE ou clique nele para aprender a realizar a técnica.

RESULTADOS E INTERPRETAÇÕES

Resultados

Visualizar no microscópio óptico, conforme descrito no Capítulo 2 e esquematizar a morfologia das bactérias existentes nas lâminas coradas pelo método de Gram.

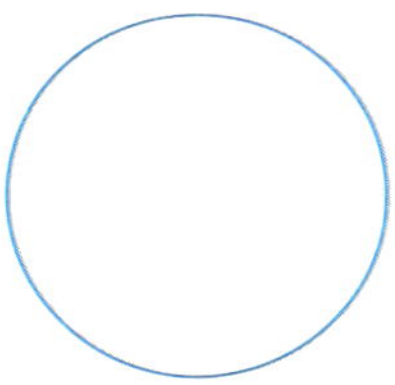

Lâmina nº 1
Esfregaço de bactérias do meio de cultura líquido

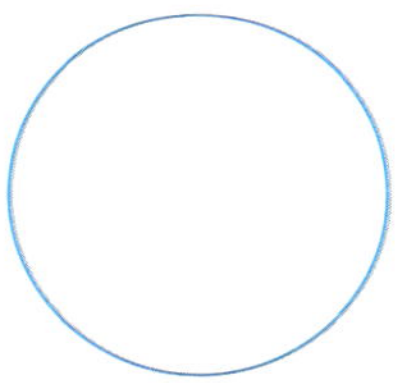

Lâmina nº 2
Esfregaço de bactérias do meio de cultura sólido

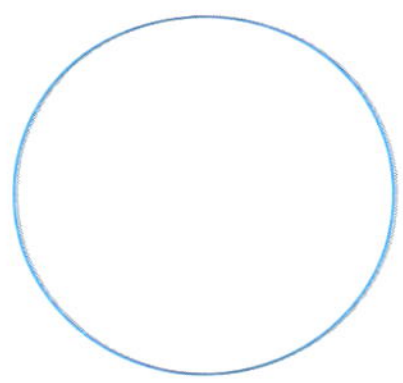

Lâmina nº 3
Esfregaço de material biológico

Interpretações

A partir dessa bacterioscopia foi possível classificar as bactérias em Gram-positivas ou Gram-negativas (Quadro 3.1). A distinção entre esses dois grupos reflete diferenças fundamentais na composição da parede celular, conforme descrito no Capítulo 2. O peptidoglicano encontrado na parede de bactérias Gram-positivas forma uma barreira espessa que impede a passagem de compostos hidrofóbicos, porque seus fosfatos, açúcares e aminoácidos são altamente polares e, desse modo, as células encontram-se envolvidas por uma camada hidrofílica espessa. Consequentemente, as bactérias Gram-positivas geralmente são capazes de resistir a compostos hidrofóbicos. As bactérias Gram-negativas, conforme descrito no Capítulo 2, apresentam parede com uma fina camada de peptidoglicano envolta pela membrana externa, portanto solúveis a compostos hidrofóbicos. Além de proteger, o peptidoglicano também é responsável pela *forma* e pela *rigidez* da bactéria.

Com relação à natureza dos materiais utilizados nos esfregaços, foram visualizados micro-organismos provenientes de culturas puras (lâminas 1 e 2), encontrando-se, desse modo, um tipo morfológico de bactérias em cada lâmina.

No entanto, na lâmina 3, em que foi utilizado material biológico, preparado a partir da mucosa da boca, verificou-se uma diversidade morfológica de bactérias, em virtude de cada indivíduo apresentar uma microbiota da boca, a qual está relacionada com fatores do hospedeiro (nutrição, presença de dentes, aparelhos ortodônticos) e com características dos micro-organismos da boca (presença de oxigênio, temperatura e mecanismos de aderência).

Quadro 3.1. Coloração de Gram

Soluções e ordem de aplicação	Reação e aspecto das bactérias	
	Gram-positivas	**Gram-negativas**
1. Cristal violeta	Coradas em violeta	Coradas em violeta
2. Solução de lugol	Formação do complexo CV-I no interior da célula, que permanece violeta	Formação do complexo CV-I no interior da célula, que permanece violeta
3. Álcool acetona	Desidratação da parede celular, diminuição da porosidade e da permeabilidade; o complexo CV-I não pode sair da célula, que permanece violeta	Dissolução da membrana externa da parede celular, aumento da porosidade; o complexo CV-I é removido da célula
4. Fucsina ou safranina	A célula não é afetada, permanecendo violeta	A célula adquire o corante, tornando-se vermelha

Fonte: Black, 2021; Murray, 2023; Tortora, 2017.

REVISÃO DO CAPÍTULO

Questões a serem exploradas

1. Um laboratorista ao realizar a coloração de Gram cometeu o equívoco e colocou o corante verde malaquita em vez de safranina de Gram. Qual a possível coloração das bactérias Gram-positivas e das bactérias Gram-negativas? Explique sua resposta.
2. Há vários tipos de micro-organismos que contêm parede celular, entre eles as bactérias e as arqueias. Faça um *padlet* que contenha características que os diferencie quanto a:
   a. Composição da parede celular.
   b. Composição da membrana celular.
   c. Comparação dos genes que codificam o SSU RNAr.
   d. Habitat em ambientes extremos.

3. Existem bactérias desprovidas de parede celular?
4. Faça uma busca bibliografia de antimicrobianos que atuam na parede celular de bactéria Gram-positiva e são inócuos a bactéria Gram-negativa. Explique o motivo dessa seleção.
5. Faça um quadro com gêneros de diferentes bactérias:
   a. Cocos Gram-positivos relacionados com microbiologia ambiental.
   b. Bacilos Gram-negativos relacionados com microbiologia alimentar.
6. Relacione bactérias/arqueias com as características estruturais citadas a seguir:
   a. Parede celular Gram-positiva.
   b. Parede celular Gram-negativa.
   c. Ausência de peptidoglicano na parede celular.
   d. Ausência de parede celular.

TESTE SEU CONHECIMENTO COM QUESTÕES DE MÚLTIPLA ESCOLHA

Assinale a alternativa correta:

1. **Com base nas similaridades do RNA ribossômico, os organismos vivos são classificados em três domínios: ( )**
   a. *Bactéria*, *Fungi* e *Archaea*.
   b. *Archaea*, *Eukarya* e *Bactéria*.
   c. *Eukarya*, *Cianobacterias* e *Fungi*.
   d. Fungos, Vírus e Bactérias.
2. **Imagine que você está observando um campo microscópico de uma amostra corada pelo método de Gram, com cocos vermelhos e bacilos roxos. Você pode concluir com segurança que: ( )**
   a. Cometeu um engano durante o procedimento de coloração.
   b. Está observando duas espécies diferentes.
   c. Algumas células bacterianas estão mortas e, assim, não reteriam os corantes no seu interior.
   d. Nenhuma das alternativas.

3. Na coloração de Gram há um reagente que não cora um determinado grupo de bactérias. Qual é o reagente? ( )

a. Cristal violeta.

b. Lugol.

c. Álcool acetona.

d. Safranina.

4. Se fôssemos visualizar o esfregaço bacteriano após adição de reagentes/ corante da coloração de Gram, com que cor ficariam as bactérias? ( )

a. Bactérias Gram-positivas e Gram-negativas ficariam a roxas após adição do cristal violeta.

b. Bactérias Gram-positivas e Gram-negativas manteriam a cor roxa após adição do iodo.

c. Bactérias Gram-positivas e Gram-negativas ficariam roxas após adição do álcool acetona.

d. Há duas alternativas corretas.

5. A microscopia óptica utilizada para visualizar o esfregaço bacteriano após a coloração de Gram deve ter os seguintes passos: ( )

a. A lâmina deve estar seca e deve-se utilizar objetiva de aumento de 10×.

b. A lâmina deve estar seca e deve-se utilizar objetiva de 100× sem adição de óleo de imersão.

c. Não há necessidade de a lâmina estar seca, colocar óleo de imersão e usar objetiva de 100×.

d. A lâmina deve estar seca, deve-se utilizar óleo de imersão e visualizar na objetiva de 100×.

4 Colorações Utilizadas em Bacteriologia

COLORAÇÃO DE BACTÉRIAS ÁCIDO-ÁLCOOL RESISTENTE (Método de Ziehl-Neelsen)

OBJETIVOS DE APRENDIZAGEM

1. Executar a técnica de coloração de Ziehl-Neelsen.
2. Relacionar a composição química da parede celular das bactérias com os corantes de Ziehl-Neelsen.
3. Classificar as bactérias de acordo com a coloração de Ziehl-Neelsen.

INTRODUÇÃO

Por meio da coloração de Ziehl-Neelsen, pode-se visualizar um grupo restrito de bactérias que têm sua parede celular constituída com grande concentração de lipídeos.

O principal gênero desse grupo é *Mycobacterium* spp., cuja estrutura básica da parede celular é típica das bactérias Gram-positivas. No entanto, essa parede celular mais complexa, uma vez que apresenta proteínas, manosídios de fosfatidilinositol e lipoarabinomanana (LAM). A camada de peptidioglicano forma a base sobre a qual estão ancoradas as arabinogalactanas, que é um polissacarídio ramificado, formado por D-arabinose e D-galactose. O resíduo terminal de D-arabinose é esterificado a ácidos micólicos hidrofóbicos de alto peso molecular, ligados a moléculas glicolipídicas de superfície. Lipídios, glicolipídios e peptidoglicolipídios também estão presentes. Esses lipídios representam 60% da parede celular e 15% são proteínas de transporte e porinas, as quais estão presentes por toda parede celular. As proteínas são antígenos que estimulam a resposta imune, sendo utilizada para realização de teste intradérmico (PPD – derivado proteico purificado) (Figura 4.1).

Essa composição de parede celular com alto teor lipídico faz com que ela tenha característica de acidorresistência mais intensa do que outras bactérias acidorresistentes, como *Nocardia* spp., *Rhodococcus* spp., *Tsukamurella* spp. e *Gordonia* spp., em virtude de suas cadeias de ácidos micólicos serem mais curtas.

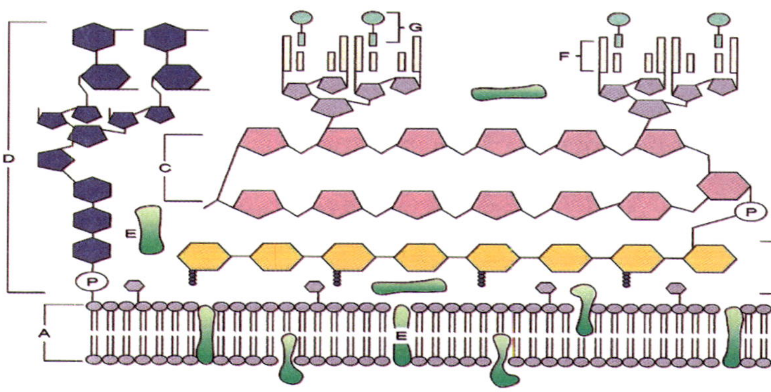

Figura 4.1 – Estrutura da parede celular de micobactérias. (**A**) Membrana celular, (**B**) peptidioglicanos, (**C**) arabinogalactano, (**D**) lipoarabinomanano e manose, (**E**) proteínas associadas à membrana e à parede, (**F**) ácidos micólicos, (**G**) glicolipídios de superfície associados aos ácidos micólicos. Fonte: Murray, *et al.*, 2017.

MÉTODOS

Preparação dos corantes de Ziehl-Neelsen

- *Preparação da carbolfucsina*
  - *Solução A*

    Fucsina básica.................................. 3 g

    Etanol 95% q.s.p. .... 100 mL
  - *Solução B*

    Fenol.. 50 g

    Água destilada q.s.p....................... 1.000 mL

Aquecer suavemente até que o fenol se dissolva.

Deve-se misturar 100 mL de solução A com 900 mL da solução B e agitar. Deixar repousar 24 horas, filtrar e manter em frasco escuro.

- *Preparação da solução de álcool-ácido*

  Etanol 95%...................................... 970 mL

  Ácido clorídrico concentrado .... 30 mL

Misturar os reagentes.

- *Preparação do azul de metileno*

  Azul de metileno .... 3 g

  Água destilada q.s.p .... 100 mL

Deve-se dissolver o azul de metileno em água destilada e completar o volume para 1.000 mL com água destilada. Deixar repousar por 24 horas. Filtrar e manter em frasco escuro.

Técnica de coloração de Ziehl-Neelsen

Realizar a coloração de Ziehl-Neelsen em lâminas com esfregaços bacterianos preparados e, em seguida, observá-las no microscópio óptico utilizando a objetiva de imersão, conforme descrito no Capítulo 2.

a. Cobrir o esfregaço com carbolfucsina.
b. Aquecer em chama até a emissão de vapores. Posteriormente, marcar **cinco minutos.**
c. Lavar a lâmina em água, suavemente.
d. Colocar álcool-ácido clorídrico até que não se desprenda mais corante – cerca de **dois minutos**.
e. Lavar a lâmina com água.
f. Corar o esfregaço com azul de metileno por **30 segundos**.
g. Lavar a lâmina com água e esperar secar antes de visualizar no microscópio ótico.

Notas:

1. Na coloração de Ziehl-Neelsen, o aquecimento não deverá ser muito drástico, a ponto de ferver o corante, mas apenas até ligeira emissão de vapores.
2. A coloração de fundo é feita para corar bactérias e outras estruturas, que foram diferenciadas, para o efeito de contraste ou distinção entre as bactérias e células presentes no material.

Material complementar

Vídeo 4.1 Método de coloração de Ziehl Neelsen.

Escaneie o QR-CODE ou clique nele para aprender a realizar a técnica.

RESULTADOS E INTERPRETAÇÕES

Resultados

Visualizar no microscópio óptico, esquematizar e classificar as bactérias existentes nas lâminas. A classificação deverá ser quanto à resistência ou não de bactérias ao descoloramento com álcool ácido; ficando com seguinte aspecto (Figura 4.2):

- Bactérias ácido-álcool resistente = vermelhas (BAAR).
- Bactérias não ácido-álcool resistente = azul (BNAAR).

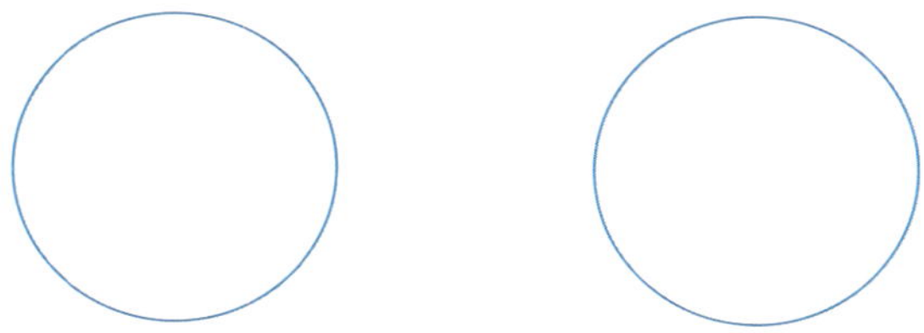

Lâmina nº 1 Lâmina nº 2

(A) (B)

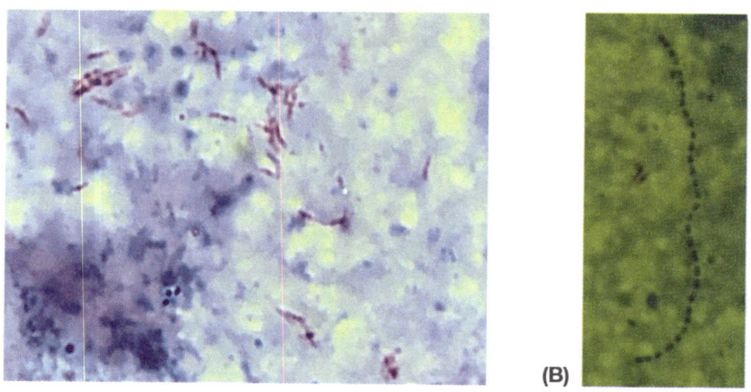

Figura 4.2 – (**A**) Bactérias álcool-ácido resistentes – BAAR. (**B**) Bactérias não álcool-ácido resistentes – BNAAR.

Interpretações

O mecanismo da coloração de Ziehl-Neelsen está relacionado com a estrutura e a composição da parede celular de um grupo de bactérias. Essas bactérias apresentam a parede celular constituída de lipídios complexos (ácidos graxos e ceras), os quais provavelmente são os responsáveis pela propriedade de álcool-acidorresistência. As BAAR retêm a cor vermelha, pois a carbolfucsina é mais solúvel nos lipídeos da parede celular que no álcool ácido. Nas BNAAR, as paredes celulares têm pouco ou não contêm lipídios, a carbolfucsina é rapidamente removida durante a descoloração, deixando as bactérias incolores, as quais adquirem coloração azul após a aplicação de azul de metileno (Quadro 4.1).

Outra explicação é que a carbolfucsina fixa-se firmemente aos lipídeos da parede celular e durante a lavagem com álcool ácido não se desprendem; portanto, ficam coradas de vermelho. As bactérias que não contêm alto teor de lipídios complexos na sua parede celular não retêm a carbolfucsina durante a lavagem de álcool ácido; portanto, adquirem a cor do corante de fundo que é o azul de metileno.

Sintetizando, observa-se:

Quadro 4.1. Coloração de Ziehl-Neelsen

Soluções em ordem de aplicação	Reação e aspectos da bactéria	
	BAAR	**BNAAR**
1. Carbolfucsina	Bactérias coradas em vermelho	Bactérias coradas em vermelho
2. Álcool-ácido clorídrico	A carbolfucsina fixa-se aos lipídeos complexos e não sai da célula, que permanece vermelha	A carbolfucsina não se fixa aos componentes da parede celular e sai da célula, que permanece sem corante no seu interior
3. Azul de metileno	A célula não é afetada e permanece vermelha	A célula adquire o corante, tornando-se azul

Fonte: Black, 2021; Murray, 2023; Tortora, 2017.

COLORAÇÃO DE ENDÓSPORO (Método de Wirtz-Conklin)

OBJETIVOS DE APRENDIZAGEM

1. Executar a técnica de coloração de Wirtz-Conklin.
2. Visualizar a forma vegetativa e os endósporos.
3. Relacionar a composição química dos endósporos com os corantes utilizados na coloração proposta por Wirtz-Conklin.

INTRODUÇÃO

Existem várias metodologias para coloração de endóporos; no entanto, a mais utilizada é a de Schaeffer Funton, também conhecida como Wirtz-Concklin, em homenagem a dois bacteriologistas dos anos de 1900. Essa coloração permite a visualização de endóporos, os quais são formados por vários gêneros de bactérias: *Bacillus* spp., *Clostirdium* spp., *Thermoactinomyces* spp., *Sporolactobacillus* spp., *Sporosarcina* spp., *Sporotomaculum* spp., *Sporomusa* spp. e *Sporohalobacter* spp. Baseia-se no grau de afinidade que a estrutura do endósporo tem ao corante, comparada com as demais estruturas da célula bacteriana, tornando possível sua diferenciação.

O endósporo é uma estrutura de parede espessa formada no interior de algumas bactérias. É muito resistente ao calor, à dessecação e a outros agentes químicos e físicos; é capaz de permanecer em estado latente por longos períodos e, em seguida, germinar, dando origem a uma nova célula vegetativa.

A estrutura do endósporo é constituída por cerne, o qual contém o citoplasma, nucleoide, ribossomo e outros constituintes essenciais envoltos por membrana citoplasmática; externamente, encontra-se uma primeira camada interna, próximo ao cerne – a ***parede do endósporo*** –, composta de peptidoglicano, a qual vai dar origem à parede da célula vegetativa, por ocasião da ***germinação***. Envolvendo a parede do endósporo fica a ***córtex***, camada espessa, composta de um peptidoglicano diferente que apresenta menos ligações cruzadas que o peptidoglicano existente na parede da célula que o originou. Externamente à córtex fica a ***capa do endósporo***, estrutura rígida composta de proteína rica em ligações de dissulfetos intramoleculares; ela confere resistência aos agentes químicos. A camada mais externa recebe o nome de ***exósporo*** e é composta por proteínas, lipídeos e carboidratos. Ao contrário das células vegetativas os endósporos apresentam-se em estado desidratado e contêm grande quantidade de dipicolinato de cálcio no cerne, o que ocasiona resistência ao calor (Figura 4.3).

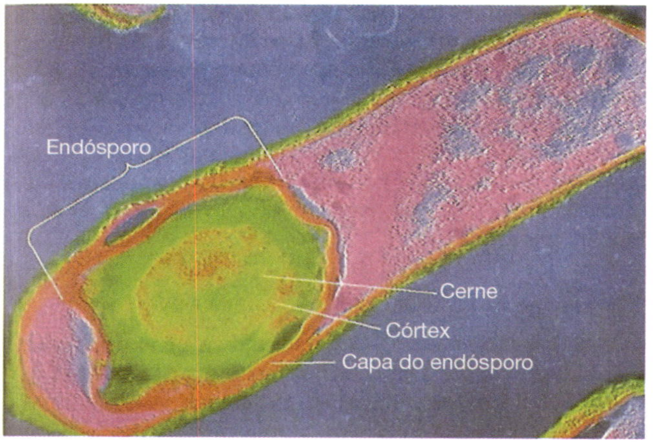

Figura 4.3 – Endósporo bacteriano. Fonte: Black, 2021.

MÉTODOS

Preparação dos corantes da coloração de Wirtz-Conklin

- *Preparação de verde malaquita*

  Verde malaquita .... 0,5 g

  Água destilada q.s.p. .... 100 mL

Misturar o verde malaquita na água e agitar.

- *Preparação de safranina*

  Safranina .... 0,5 g.

  Água destilada q.s.p. .... 100 mL

Misturar a safranina na água e agitar.

Técnica de coloração de Wirtz-Conklin

Realizar a coloração de Wirtz-Conklin em lâminas com esfregaços bacterianos preparados e, em seguida, observá-las ao microscópio óptico utilizando a objetiva de imersão conforme descrita no Capítulo 2.

a. Corar a quente, por **5 minutos**, com solução aquosa de verde-malaquita (aquecer até emissão de vapores e, a partir daí, iniciar a marcação do tempo).
b. Lavar com água corrente, suavemente.
c. Corar com solução aquosa de safranina, durante **30 segundos**.
d. Lavar em água corrente, suavemente e, esperar secar antes de visualizar no microscópio óptico.

RESULTADOS E INTERPRETAÇÕES

Resultados

Esse método de coloração dos endósporos emprega o verde-malaquita em 5% a quente como corante principal, que resiste à lavagem subsequente com água e, posteriormente, a safranina, como corante de contraste. Dessa forma, o endósporo cora-se de verde, porém a célula vegetativa ou a célula que não contém endósporo cora-se em vermelho.

Visualizar no microscópio óptico e esquematizar as bactérias existentes nas lâminas.

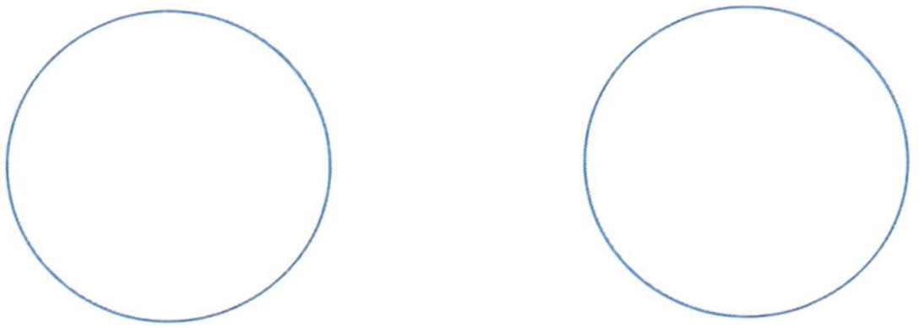

Lâmina nº 1 Lâmina nº 2

O resultado microscópico é assim visualizado (Figura 4.4):

Célula vegetativa: cora-se de vermelho.

Endósporo: cora-se de verde.

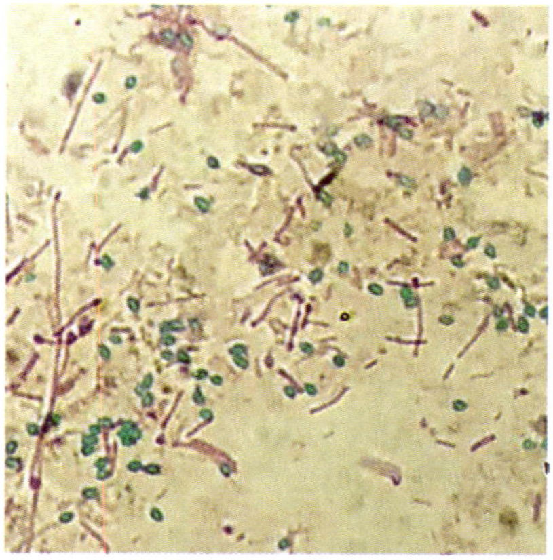

Figura 4.4 – Coloração de endósporo: forma vegetativa (vermelho) endósporo (verde).

Interpretações

Com a ação drástica do calor sobre o endósporo, há penetração do verde-malaquita no cerne e não há descoramento com a lavagem em água; quando se coloca a safranina, ela cora as estruturas da célula vegetativa que não conseguiram reter o verde-malaquita.

COLORAÇÃO DE ESPIROQUETA (Método de Fontana-Tribondeaux)

OBJETIVOS DE APRENDIZAGEM

1. Visualizar bactérias espiraladas (espiroquetas).
2. Compreender o mecanismo da coloração utilizada.
3. Executar a técnica de coloração.

INTRODUÇÃO

As espiroquetas são bactérias classificadas no filo *Spirochaetes*, no qual se encontram oito gêneros: *Cristispira* spp., *Spirochaeta* spp., *Treponema* spp., *Borrelia* spp., *Leptospira* spp., *Leptonema* spp., *Brachyspira* spp. e *Brevinema* spp.

As espiroquetas estão amplamente disseminadas em ambientes aquáticos e em animais, têm representantes de vida livre ou adaptados a hospedeiros mamíferos e artrópodes.

São bacilos com parede de Gram-negativos, espiralados, móveis, delgados e flexíveis. De tão delgados não se coram bem pela coloração de Gram; desse modo, são visualizados pela microscopia de campo escuro, imunofluorescência direta e impregnação pela prata.

MÉTODOS

Preparação dos corantes da coloração de Fontana-Tribondeaux

- *Preparação da solução fixadora (líquido de Ruge)*

  Ácido acético glacial................ 1 mL
  Formalina 40%.......................... 2 mL
  Água destilada.......................... 100 mL

- *Preparação do mordente*

  Ácido tânico.............................. 5 g
  Ácido fênico (fundido)............ 1 mL
  Água destilada.......................... 100 mL

Deve-se dissolver o ácido fênico na água.

Deve-se colocar o ácido tânico em um balão, adicionar cerca de 10 mL da água fenicada e misturar bem, para dissolver o máximo possível. Acrescentar o restante da água fenicada para completa dissolução. Filtrar no dia seguinte, se necessário.

- *Preparação da solução impregnadora (nitrato de prata amoniacal) (solução impregnadora)*

  Nitrato de prata amoniacal...... 5 g
  Água destilada.......................... 100 mL

Reservar 5 mL da solução acima e, aos 95 mL restantes, adicionar amônia, gota a gota (misturando sempre), até que o precipitado de cor castanho-acinzentada, que se forma, se dissipe. Adicionar, então, as gotas da solução de nitrato de prata reservada, até que se desenvolva uma leve opalescência, que persiste após agitação. Armazenar em frasco escuro.

Técnica da coloração de Fontana-Tribondeaux

Realizar a coloração de Fontana-Tribondeaux em lâminas com esfregaços bacterianos e, em seguida, observá-las no microscópio óptico utilizando a objetiva de imersão, conforme descrito no Capítulo 2.

a. Cobrir a lâmina com solução fixadora (renová-la 3×, por 30 segundos).
b. Cobrir com solução mordente, aquecendo a lâmina até que se emitam vapores. Aguardar **30 segundos**.
c. Lavar em água corrente.
d. Tratar com solução impregnadora (nitrato de prata amoniacal), aquecendo ligeiramente a lâmina até a emitir vapores, deixando agir por **30 segundos** (a preparação toma a cor marrom).
e. Lavar a lâmina com água corrente e esperar secar antes de visualizar no microscópio óptico.

RESULTADOS E INTERPRETAÇÕES

Resultados

A técnica de Fontana-Tribondeaux é uma impregnação pela prata na célula bacteriana para melhor visualização, em virtude de as espiroquetas serem muito delgadas (Figura 4.5).

As *Espiroquetas* coram-se em marrom-escuro ou negro sobre um fundo castanho-amarelado.

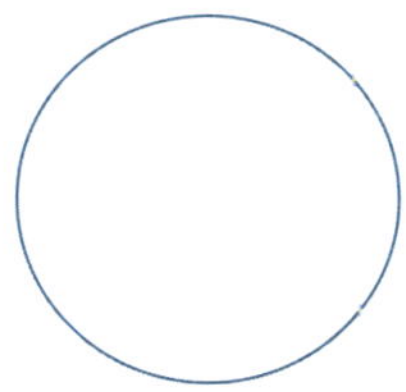

Lâmina nº 1

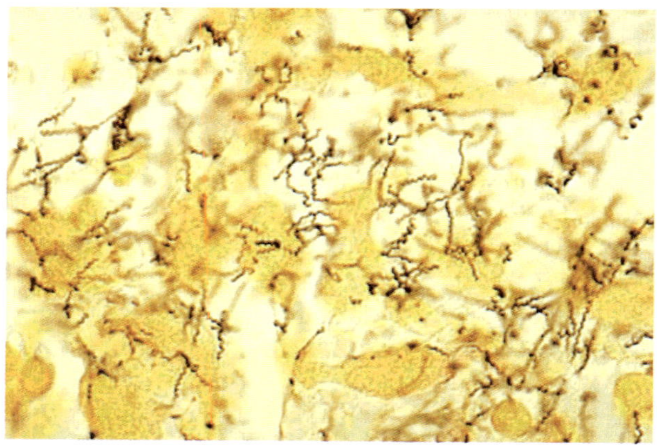

Figura 4.5 – Espiroquetas coradas pela técnica Fontana-Tribondeaux. Fonte: Disponível em: http://www.fop.unicamp.br/microbiologia/aulas/roteiro/Espiroqueta_saliva. Acesso em: 5 jul. 2010.

Interpretações

As espiroquetas ficam mal coradas com corantes de anilina, mas, quando se realizam esfregaços com impregnação com nitrato de prata, essas são visualizadas com nitidez porque há a redução do nitrato de prata em prata metálica que se deposita na superfície da célula.

REVISÃO DO CAPÍTULO

Questões a serem exploradas

1. Pode-se considerar esporulação de bactérias como um mecanismo de defesa ou um processo de reprodução? Explique sua resposta.
2. Por que os endósporos bacterianos podem ser utilizados como parâmetros de controle de esterilização?
3. Relacione bactérias espiraladas que apresentam diferentes vias de transmissão de infecções ao homem.
4. Verifique a importância da solicitação de uma bacterioscopia de Ziehl-Neelsen a partir de uma amostra de escarro do paciente.
5. Explique a relação entre a coloração de Ziehl-Neelsen e as bactérias dos gêneros *Nocardia* spp. e *Mycobacterium* spp.
6. Faça um quadro discriminando as características dos gêneros de bactérias: *Treponema* spp., *Nocardia* spp., *Bacillus* spp., *Mycobacterium* spp. e *Leptospira* spp. quanto a: ser esporulada, ser espiralada e ser BAAR.

TESTE SEU CONHECIMENTO COM QUESTÕES DE MÚLTIPLA ESCOLHA

Assinale a alternativa correta:

1. **As bactérias do gênero *Leptospira* spp. são classificadas como espiroqueta porque: ( )**
   a. Não causam doenças.
   b. Contêm filamentos axiais.
   c. Apresentam flagelos.
   d. São procarióticas.

2. **Suponha que você corou uma amostra de *Bacillus* spp. aplicando uma solução de verde malaquita aquecida e, então, contracorou com safranina. Olhando no microscópio óptico, as estruturas verdes são: ( )**
   a. Envoltórios da parede celular.
   b. Endósporos.
   c. Flagelos.
   d. Cápsulas.
3. **Durante a coloração de Ziehl-Neelsen a função do álcool ácido é: ( )**
   a. Evidenciar as células álcool-ácido resistentes.
   b. Evidenciar a cor vermelha da fucsina.
   c. Atuar na membrana citoplasmática das bactérias álcool-ácido resistentes.
   d. Remover o corante das bactérias não álcool-ácido resistentes.
4. **Com relação à estrutura dos endósporos podemos afirmar que: ( )**
   a. A parede do endósporo é uma estrutura rígida externa, constituída de proteínas e dissulfetos responsáveis pela resistência dos endósporos.
   b. A capa do endósporo é uma camada rica em peptidoglicano, responsável pela desidratação dos endósporos.
   c. O cerne do endósporo apresenta grande quantidade de dipicolinato de cálcio.
   d. A camada exósporo é composta por carboidratos.
5. **As bactérias BAAR são micro-organismos cuja parede celular é caracterizada por: ( )**
   a. Apresentar alta concentração de peptidoglicano e lipopolissacarídeo.
   b. Ter ácidos graxos e ceras em abundância.
   c. Ter lipopolissacarídeo em grande concentração e raras proteínas.
   d. Não ter peptideoglicano e ácidos graxos.

5 Preparação, Acondicionamento e Controle de Qualidade dos Meios de Cultura

OBJETIVOS DE APRENDIZAGEM

1. Realizar a preparação de meios de cultura.
2. Estabelecer as diferenças entre meios de cultura quanto a composição, consistência e função.
3. Realizar a armazenagem correta dos meios de cultura.
4. Descrever os fatores que podem interferir na preparação dos meios e que influenciam um resultado satisfatório de crescimento bacteriano.
5. Efetuar as normas que regem o controle de qualidade dos meios de cultura.

INTRODUÇÃO

Os meios de cultura destinam-se ao cultivo dos micro-organismos em laboratórios.

Esses meios fornecem os nutrientes e as condições físico-químicas indispensáveis ao crescimento dos micro-organismos.

Nutrientes

Para o crescimento microbiano, um meio deve fornecer fonte de carbono, nitrogênio e sais minerais. Alguns micro-organismos (chamados fastidiosos), também necessitam de fatores de crescimento, que são substâncias que eles não podem sintetizar, como vitaminas, aminoácidos etc.

Água

A água é necessária para o crescimento dos micro-organismos; bactérias e fungos se nutrem pela passagem de substâncias em solução por meio da membrana citoplasmática;

outra atuação da água é na regulação da pressão osmótica; a maior parte das bactérias, principalmente as que não esporulam, morre rapidamente pela dessecação.

A água é um solvente universal. No preparo de meios e reagentes, deve ser purificada (destilada, deionizada ou de qualidade equivalente).

Condições físico-químicas

Ao se preparar meios de cultura, deve-se ter em mente alguns fatores que podem interferir em resultado satisfatório do crescimento de micro-organismos, como:

pH

A maioria das bactérias cresce em faixa de pH entre 6,5 a 7,5. No entanto, algumas bactérias, chamadas *acidófilas*, são tolerantes a acidez.

Os fungos toleram uma faixa maior de pH que as bactérias, mas o pH ótimo é entre 5,0 e 6,0. Os fungos filamentosos em ampla faixa de pH, variando de 1,5 a 11; as leveduras não toleram pH alcalino.

Segundo a ISO 11133:2014 – Amd 2020, os meios desidratados podem sofrer alteração de pH depois da esterilização, sendo necessária aferição posterior. Desde que preparados com água de boa qualidade, a verificação e o ajuste antes da esterilização não são necessários. Desse modo, o pH, que geralmente é do meio final, pronto para inoculação, é verificado em temperatura ambiente. É necessário especial cuidado no pH final dos meios de cultura que sofrem suplementação após esterilização, uma vez que alguns suplementos podem ter um pH diferente do desejado.

No caso de meios que não podem ser esterilizados em autoclave, sendo apenas fervido, a verificação deve ser feita após a fervura (resfriado antes).

Em alguns meios, para neutralizar os ácidos produzidos pelos micro-organismos e manter o PH apropriado, são incluídos tampões químicos (p. ex., peptonas, aminoácidos e sais de fosfatos).

Pressão osmótica

Algumas bactérias e fungos são *halofílicos*, pois conseguem se desenvolver em meios com alta concentração de sal. A maioria deve ser cultivada em meio constituído quase exclusivamente de água.

Classificação dos meios de cultura

A ISO 11133:2014 – Amd 2020 classifica os meios de cultura em função da composição, da consistência, da forma de preparação e da função.

Classificação quanto à composição

- *Meio quimicamente definido*: formulado com ingredientes de composição química definida, cuja estrutura molecular e grau de pureza são conhecidos. Exemplo: manitol sal ágar (MSA).

- *Meio quimicamente indefinido*: é aquele que contém em sua formulação ingredientes complexos (peptonas, extratos de carne ou levedura), cuja composição exata não é conhecida. Exemplo: ágar sangue (AS).
- *Meio cromogênico ou fluorogênico*: é um meio que contém substratos cromogênicos e/ou fluorogênicos, para verificar a produção de enzimas características de alguns grupos ou espécies de micro-organismos. Exemplo: Colitag.

Classificação quanto à consistência

- *Meio líquido*: é aquele em que os nutrientes estão dissolvidos em uma solução aquosa. São também chamados de caldos, sendo acondicionados em tubos ou em frascos. Exemplo: *brain heart infusion* (BHI).
- *Meio semissólido*: esse meio contém em sua composição, além dos nutrientes, ágar em concentração de cerca 0,3%, que apresenta consistência fluida e são acondicionados em tubos não inclinados. Exemplo: sulfeto indol motilidade (SIM).
- *Meio sólido*: é um meio que tem em sua composição nutrientes e contém ágar como agente gelificante, em concentração de cerca de 1,5%. A consistência é firme e os nutrientes acondicionados em placas de Petri ou em tubos, os quais podem ou não ser inclinados durante a fase de solidificação, formando uma rampa. Exemplo: MSA e AS.

O ágar é formado por extrato de algas marinhas, é utilizado na preparação de meios sólidos e semissólidos, funde-se em torno de 100°C, formando uma solução transparente que permanece em estado líquido na temperatura de 40°C a 45°C.

Classificação quanto à forma de preparação

- *Meio pronto para uso*: é um meio de cultura disponível comercialmente já preparado, estéril e distribuído em placas, tubos ou frascos, não requerendo qualquer manipulação no laboratório ou exigindo apenas a posterior fusão e/ou suplementação antes do uso. Exemplo: Saboraud (SAB).
- *Meio desidratado*: é formulado completo ou semicompleto (bases) de meio de cultura, disponível comercialmente na forma desidratada. Esses meios apresentam-se no mercado sob a forma de pó ou de granulado. Os meios de cultivo desidratados apresentam um baixo conteúdo microbiano e, em geral, estão livres de micro-organismos termorresistentes. As formulações completas exigem a hidratação, a esterilização e a distribuição em placas, tubos ou frascos no laboratório. As bases exigem ainda a preparação individual de alguns componentes da formulação (suplementos), que são sensíveis ao calor e não fazem parte da formulação comercial. Os suplementos são preparados e esterilizados separadamente, geralmente por filtração, sendo então adicionados às bases estéreis. Vários suplementos encontram-se disponíveis comercialmente na forma desidratada, já estéreis, requerendo apenas a hidratação para adição nos meios de cultura. Exemplo: ágar sangue (AS).
- *Meio formulado*: é um meio de cultura totalmente preparado no laboratório, a partir dos ingredientes individuais de sua formulação.

Classificação quanto à função

- *Meio de transporte*: é utilizado para manter a viabilidade dos micro-organismos durante o intervalo entre a coleta e a análise da amostra. Geralmente contém componentes que impedem a multiplicação dos micro-organismos, mas garantem a sua preservação. Exemplo: Stuart.
- *Meio de manutenção*: é utilizado para manutenção de culturas em estoque por longos períodos, preservando-se a viabilidade. Para preservar viabilidade e as características fisiológicas de uma cultura pode ser necessário um meio diferente daquele que é recomendado para o seu crescimento ótimo, pois o crescimento rápido pode estar associado a uma rápida morte celular em decorrência da eliminação de substâncias tóxicas como produto de metabolismo dos micro-organismos. Uma substância que é preferível omitir é a glicose, em virtude da eliminação de ácidos. Exemplo: nutriente ágar (NA).
- *Meio de ressuscitação*: é utilizado para reparação de células injuriadas, permitindo a recuperação de sua capacidade normal de crescimento, sem necessariamente promover a multiplicação. Exemplo: Baird Parker.
- *Meio de enriquecimento*: meio predominantemente líquido, com composição particularmente favorável à multiplicação dos micro-organismos a que se destinam. Pode ser não seletivo, seletivo ou seletivo diferencial.
    - *Meio de enriquecimento não seletivo*: destina-se ao enriquecimento de micro-organismos em geral, favorecendo a multiplicação da maioria. Nos ensaios com duas fases de enriquecimento, o meio usado na primeira fase, geralmente, é chamado de meio de pré-enriquecimento. Exemplo: BHI.
    - *Meio de enriquecimento seletivo*: destina-se ao enriquecimento de micro-organismos específicos, que contêm agentes seletivos para inibir a maioria dos outros. Exemplo: selenito-cistina, tetrationato.
    - *Meio de enriquecimento seletivo diferencial*: destina-se ao enriquecimento e à diferenciação de micro-organismos específicos. Contém agentes seletivos, para inibir a maioria da microbiota acompanhante, e agentes diferenciais, para verificar uma ou mais características típicas do micro-organismo alvo. Exemplo: Mac Conkey (MC).
- *Meio de isolamento/plaqueamento*: é utilizado para favorecer a multiplicação dos micro-organismos e isolar uns dos outros, por meio da formação de colônias (agrupamento de micro-organismos da mesma espécie) separadas. Para isso é utilizado meio sólido em placa. Também podem ser meio sólido ou semissólido em tubos, para onde são normalmente transferidas (repicadas) as culturas (puras) obtidas em colônias isoladas. Assim como o meio de enriquecimento, o meio de isolamento pode ser não seletivo, seletivo ou seletivo diferencial.
    - *Meio de isolamento/plaqueamento não seletivo*: destina-se ao isolamento e/ou contagem de micro-organismos em geral, favorecendo a multiplicação da maioria. Exemplo: AS.

- *Meio de isolamento/plaqueamento seletivo*: destina-se ao isolamento e/ou contagem de micro-organismos específicos, que contêm agentes seletivos para inibir a maioria dos outros. Exemplo: MC.
- *Meio de isolamento/plaqueamento seletivo diferencial*: destina-se ao isolamento e/ou contagem de micro-organismos específicos, que contêm agentes seletivos, para inibir a maioria dos outros, e agentes diferenciais, para verificar características típicas que diferenciem o micro-organismo alvo dos outros. Exemplo: MSA.

- *Meio de identificação*: destina-se à inoculação de culturas puras e verificação de características típicas para identificação. Alguns são usados também como meio de isolamento, no repique direto de colônias isoladas em meio de plaqueamento. Exemplo: SIM.

Fatores relacionados com a preparação dos meios de Cultura

Os fatores que devem ser observados na preparação dos meios de cultura são:

Armazenamento dos insumos

Os insumos para a preparação dos meios de cultura/meios desidratados devem ser armazenados em locais que garantam a sua integridade. Deve-se estar atento a:

- Validade e forma de estocagem, que geralmente está descrita no rótulo de cada produto. Registrar a data em que o frasco foi aberto e colocado em uso.
- São mais ou menos higroscópicos, podendo absorver umidade, a qual é observada pelo endurecimento do meio e fluidez do pó; por esse motivo, os frascos que os contêm são hermeticamente fechados com tampa de rosca e somente devem ser abertos em ambientes secos e devem ser mantidos em dessecador.
- Alteração de cor.

Temperatura/tempo

Ao se preparar um meio de cultura, não se deve mantê-lo em temperatura ambiente por mais de uma hora, em virtude da possibilidade de evaporação de água e de crescimento microbiano, o que torna o meio contaminado com metabólitos bacterianos e com sua composição inicial alterada. As soluções não estéreis não podem, também, ser mantidas em altas temperaturas antes de serem esterilizadas em autoclave (p. ex., dentro de autoclave quente, esperando um momento conveniente para iniciar a esterilização, uma vez que haverá cisão de vários ingredientes do meio.

Esterilização

Geralmente utiliza-se a *esterilização por calor úmido* (vapor sob pressão) em autoclave, cujo mecanismo e monitoramento estão descritos no Capítulo 9 – Ação Antimicrobiana de Agentes Físicos.

Para os meios de culturas/suplementos sensíveis ao calor deve-se utilizar a *esterilização por filtração*. Essa esterilização é realizada utilizando-se um filtro membrana estéril, com poro de 0,2 μm ou 0,45 μm, que retém os micro-organismos.

Só é aplicável a líquidos límpidos e sem sólidos em suspensão. As membranas são de éster de celulose, náilon ou politetrafluoroetileno. A esterilização por filtração pode ser feita de duas formas: filtração a vácuo, utilizando-se um conjunto de filtração; ou filtração sob pressão, utilizando-se seringas.

Desaeração de meios de cultura para bactérias anaeróbias

Recomenda-se afrouxar as tampas dos tubos ou frascos e ferver em banho de água por 15 minutos; em seguida, apertar as tampas e resfriar imediatamente em banho de gelo.

Identificação e estocagem

Os meios, após sua preparação, devem ficar sobre o balcão até o esfriamento à temperatura ambiente, sendo posteriormente rotulados de maneira a conter a identificação do lote e o prazo de validade. Devem ser embalados com material adequado para preservar sua esterilidade e proteger da dessecação do refrigerador. A estocagem deve ser realizada em refrigerador ou câmara fria (temperatura de 5 +/– 3°C). A ISO11133: 2014 – Amd 2020 recomenda para armazenamento de meios basais, antes da adição dos suplementos, que se pode estocar por 3 a 6 meses sob refrigeração e, depois da adição do suplemento, usar no mesmo dia; no caso de meios sólidos, não fundir novamente.

Meios de cultura completos que não contêm ingredientes sensíveis ao calor, embora não citados pela ISO11133: 2014 – Amd 2020, geralmente são estocados como meios basais antes de serem distribuídos em placas. Quando distribuídos em placas, estocar sob refrigeração, por 2 a 4 semanas, ou como recomendado pelo fabricante em refrigerador exclusivo para meios de cultura.

Recomendam-se limpeza e manutenção periódicas dos refrigeradores.

Os meios que contêm corantes ou outros ingredientes sensíveis devem ser protegidos da luz. A vida de prateleira é maior se as placas forem envolvidas em filme ou bolsas plásticas, prevenindo a desidratação e a contaminação acidental.

Para evitar condensação, as placas devem ser resfriadas antes de embrulhá-las com filme plástico. Os meios devem ser descartados quando for verificada perda de umidade, mudança de cor, crescimento microbiano ou qualquer outra alteração.

Controle de qualidade

Toda partida de meio de cultura produzido deve ser testada quanto à esterilidade e ao desempenho.

Para o teste de esterilidade, deve ser destinada uma quantidade de, pelo menos, 5% do total produzido para lotes de até 100 unidades. Quando o volume for maior que 100 unidades, devem-se utilizar 10 unidades separadas nas diferentes etapas do processo. Devem-se utilizar diferentes temperaturas de incubação (36°C e 25°C) pelo menos por 48 horas.

O teste de desempenho deve ser realizado pela utilização de cepas padrões conhecidas de procedência confiável (p. ex., ATCC – *American Type Culture Collection*).

Todos os procedimentos de controle devem ser obrigatoriamente registrados.

MÉTODOS

São inúmeros os meios recomendados para o cultivo de micro-organismos, e a escolha é feita pelo laboratorista.

Preparação de meios de cultura desidratados

Preparação de meio líquido

- *Componentes do meio de infusão de coração e cérebro (BHI)*:

  Infusão de coração de boi .... 5 g
  Infusão de cérebro de bezerro....... 12,5 g
  Proteose peptona .... 10 g
  Glicose .... 2 g
  Cloreto de sódio .... 5 g
  Fosfato de sódio .... 2,5 g
  Água destilada .... 1.000 mL

- *Execução*:

a. Adicionar 100 mL de água destilada ao ingrediente previamente pesado.
b. Dissolver os ingredientes agitando com uma bagueta, desfazendo qualquer grumo que venha a se formar.
c. Verificar o pH (7,2 a 7,4).
d. Distribuir 5 mL em tubo 10 × 140 mm e tampar; quando a tampa for de rosca, deixar frouxa, para permitir a entrada do vapor.
e. Esterilizar em autoclave a 121°C por 15 minutos.

Preparação de meio sólido em placa

- *Componentes do meio Mac Conkey (MC)*:

  Peptona .... 17 g
  Lactose .... 10 g

Mistura de sais biliares .... 5 g
Cloreto de sódio .... 5 g
Ágar .... 12 g
Vermelho neutro .... 0,075 g
Cristal violeta .... 0,001 g
Água destilada .... 1.000 mL

- *Execução*:

a. Adicionar 100 mL de água destilada aos ingredientes previamente pesados.
b. Deixar de molho por alguns minutos e, então, aquecer e agitar frequentemente até a fusão do ágar.
c. Verificar o pH (7,2 a 7,4).
d. Colocar em balão e tampar com tampão de algodão.
e. Esterilizar em autoclave a 121°C por 15 minutos.
f. Esperar que o meio esfrie até cerca de 45°C.
g. Destampar o balão em câmara de fluxo laminar ou na zona estéril de um bico de Bunsen, flambando-lhe a boca para inativar eventuais micro-organismos.
h. Despejar cerca de 20 mL do meio de cultura nas placas de Petri de 90 mm de diâmetro, abrindo-se esta ao lado da chama do bico de Bunsen. Assim que o meio de cultura for despejado, recolocar rapidamente a tampa na placa.
i. Deixar a placa em posição horizontal, até que o meio de cultura solidifique-se completamente.

Preparação de meio sólido em tubo

- *Componentes do meio ágar nutriente (NA)*:

Extrato de carne .... 1 g
Extrato de levedura .... 2 g
Peptona .... 5 g
Cloreto de sódio .... 5 g
Ágar .... 15 g
Água destilada .... 1.000 mL

- *Execução*:

a. Adicionar 100 mL de água destilada aos ingredientes pesados.
b. Deixar de molho por alguns minutos e, então, aquecer e agitar frequentemente até a fusão do ágar.
c. Verificar o pH (7,2 a 7,4).

d. Distribuir em tubos 10 mm × 140 mm aproximadamente 10 mL por tubo e tampar; quando a tampa for de rosca, deixar frouxa, para permitir a entrada do vapor.
e. Esterilizar em autoclave a 121°C por 15 minutos.
f. Retirar da autoclave e inclinar os tubos para solidificar o ágar inclinado.

Cuidados na esterilização em vapor sob pressão – autoclave

- Cobrir as tampas dos frascos com papel alumínio ou papel Kraft e prender para proteção contra recontaminação e evaporação durante a estocagem posterior.
- Afrouxar as tampas dos frascos e tubos com tampa de rosca, para permitir a entrada do vapor.
- Não encher demasiadamente a autoclave, para não interferir na exaustão de ar e entrada de vapor.
- Manter entre os frascos uma distância mínima de aproximadamente 1 cm, em todas as direções.
- A esterilização pelo calor úmido deve ser feita em autoclaves a vapor saturado, operando com o binômio tempo/temperatura de 121°C /15′, mas o tempo de subida não deve ultrapassar dez minutos, a partir do início da exaustão de ar.

REVISÃO DO CAPÍTULO

Questões a serem exploradas

1. Observe a composição de cada meio de cultura preparado e selecione os nutrientes que têm função de: doadores de elétrons, fontes de carbono e fontes de nitrogênio.
2. Idealize um quadro que contenha os indicadores de pH apresentados pelos meios de cultura e descreva as cores que apresentam em pH neutro, ácido e básico.
3. Idealize meios de cultura que possam ser utilizados desde a coleta de uma amostra (água, alimentos, material clínico) até a preservação da cultura bacteriana após sua identificação.

TESTE SEU CONHECIMENTO COM QUESTÕES DE MÚLTIPLA ESCOLHA

Assinale a alternativa correta:

Utilize as informações a seguir para responder às questões. Dois meios de cultura distintos foram inoculados com quatro espécies diferentes de bactérias. Após a incubação, foram obtidos os resultados a seguir:

1. **Todas as quatro espécies de bactérias que foram cultivadas, cresceram, fato que deve ser explicado por: ( )**
   a. Os dois meios de cultura não contêm substâncias seletivas.
   b. Essas espécies de bactérias não são exigentes quanto a nutrientes.
   c. O pH dos meios não interferiu no crescimento das bactérias, pois provavelmente estava na faixa do neutro.
   d. Todas as alternativas estão corretas.

2. **Apenas uma espécie de bactéria cresceu nos dois meios de culturas, fato que pode ser explicado por: ( )**
   a. Os meios de cultura são de manutenção e apenas a bactéria não fastidiosa sobreviveu.
   b. Os meios são seletivos e inibiram o crescimento de espécies de bactérias.
   c. Os meios são líquidos e inibiram o crescimento de algumas espécies.
   d. Há mais de uma alternativa correta.

3. **Com relação à função dos meios de cultura podemos afirmar que: ( )**
   a. Meio de manutenção é aquele que contém grande quantidade de nutrientes para as bactérias se manterem por longos períodos.
   b. Meio seletivo apresenta uma substância que diferencia um determinado grupo de bactérias das demais que estão no material contaminado.
   c. Meio enriquecedor é aquele que permite o crescimento de bactérias exigentes e apresentam grandes quantidades de nutrientes.
   d. Meio diferenciador contém componentes que impedem o crescimento de determinado grupo de bactérias e estimulam o crescimento de outro grupo.

4. **Nos meios sólidos indica-se adicionar substâncias para solidificá-los. Para essa solidificação, deve-se adicionar: ( )**
   a. Extrato de leveduras rico em vitaminas B.
   b. Extrato de carne.
   c. Ágar, que é um extrato de algas marinhas.
   d. Há duas alternativas corretas.
5. **Nesse capítulo foi citado os meios de cultura BHI e ágar sangue. A respeito desses meios podemos afirmar que: ( )**
   a. BHI tem a classificação de ser um meio enriquecedor não seletivo, que favorece a multiplicação da maioria das bactérias.
   b. Ágar sangue é um meio que tem a classificação de ser seletivo por selecionar as bactérias hemolíticas das não hemolíticas.
   c. BHI é caracterizado por ser inibidor das bactérias fastidiosas.
   d. Ágar sangue é um meio de ressuscitação, permitindo a recuperação do crescimento das bactérias, porém sem sua multiplicação.

6 Cultivo de Bactérias

OBJETIVOS DE APRENDIZAGEM

1. Realizar diferentes técnicas de cultivo de bactérias em meio de cultura líquido, sólido e Petrifilm.
2. Verificar a presença ou ausência de crescimento bacteriano nos meios inoculados.
3. Definir e descrever as características morfológicas de uma colônia.
4. Diferenciar cultura pura de cultura mista.
5. Realizar técnicas de cultivo de bactérias para obtenção de colônias isoladas.
6. Realizar metodologia para quantificar o crescimento microbiano.

INTRODUÇÃO

No capítulo anterior foram descritos os diferentes meios de cultura e fatores inerentes a eles; no entanto, para o crescimento dos micro-organismos em laboratório é necessário, além do meio de cultura, condições ambientais ideais, como: *temperatura* (psicrófilas – com ponto ótimo situado em baixas temperaturas; mesófilas – com ponto ótimo em temperaturas medianas; e termófilas – com ponto ótimo em altas temperaturas) e *aeração* (aeróbias obrigatórias – crescem na presença de oxigênio (O_2) do ar; microaerófilas – necessitam de concentração reduzida de O_2; anaeróbias aerotolerantes – toleram e crescem na presença de O_2, embora não o utilize em seu metabolismo; anaeróbias obrigatórias – crescem somente na ausência de O_2; anaeróbias facultativas – vivem em aerobiose ou anaerobiose.

Ao se introduzir bactérias (*inóculo*) em meio de cultura que contenha requisitos nutritivos e condições físico-químicas (pH e pressão osmótica), como também fatores ambientais favorecidos, estas multiplicam-se dentro ou sobre esses meios (*cultura*).

Geralmente, as bactérias se reproduzem por divisão binária, mas existem espécies que se reproduzem por brotamento, outras bactérias filamentosas podem produzir esporos no final do filamento (alguns actinomicetos) e algumas, simplesmente fragmentam-se e esses fragmentos iniciam o crescimento de novas células.

Embora as bactérias se desenvolvam bem em meios de cultura sólidos, os estudos de crescimento são feitos em meios líquidos e sua população é contada em intervalos regulares, os quais são representados em uma *curva de crescimento*, que mostra o crescimento das células em função do tempo (Figura 6.1). Essa curva é dividida em quatro fases: *fase de latência* (*lag*) – pouca ou nenhuma divisão celular, as células estão metabolicamente ativas, há aumento de massa; *fase logarítmica ou exponencial* (*log*) – maior atividade metabólica, divisão celular intensa e constante; *fase estacionária* – lenta perda de células por morte em virtude da exaustão de nutriente ou acúmulo de produtos tóxicos, população se estabiliza compensada pela formação de novas células; fase de *declínio* ou *morte* – a velocidade de morte aumenta até atingir o nível de equilíbrio dinâmico; frequentemente, após ocorrer a morte da maioria das células, esta diminui drasticamente de modo que um pequeno número de sobreviventes pode persistir durante meses ou mesmo anos. A morte da população de bactérias será descrita no Capítulo 9 – Ação Antimicrobiana dos Agentes Físicos.

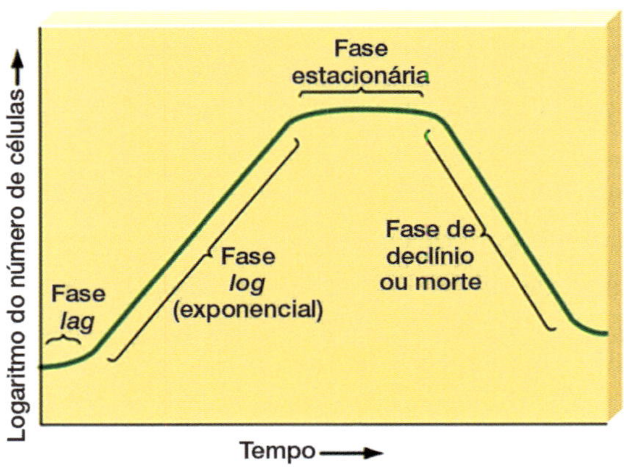

Figura 6.1 – Fases da curva de crescimento. Fonte: Black *et al.*, 2021.

Quando o crescimento ocorre em meios sólidos há formação de agrupamentos denominados de *colônia*, e a origem de uma *colônia* vem de uma única célula vegetativa ou esporo, ou ainda de um grupo dos mesmos micro-organismos juntos. A *colônia* é visualizada sem o auxilio do microscópio, sendo considerada como característica macroscópica das bactérias.

Em geral, as *colônias* apresentam aparências diferentes, o que permite distinguir um micro-organismo de outro. Essas diferenças são analisadas quanto a elevação, forma, tamanho, bordas e pigmentação.

Em um meio de cultura, quando é cultivada uma única espécie de bactéria, as *colônias* apresentarão as mesmas aparências (*cultura pura*); no entanto, quando se cultivam várias espécies de micro-organismos, as *colônias* terão aparências diferentes (*cultura mista*); alguns exemplos de amostras que podem ter espécies diferentes são o solo, a água, os alimentos e os materiais contaminados.

Na natureza, os micro-organismos, raramente vivem em colônias isoladas; em geral, vivem em comunidades funcionais chamadas *biofilmes*, os quais são sistemas biológicos que podem formar uma camada fina e viscosa que se adere a uma superfície. Esses biofilmes podem ser de uma única espécie ou de diferentes micro-organismos.

Em microbiologia, há vários métodos de cultivo de bactérias; alguns são utilizados para exames qualitativos e outros para estudos quantitativos (contagem de bactérias), os quais serão descritos no item a seguir.

MÉTODOS

Indica-se a realização de uma bacterioscopia antes da inoculação de bactérias com o objetivo de uma melhor escolha do meio de cultura a ser semeado. Nos experimentos descritos a seguir serão utilizadas bactérias heterotróficas, a quais serão definidas no Capítulo 8 – Investigação da Atividade Metabólica de Bactérias.

Normas utilizadas

As seguintes normas devem ser seguidas nas inoculações dos meios de cultura:

- A alça em anel e a agulha devem sempre ser esterilizadas pela técnica de flambagem no bico de Bunsen, antes e depois de qualquer semeadura de micro-organismo. Para a coleta de material, devem ser esfriadas na parte interna do recipiente com meio de cultura.
- Os recipientes (tubos de ensaio, placas de Petri etc.) com meio de cultura devem sempre ser abertos próximo ao bico de Bunsen.
- A borda da abertura dos tubos de ensaio deve ser aquecida após a retirada e antes de colocar a tampa. A tampa nunca deve ser colocada sobre o balcão, sendo retirada e mantida segura pelo dedo mínimo da mão direita durante a semeadura.

Técnica de cultivo de bactérias em meio de cultura líquido

Transferir uma alíquota da cultura da bactéria *E. coli* para o meio de cultura líquido (BHI), utilizando-se a alça em anel.

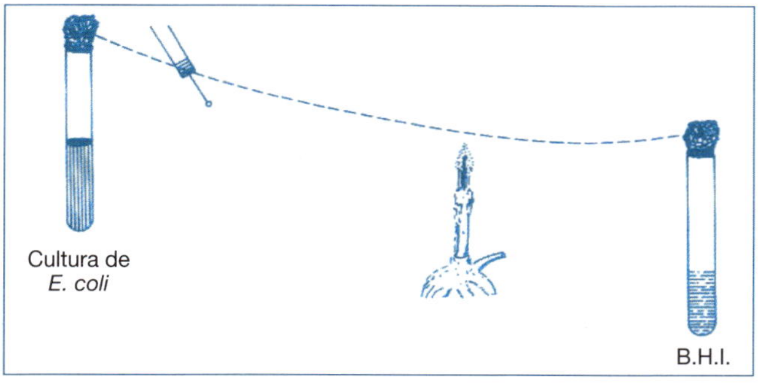

Material complementar

Vídeo 6.1 Cultivo de bactérias em meio de cultura líquido.		Escaneie o QR-CODE ou clique nele para aprender a realizar a técnica.

Técnica de cultivo de bactérias em meio de cultura sólido inclinado

Transferir uma alíquota da cultura da bactéria *S. aureus* para um meio de cultura inclinado (NA) e fazer estrias na superfície do ágar, utilizando-se a alça em anel.

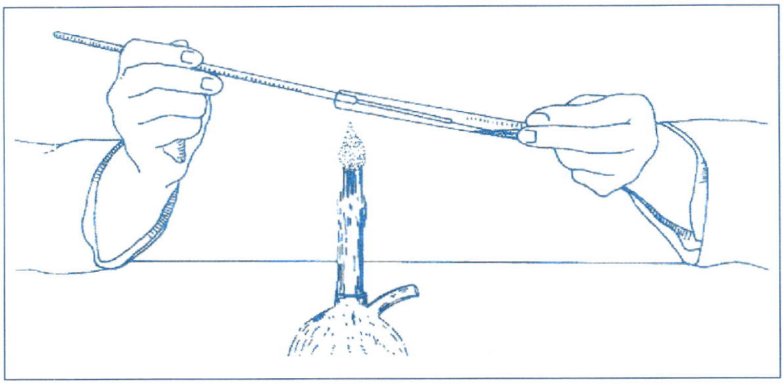

Material complementar

Vídeo 6.2 Cultivo de bactérias em meio de cultura sólido inclinado.		Escaneie o QR-CODE ou clique nele para aprender a realizar a técnica.

Técnica de cultivo de bactérias em meio de cultura semissólido em tubo (picagem profunda)

Transferir uma alíquota da cultura de bactérias de *Proteus* sp. para um meio de cultura semissólido (SIM) utilizando-se uma agulha: a semeadura deverá ter a profundidade de 2/3 do meio e não deverá ser mais do que uma única picada.

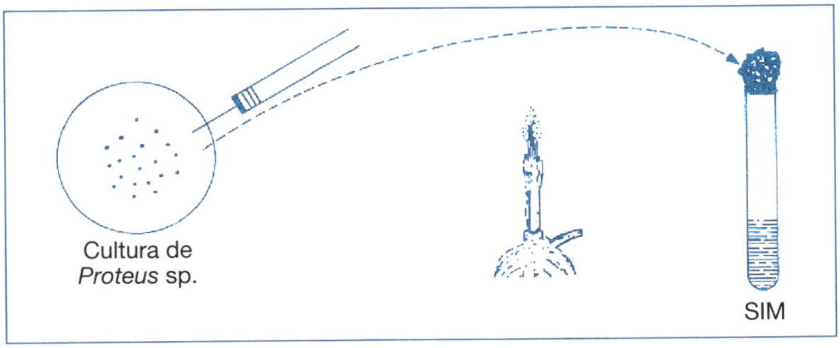

Material complementar

Vídeo 6.3
Cultivo de bactérias em meio de cultura semissólido em tubo.

Escaneie o QR-CODE ou clique nele para aprender a realizar a técnica.

Técnica de cultivo de bactérias em meio de cultura sólido em placa (técnica de esgotamento)

A técnica do esgotamento em placa consiste em semear uma alíquota da cultura de bactérias na superfície do meio, utilizando-se uma alça em anel, depois semeá-la em dois ou três setores, sem recarregá-la, esterilizar a alça novamente entre os setores 1 e 2, de maneira a obter quantidades progressivamente menores da cultura (Figura 6.2).

Deve-se obter rarefação suficiente da cultura, de modo a formar colônias perfeitamente isoladas.

Essa técnica de semeadura é esquematizada a seguir.

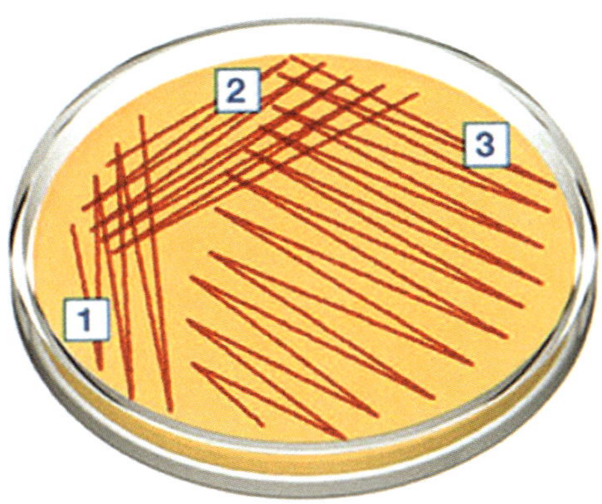

Figura 6.2 – Técnica de esgotamento de cultura de bactérias. Fonte: Black *et al.*, 2021.

O sucesso dessa técnica está em:

a. Esfriar a alça após esterilizá-la, quando for semear do setor 1 para o 2.
b. Realizar grande número de estrias.
c. Não perfurar o meio de cultura.
d. Não voltar a alça sobre a estria já realizada.

A partir dessas considerações deve-se semear, em placas de ágar Mac Conkey (MC), as culturas de *E. coli* e *Proteus* sp. e, em seguida, utilizar a mesma técnica para cultivar *S. aureus* e *S. epidermidis* em placas de ágar sangue (AS).

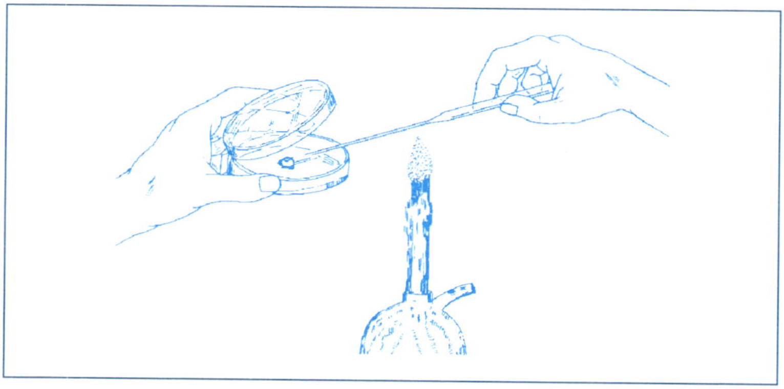

Material complementar

Vídeo 6.4 Cultivo de bactérias em meio de cultura sólido em placa – técnica de esgotamento.		Escaneie o QR-CODE ou clique nele para aprender a realizar a técnica.

Técnica de cultivo em placa – *pour-plate*

A técnica *pour-plate* pode ser realizada com o objetivo de se obter colônias isoladas (estudo qualitativo) ou para realizar a contagem de colônias em placa (estudo quantitativo).

Para realizar o estudo quantitativo, deve-se agitar a cultura de *E. coli* em meio BHI e transferir 0,1 mL desta para 9,9 mL de água de diluição (10^{-2}), agitar esse tubo e transferir 0,1 mL para outro tubo que contém 9,9 mL de água de diluição (10^{-4}). Em seguida, realizar nova diluição, transferindo 0,1 mL desse tubo para outro que contém 9,9 mL de água de diluição (10^{-6}).

Material complementar

Vídeo 6.5 Diluição.		Escaneie o QR-CODE ou clique nele para aprender a realizar a técnica.

Após realizar as diluições, deve ser feito o plaqueamento, agitando-se cada tubo e retirando-se 1 mL de cada diluição e transferindo para placas estéreis. Em seguida, deve-se colocar 15 mL a 20 mL de ágar para contagem em placas (PCA) fundido em cada uma delas. As placas devem ser suavemente submetidas a movimentos rotatórios, visando à perfeita mistura da cultura com o ágar; esperar solidificar e inverter as placas.

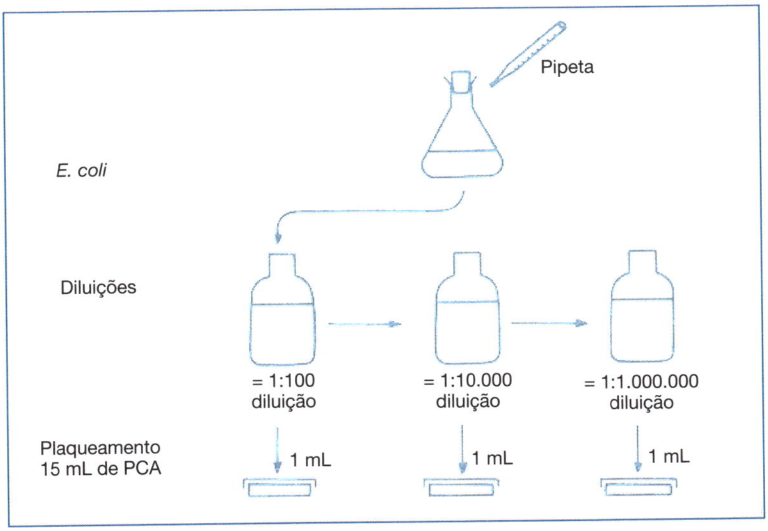

Material complementar

Vídeo 6.6 Técnica de cultivo em placa – *pour-plate*.		Escaneie o QR-CODE ou clique nele para aprender a realizar a técnica.

Técnica de cultivo em placa – Petrifilm para contagem de aeróbios

A placa Petrifilm para contagem de aeróbios (AC) é um sistema de meio de cultura que contém os nutrientes do ágar padrão de contagem, um agente gelificante solúvel em água fria e um indicador tetrazólico para facilitar as enumerações das colônias. Essas placas não são esterilizadas.

Preparação da amostra

Para realizar o estudo quantitativo, deve-se agitar a cultura de *E. coli* em meio BHI e transferir 0,1 mL desta para 9,9 mL de água de diluição (10^{-2}), agitar esse tubo e transferir 0,1 mL para outro tubo que contém 9,9 mL de água de diluição (10^{-4}). Em seguida, realizar nova diluição, transferindo 0,1 mL desse tubo para outro que contém 9,9 mL de água de diluição (10^{-6}).

Obs.: Veja o Vídeo 6.5 sobre diluição.

Após realizar as diluições, homogeneizar a amostra diluída 10^{-6} em agitador tipo Vortex.

Semeadura

1. Colocar a placa em uma superfície plana.
2. Levantar o filme superior e colocar 1 mL da amostra diluída (10^{-6}) no centro do filme inferior (Figura 6.3).
3. Deixar o filme superior cair sobre a amostra inoculada.
4. Posicionar o difusor plástico no centro da placa com o lado rebaixado voltado para baixo (Figura 6.4).
5. Distribuir a amostra uniformemente pressionando delicadamente o centro do difusor plástico. Não arrastar o difusor sobre o filme.
6. Remover o difusor e não tocar na placa pelo menos um minuto para deixar que o gel solidifique.

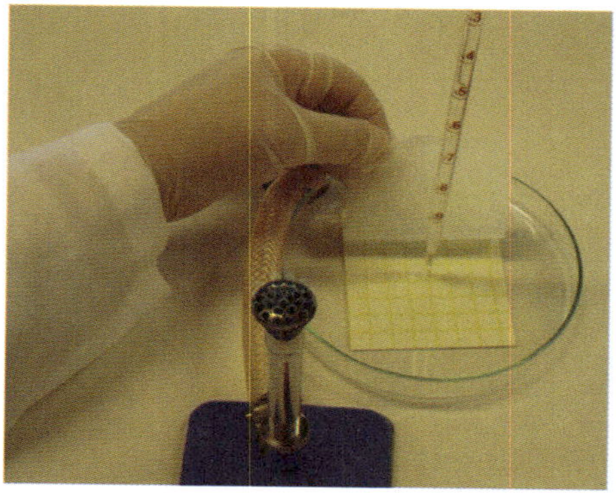

Figura 6.3 – Inoculação de bactéria pela técnica de cultivo em placa Petrifilm para contagem de aeróbios.

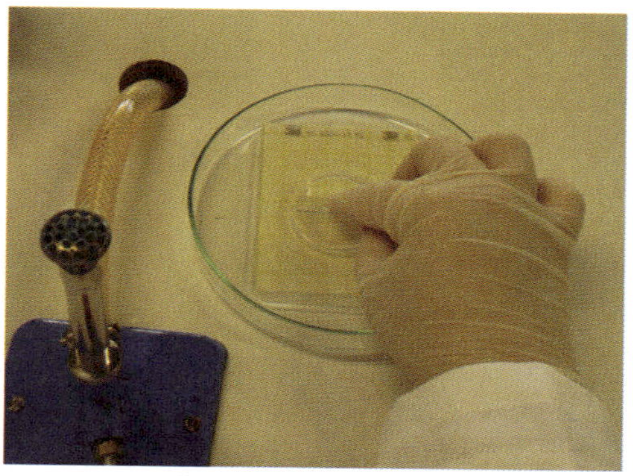

Figura 6.4 – Técnica de cultivo em placa Petrifilm para contagem de aeróbios – aplicação de difusor.

Material complementar

Vídeo 6.7 Técnica de cultivo em placa Petrifilm para contagem de aeróbios.		Escaneie o QR-CODE ou clique nele para aprender a realizar a técnica.

Técnica de cultivo em placa – membrana filtrante

A técnica da membrana filtrante possibilita obter-se colônias isoladas para análise de suas características morfológicas (estudo qualitativo) como também para realizar a contagem em placa (estudo quantitativo).

Para realizar o estudo quantitativo, deve-se agitar a cultura de *E. coli* em meio BHI e transferir 0,1 mL desta para 9,9 mL água de diluição (10^{-2}), agitar esse tubo e transferir 0,1 mL para outro tubo que contém 9,9 mL de água de diluição (10^{-4}). Em seguida, realizar nova diluição, transferindo 0,1 mL desse tubo para outro que contém 9,9 mL de água de diluição (10^{-6}).

Obs.: Veja o Vídeo 6.5 sobre diluição.

Após realizar as diluições, homogeneizar a amostra diluída 10^{-6} em agitador tipo Vortex, retirar 10 mL dessa diluição e colocar em 90 mL da mesma água de diluição (10^{-7}), agitar e verter cuidadosamente no recipiente do conjunto de filtração (composto por porta-filtro, kitasato e recipiente para filtração), previamente esterilizado em autoclave (121°C/15′) (Figura 6.5). Ligar a bomba de vácuo e proceder à filtração. Após a filtração, e ainda com a bomba ligada, enxaguar as paredes do recipiente para filtração com 20 mL a 30 mL de água de diluição para recolher eventuais micro-organismos aderidos. Desligar a bomba antes que a membrana seque excessivamente. Retirar o recipiente e, com uma pinça flambada e resfriada, transferir a membrana para placa com meio de cultura PCA/ágar m-Endo, com a face quadriculada para cima. Se houver formação de bolhas, deve-se levantar a borda da membrana mais próxima das bolhas e recolocá-la de forma a eliminar as bolhas, para que haja contato dos micro-organismos com os nutrientes.

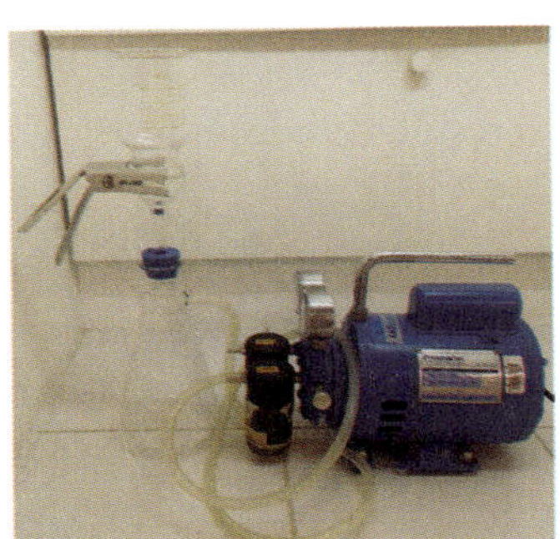

Figura 6.5 – Conjunto de filtração – Millipore.

Material complementar

Vídeo 6.8 Técnica de cultivo em placa – membrana filtrante.		Escaneie o QR-CODE ou clique nele para aprender a realizar a técnica.

Condições de incubação

Após a realização do cultivo das bactérias em meios de cultura BHI, NA, SIM, MC e AS, esses deverão ser incubados na presença de O_2 ambiente e temperatura ideal para desenvolvimento desses micro-organismos. Os meios de cultura em placa devem ser incubados invertidos. Como as bactérias cultivadas são anaeróbias facultativas e mesófilas, elas devem ser incubadas a 35°C (estufa bacteriológica) na presença de O_2 ambiente. O período de incubação deve ser entre 18 e 24 horas, porque essas bactérias têm tempo de geração (tempo em que uma célula de bactéria leva para originar outra célula por fissão binária) de cerca de 20 e 30 minutos; isso significa que após esse período elas estarão na sua fase logarítmica de crescimento (log), sendo visíveis macroscopicamente.

As placas Petrifilm AC devem ser incubadas na posição horizontal com o lado transparente para cima, em pilhas de até 20 placas. O ambiente da incubadora deve estar umidificado. A temperatura de incubação deve ser de 30°C ± 1°C, na presença de O_2 ambiente, por 72 ± 3 horas.

A placa de PCA/ágar m-Endo com a membrana filtrante deve ser incubada invertida a 35°C, na presença de O_2 ambiente e, preferencialmente, acondicionada em saco ou bandeja com papel toalha ou papel filtro úmido para evitar desidratação, em período de 24 horas.

RESULTADOS E INTERPRETAÇÕES

Resultados do crescimento da bactéria no meio de cultura líquido

Para realizar a leitura dos resultados dessa técnica deve-se observar os seguintes itens (Figura 6.6):

- *Distribuição de crescimento no meio de cultura*: pode ter crescimento uniformemente distribuído (nitidamente turvo); crescimento confinado à superfície do meio como uma espuma ou filme (película); ou crescimento acumulado como sedimento que pode ser granular ou viscoso.
- *Odor*: pode ser pútrido, aromático ou desprezível.

Registrar os resultados no quadro a seguir:

Itens analisados	Bactéria *E. coli*
Distribuição de crescimento	
Odor	

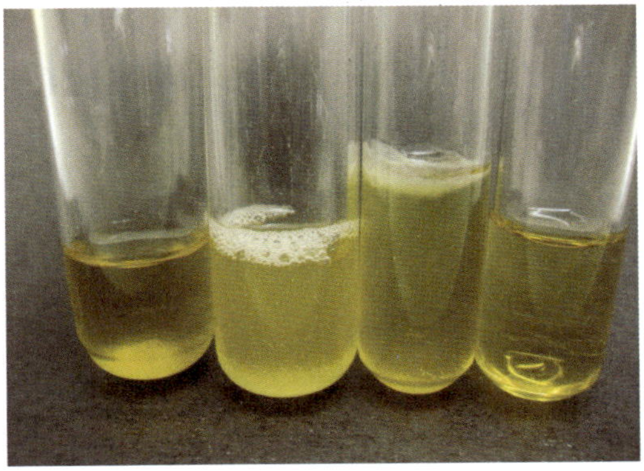

Figura 6.6 – Bactérias em meio de cultura líquido. Da esquerda para a direita: 1º tubo: crescimento de bactérias na forma de sedimento; 2º tubo: crescimento de bactérias apresentando turvação; 3º tubo: crescimento de bactérias apresentando turvação e película na superfície do meio de cultura; 4º tubo: contém meio estéril.

Interpretações

O meio líquido BHI utilizado nesse experimento é um meio de enriquecimento não seletivo, uma vez que tem uma grande concentração de nutrientes e não tem nenhuma substância seletiva; observa-se esse fato analisando sua composição, a qual está descrita no Capítulo 5. Os resultados puderam ser verificados pelo fato de esse meio de cultura ser rico em nutrientes.

Meio de enriquecimento não seletivo é utilizado para isolar micro-organismos fastidiosos, entre eles os patogênicos em humanos.

Resultados do crescimento da bactéria em meio de ágar inclinado

Para avaliar a leitura dos resultados dessa técnica deve-se observar os seguintes itens (Figura 6.7):

- *Consistência da massa de crescimento*: pode ser cremosa ou de consistência semelhante à de manteiga, facilmente removível com a alça em anel ou agulha; viscosa ou mucoide; e seca.
- *Cromogênese ou pigmentação*: pode ser opaca, translúcida ou com pigmento.

Registrar os resultados no quadro a seguir:

Itens analisados	**Bactéria *S. aureus***
Consistência da massa de crescimento	
Cromogênese	

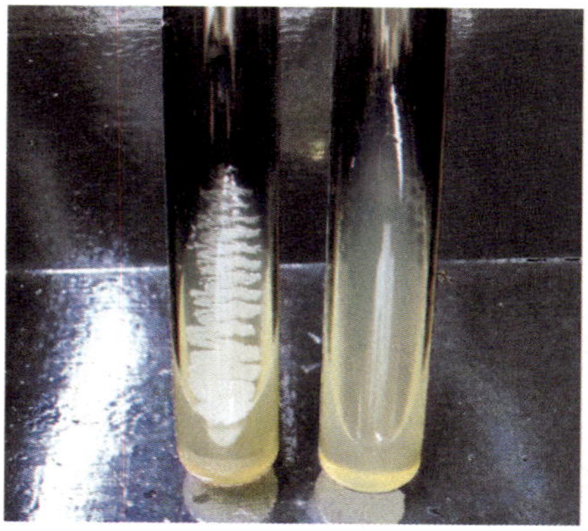

Figura 6.7 – Bactérias em meio de cultura sólido inclinado. Da esquerda para a direita: 1º tubo: contém meio de cultura com colônias de bactérias de consistência cremosa e pigmento branco-amarelado; 2º tubo: contém meio de cultura estéril, ausência de bactérias.

Interpretações

O meio de ágar inclinado (NA) utilizado nesse experimento é de manutenção, e, analisando-se sua composição descrita no Capítulo 5, pode-se verificar que é um meio de cultura pobre em nutrientes; desse modo, obtiveram-se os resultados observados.

Resultados do crescimento da bactéria em meio sólido em tubo – picagem profunda

O modo de se observar um resultado quando se utiliza essa técnica é o seguinte (Figura 6.8):

- *Resultado positivo*: há crescimento por todo o meio de cultura, bactérias móveis.
- *Resultado negativo*: há crescimento somente no local da inoculação, bactérias imóveis.

Registrar o resultado no quadro a seguir:

Itens analisados	**Bactéria *Proteus* sp.**
Resultado negativo	
Resultado positivo	

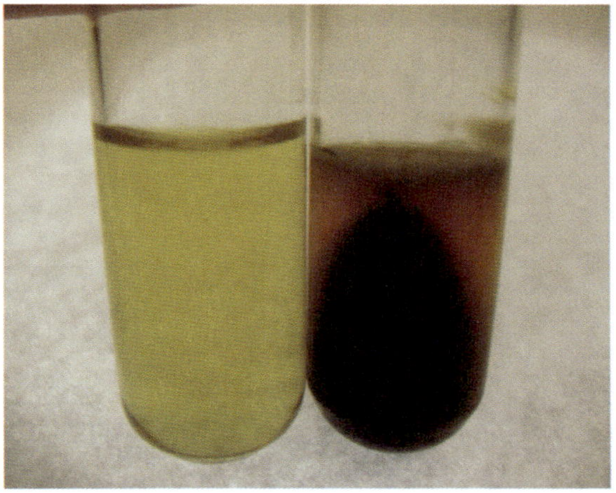

Figura 6.8 – Meio de cultura semissólido – técnica de picagem profunda. Da esquerda para a direita: 1º tubo: contém meio de cultura estéril, ausência de bactérias; 2º tubo: contém meio de cultura com bactérias móveis.

Interpretações

O meio de cultura utilizado foi o SIM, o qual contém uma quantidade menor de ágar, permitindo a locomoção de bactérias.

Resultados do crescimento da bactéria em meio de cultura sólido em placa – técnica de esgotamento

Quando há desenvolvimento de colônias isoladas na superfície do meio, considera-se o isolamento correto. Nesse método, verificam-se as características de colônias quanto aos seguintes aspectos (Figuras 6.9 a 6.11):

- *Tamanho*: o tamanho das colônias varia desde dimensões muito pequenas (puntiformes), com apenas uma fração de milímetros de diâmetro, até colônias muito grandes, com 5 a 10 mm de diâmetro. Outras bactérias (p. ex., *Proteus* sp.) espalham-se sobre toda a superfície do ágar.
- *Bordas*: a periferia das colônias bacterianas forma muitos desenhos diferentes, dependendo da espécie. Podem ser inteiros, ondulados, lobulados, denticulados ou franjados.
- *Elevação*: chatas, espraiadas, convexas (baixa e alta), umbilicada, centro saliente.
- *Cromogênese ou pigmentação*: semelhantemente ao que foi descrito no item anterior sobre pigmentação.
- *Forma*: as colônias podem ser circulares, irregulares ou rizoides.
- *Consistência da massa de crescimento*: semelhantemente ao que foi descrito no item anterior sobre consistência da massa de crescimento.

Registrar os resultados no quadro a seguir:

Características das colônias	Ágar sangue		Mac Conkey	
	S. aureus	*S. epidermidis*	*E. coli*	*Proteus* sp.
Tamanho				
Bordas				
Elevação				
Cromogênese				
Forma				
Consistência				

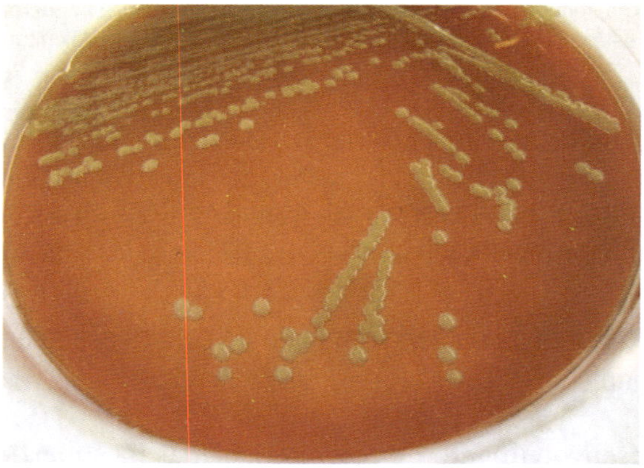

Figura 6.9 – Bactéria em meio de cultura sólido em placa ágar sangue (técnica de esgotamento).

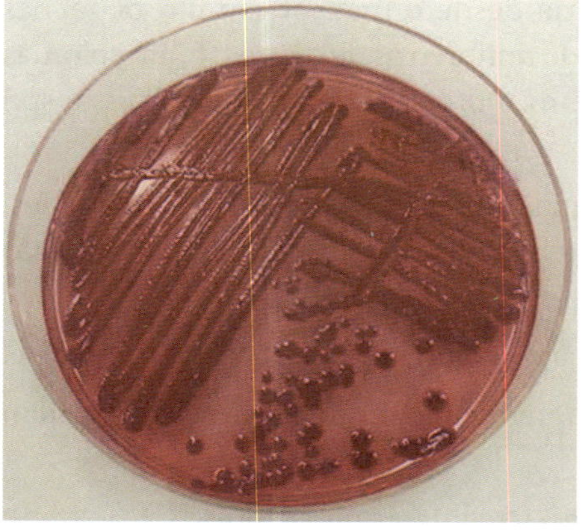

Figura 6.10 – Bactéria do gênero *Proteus* sp. inoculada em meio de cultura sólido em placa Mac Conkey (técnica de esgotamento).

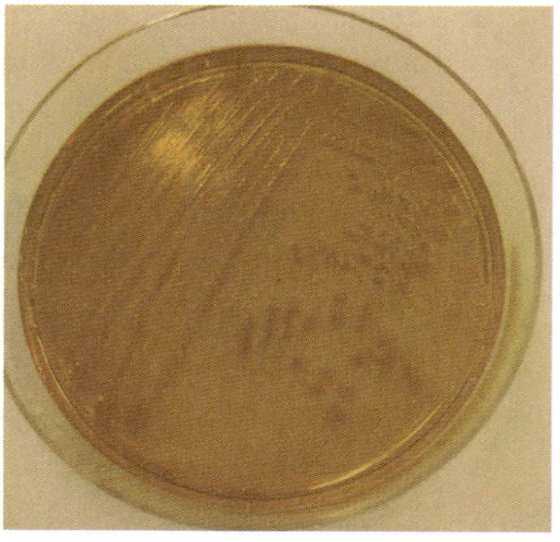

Figura 6.11 – Bactéria do gênero *E. coli* inoculada em meio de cultura sólido em placa Mac Conkey (técnica de esgotamento).

Interpretações

Como se pode observar, cada espécie de bactéria contém uma colônia que a caracteriza.

O meio de cultura utilizado Mac Conckey (MC) é seletivo diferenciador, cuja composição foi descrita no Capítulo 5. O ágar sangue (AS) é caracterizado como enriquecedor diferenciador em virtude da composição descrita a seguir:

- *Meio ágar sangue (AS)*:

  Extrato de carne .... 10 g
  Peptona neutralizada .... 10 g
  Cloreto de sódio .... 5 g
  Ágar .... 15 g
  Sangue total 7%
  Água destilada .... 1.000 mL

O meio MC é seletivo para bactérias Gram-negativas porque contém sais de bile e cristal violeta, que interferem no metabolismo das bactérias Gram-positivas. É também diferenciador em virtude da presença de lactose na sua composição, que diferencia as bactérias que fermentam a lactose das que não a fermentam. Esse meio tem como indicador de pH o vermelho neutro, cuja viragem a pH ácido é rosa e pH alcalino é amarelado. Se as bactérias semeadas fermentarem a lactose e liberarem ácido, suas colônias ficarão rosa ou, se não fermentarem, ficarão amareladas.

O meio AS é enriquecedor porque é rico em nutrientes. É também diferenciador porque algumas bactérias podem hemolisar totalmente as hemácias ao redor das colônias (beta-hemólise), hemolisar parcialmente (alfa-hemólise) ou, ainda, não hemolisar (gama-hemólise).

Observar as placas de MC semeadas com *E. coli* e *Proteus* sp., e as placas de AS semeadas com S. *aureus* e *S. epidermidis* (Figuras 6.12 a 6.14).

Registrar os resultados no quadro a seguir:

Bactérias	MC			AS	
	Crescimento (+ ou –)	Cor da colônia	Fermentação da lactose (+ ou –)	Crescimento (+ ou –)	Tipo de hemólise
E. coli					
Proteus sp.					
S. aureus					
S. epidermidis					

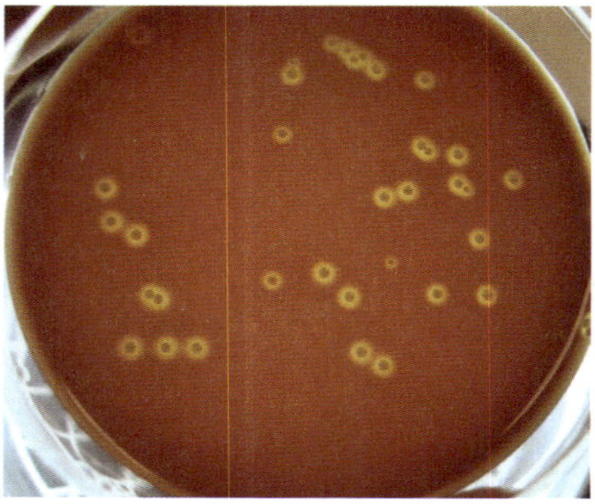

Figura 6.12 – Bactéria *S. aureus* inoculada em meio de cultura sólido em placa ágar sangue – beta-hemólise.

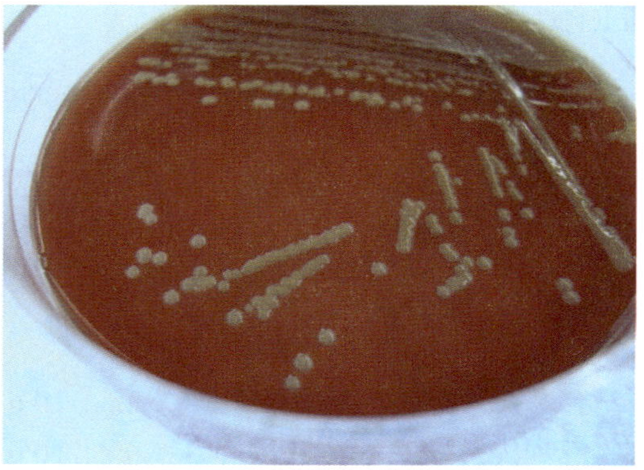

Figura 6.13 – Bactéria em meio de cultura sólido em placa ágar sangue – gama-hemólise.

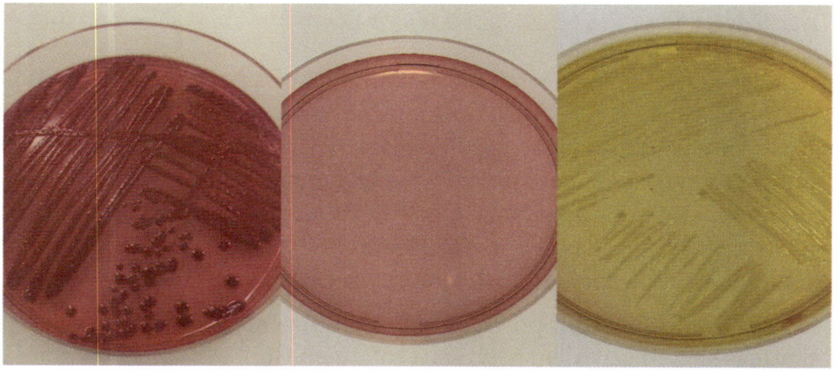

Figura 6.14 – Bactéria em meio de cultura sólido em placa Mac Conkey. Bactéria Gram-negativa fermentadora da lactose (rosa), bactéria Gram-negativa não fermentadora da lactose (amarelada) e placa com meio de cultura estéril.

Resultados do crescimento da bactéria em meio de cultura sólido em placa – técnica *pour-plate*

Para o estudo quantitativo, deve-se realizar a contagem de colônias escolhendo a placa que contenha entre 30 e 300 colônias. Para melhor visualização das colônias, deve-se proceder à contagem das colônias em aparelho. Em seguida, deve-se realizar o cálculo do número de unidades formadoras de colônias/mL (**UFC/mL**) (Figuras 6.15 e 6.16):

$$\frac{\text{N}^{\underline{o}} \text{ de colônias contadas na placa}}{\text{Diluição da amostra}} = \textbf{UFC/mL.}$$

Diluição analisada	Resultado obtido

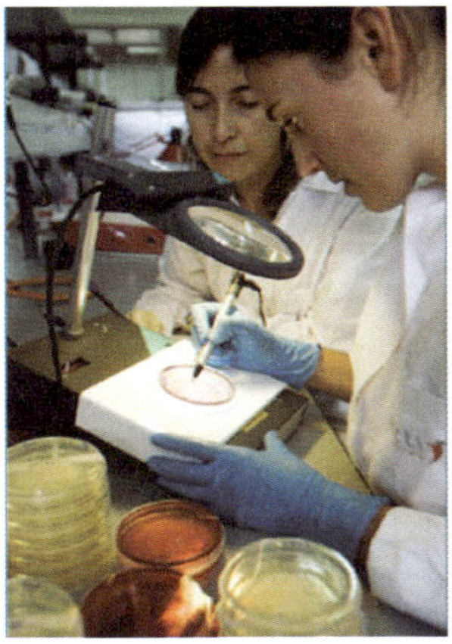

Figura 6.15 – Contagem de unidade formadora de colônia – UFC – em aparelho de contagem. Fonte: Black *et al.*, 2021.

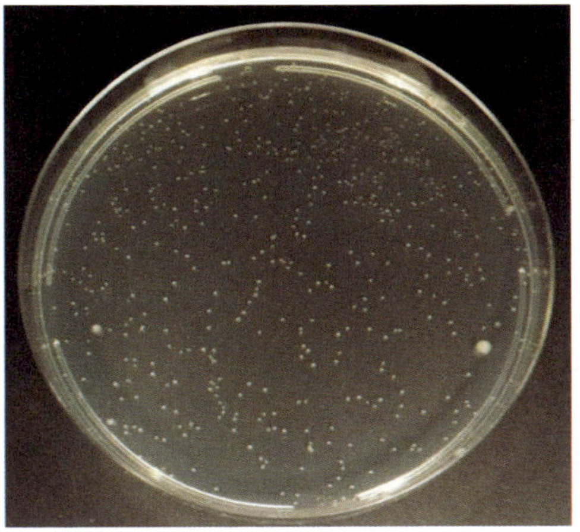

Figura 6.16 – Bactéria *E. coli* inoculada pela técnica *pour-plate*.

Interpretações

No resultado foi colocada a expressão "unidades formadoras de colônia por mL" e não "número de bactérias por mL", pois sabe-se que cada célula bacteriana formará uma colônia, porque se as células tiverem tendência para formar agregados (como estafilococos ou estreptococos), as contagens resultantes serão mais baixas do que o número de células individuais, já que cada um dos agregados produzirá apenas uma colônia.

Resultados do crescimento da bactéria em meio de cultura sólido em placa – Petrifilm para contagem de aeróbios

As placas Petrifilm AC podem ser contadas em um contador de colônias comum ou com qualquer outra fonte de ampliação. A área de crescimento circular é de aproximadamente 20 cm^2. Em placas que contenham mais de 250 colônias, as contagens podem ser estimadas contando-se o número de colônias em um ou mais quadrados representativos e determinando-se o número médio por quadrado. Deve-se multiplicar o número médio por 20 para determinar a contagem total por placa. Contar todas as colônias vermelhas, as quais tiveram reação bioquímica com o indicador tetrazólico (Figuras 6.17 e 6.18).

Observação:

- Altas concentrações de colônias nas placas farão com que toda a área de crescimento fique vermelha ou rosa. Ocasionalmente, em placas muito cheias de colônias, o centro poderá não conter colônias visíveis, porém colônias pequenas poderão ser vistas nas bordas. Quando isso ocorrer, é necessário diluir mais a amostra para se obter uma contagem mais precisa.

- Alguns micro-organismos poderão liquefazer o gel que, ao se espalhar, impedirá a visualização da presença de outras colônias. Nesse caso, deverá ser feita uma contagem estimada das colônias em áreas não afetadas.
- As colônias podem ser isoladas para identificação futura. Levante o filme superior e retire a colônia do gel. Utilize testes padrão de identificação. Uma vez terminada a incubação, as placas Petrifilm podem ser congeladas a temperaturas ≥ −15°C para armazenamento, por até uma semana, para contagem posterior. Isto só é recomendável caso as placas não possam ser enumeradas imediatamente após a incubação.

Diluição analisada	Resultado obtido

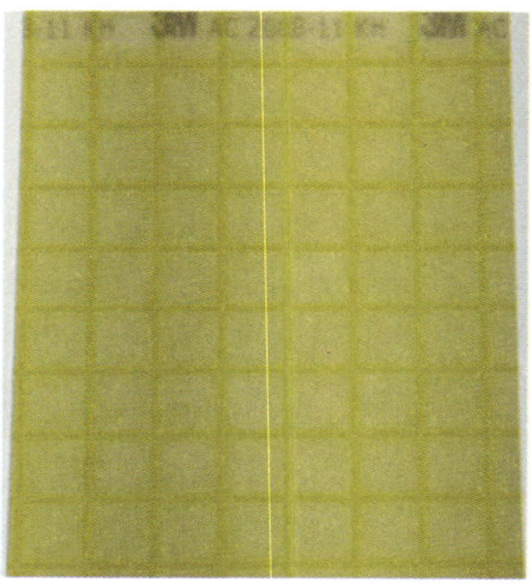

Figura 6.17 – Petrifilm sem inoculação de bactéria.

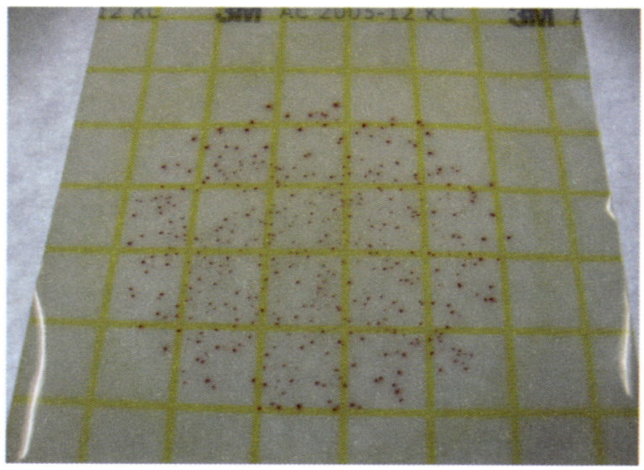

Figura 6.18 – Bactéria *E. coli* inoculada em Petrifilm.

Interpretações

Esse método permite uma contagem rápida e precisa das colônias, fornece resultado consistente e de fácil leitura, reduzindo as chances de erro, comuns nos métodos convencionais de plaqueamento. A presença do indicador tetrazólico, o qual deixa as colônias vermelhas, facilita a contagem. É indicado para contagem de bactérias em alimentos; no entanto, não deve ser utilizado para contagem de alimentos pasteurizados e diagnóstico de amostras clínicas de animais e seres humanos.

Resultados do crescimento da bactéria em meio de cultura sólido em placa – membrana filtrante

Para o estudo quantitativo, deve-se realizar a contagem de colônias em placa que contenha entre 20 a 200 colônias. Para melhor visualização das colônias deve-se proceder à contagem das colônia em aparelho (Figura 6.19).

Seguir as orientações a seguir para contagem e cálculo do número de UFC/mL:

- Se o número de colônias por quadrícula da membrana for menor ou igual a 2, contar todas as colônias presentes e dividir pelo volume filtrado, para obter o número de UFC/mL.
- Se o número de colônias por quadrícula estiver na faixa de 3 a 10, contar 10 quadrículas e tirar a média por quadrícula. Multiplicar esse valor por 100 e dividir pelo volume filtrado, para obter o número de UFC/mL da mesma forma.
- Se o número de colônias por quadrícula for maior que 20, expressar o resultado como maior do que 2.000 dividido pelo volume filtrado.

Diluição analisada	Resultado obtido

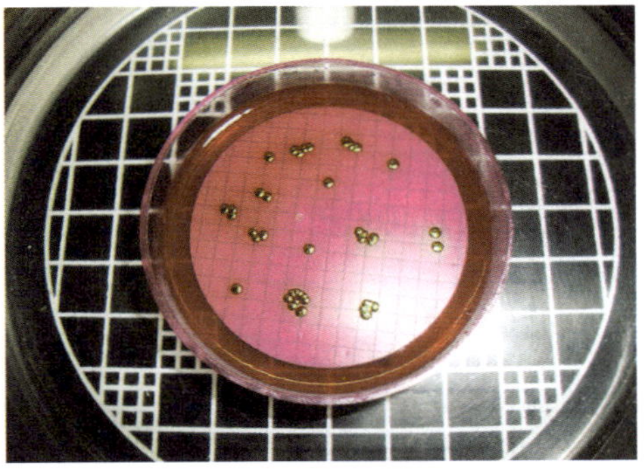

Figura 6.19 – Resultado da técnica de cultivo em placa – membrana filtrante.

Interpretações

Esse método permite uma contagem rápida e precisa das colônias, mesmo quando a amostra contém pequena quantidade de micro-organismo. É indicado para contagem de bactérias em água, sendo mais rápida que as técnicas convencionais.

REVISÃO DO CAPÍTULO

Questões a serem exploradas

1. Foram discutidos nesse capítulo três métodos para quantificar crescimento microbiano. Faça uma pesquisa mostrando a comparação entre as técnicas de contagem convencional (*pour-plate*) e as de membrana filtrante e Petrifilm.
2. De uma lesão de um animal foi isolada a bactéria *S. aureus* em meio de cultura ágar sangue. Como é o crescimento dessa bactéria no ágar sangue?

3. Como uma simples célula bacteriana invisível a olho nu origina uma colônia visível em meio de cultura sólido? Com base nesse fato, descrever o princípio que norteia os métodos de contagem de bactérias viáveis em meios de cultura sólido.

4. Faça um *padlet* que mostre bacilos Gram-negativos que fermentam a lactose e que são encontrados como contaminantes da água.

5. Faça um quadro que descrimine o tipo de hemólise das diferentes bactérias Gram-positivas citadas a seguir:
   a. *S. pyogenes.*
   b. *S pneumoniae.*
   c. *S. epidermidis.*
   d. *B. cereus.*

TESTE SEU CONHECIMENTO COM QUESTÕES DE MÚLTIPLA ESCOLHA

Assinale a alternativa correta:

1. **Qual alternativa descreve características semelhantes dos meios de cultura Mac Conkey (MC) e ágar sangue (AS)? ( )**
   a. São meios de cultura sólidos e apresentam a característica de serem seletivos diferenciadores.
   b. São meios de cultura seletivos, porém não são diferenciadores.
   c. São meios de cultura utilizados para realizar contagem de colônias, portanto são enriquecedores.
   d. São meios de cultura sólidos, geralmente preparados em placa Petrifilm e são diferenciadores.

2. **Por meio da técnica de inoculação de bactérias por esgotamento é possível verificar as características de colônias. Pode-se afirmar que colônias são: ( )**
   a. Agrupamentos de bactérias com características de pigmentação distintas.
   b. Agrupamentos de bactérias de diferentes espécies, que predominantemente surgem na fase logarítmica de crescimento (log).
   c. Agrupamentos de bactérias da mesma espécie provenientes de sucessivas divisões binárias.
   d. Agrupamento de bactérias provenientes de culturas mistas que surgem na fase estacionária.

3. O crescimento de bactérias no meio de cultura líquido (BHI) pode ser analisado quanto a: ( )

a. Presença de odor que pode ser pútrido, desprezível ou aromático.

b. Presença de turvação ou película.

c. Presença de sedimento.

d. Todas as alternativas estão corretas.

4. A inoculação de bactérias no meio de ágar inclinado é indicado para analisar as seguintes características da cultura de bactérias: ( )

a. Consistência da massa de crescimento e presença de colônias.

b. Cromogênese e consistência da massa de crescimento.

c. Turbidez e pigmentação das colônias.

d. Mobilidade das bactérias e produção de odor.

5. O resultado do crescimento de bactérias utilizando Petrifilm tem como objetivo: ( )

a. Verificar a cromogênese das colônias para facilitar a seleção das diferentes colônias desenvolvidas no meio de cultura.

b. Identificar colônias de diferentes espécies, pois esta é uma técnica de seleção de bactérias.

c. Realizar a contagem de colônias de bactérias desenvolvidas no meio de cultura.

d. Há duas alternativas corretas.

7 Cultivo de Bactérias Anaeróbias e Verificação da Atmosfera de Crescimento

OBJETIVOS DE APRENDIZAGEM

1. Classificar as bactérias quanto à necessidade de oxigênio.
2. Verificar as exigências de diferentes tipos de bactérias com relacão à aeração.
3. Cultivar as bactérias anaeróbias em diferentes meios de cultura.

INTRODUÇÃO

As bactérias quanto à necessidade oxigênio (O_2) são classificadas em (Quadro 7.1):

- *Aeróbias obrigatórias* – crescem na presença de O_2 do ar e o utiliza em seu metabolismo (respiração aeróbia); nessa atividade metabólica as bactérias utilizam o O_2 como aceptor final de elétrons e de hidrogênio (H), formam água (H_2O) e pequena quantidade de radicais superóxidos (O_2^-), uma forma de O_2 altamente reativa e tóxica. Para neutralizá-lo, essas bactérias produzem a enzima superóxido dismutase, que converte o O_2^- em O_2 e em peróxido de hidrogênio (H_2O_2) tóxico; o H_2O_2 é convertido em H_2O e O_2 pela enzima catalase. Na presença de ferro (Fe^{3+}/Fe^{2+}) esses subprodutos do metabolismo aeróbio podem produzir radicais hidroxila ($OH^{\bullet}$), provavelmente a mais reativa.
- *Microaerófilas* – necessitam de concentração reduzida de O_2 (inferior à do ar) e o utiliza em seu metabolismo (respiração aeróbia); são *capnofílicas*, portanto têm afinidade pelo dióxido de carbono (CO_2). A tolerância limitada de O_2 ocorre em decorrência da sensibilidade aos O_2^- e peróxidos que são produzidos em concentrações letais sob condições altas de O_2.
- *Anaeróbias obrigatórias* – crescem somente na ausência de O_2 e não o utiliza em seu metabolismo (respiração anaeróbia/fermentação). Nessa atividade metabólica

as bactérias utilizam substâncias diferentes do O_2 como aceptor de elétrons e de H. Essas bactérias não são mortas pelo O_2, mas, sim, pelo radical O_2^-, como descrito anteriormente. A maioria dessas bactérias não contêm as enzimas que neutralizam as formas tóxicas do O_2 (superóxido dismutase e catalase).

- *Anaeróbias aerotolerantes* – toleram e crescem na presença de O_2, embora não o utilize em seu metabolismo (fermentação), pois não o utiliza como aceptor de elétrons e H. Algumas bactérias contêm a enzima superóxido dismutase, outras contêm sistema equivalente, que neutraliza as formas tóxicas de O_2, porém não apresentam a catalase.
- *Anaeróbias facultativas* – vivem em aerobiose ou anaerobiose, mas com maior crescimento na presença de O_2 e pode (respiração aeróbia) ou não (respiração anaeróbia/fermentação) utilizá-lo em seu metabolismo. Essas bactérias produzem as enzimas que neutralizam as formas tóxicas do O_2 (superóxido dismutase e catalase).

Quadro 7.1. Relações das bactérias com o oxigênio

Grupo	Relação com O_2	Tipo de metabolismo	Exemplos
Aeróbias obrigatórias	Exigido	Respiração aeróbia	*Pseudomonas* sp.
Microaerófilas	Exigido, em níveis inferiores ao do ar	Respiração aeróbia	*Campylobacter* sp.
Anaeróbias obrigatórias	Incapazes de utilizar o O_2	Fermentação ou respiração anaeróbia	*Clostridium* sp.
Anaeróbias aerotolerantes	Não exigido, toleram e crescem na presença de O_2	Fermentação	*S. pyogenes*
Anaeróbias facultativas	Não exigido, mas com melhor crescimento em O_2	Respiração aeróbia, respiração anaeróbia, fermentação	*E. coli*

Fonte: Barbosa; Gomes; Torres, 2018; Madigan *et al.*, 2016; Tortora *et al.*, 2017.

Cultivo de bactérias anaeróbias

Para o cultivo de bactérias anaeróbias obrigatórias todo O_2 precisa ser removido e mantido fora do meio de cultura. Desse modo, é necessário meio de cultura especial, com composto químico, denominado agente redutor, o qual interage com O_2, reduzindo-o a H_2O. Por exemplo, tioglicolato de sódio (THIO).

As culturas de bactérias anaeróbias podem ser manipuladas de diferentes maneiras:

- *Câmara anaeróbia*: O ambiente interno é livre de O_2, preenchido com gases inertes, geralmente cerca de 85% N_2, 10% H_2 e 5% CO_2, e equipada com um sistema de transferência para a introdução e a retirada de culturas e materiais. O operador trabalha pela entrada dos braços utilizando luvas herméticas, as quais se estendem para o interior da capela quando em uso (Figura 7.1).

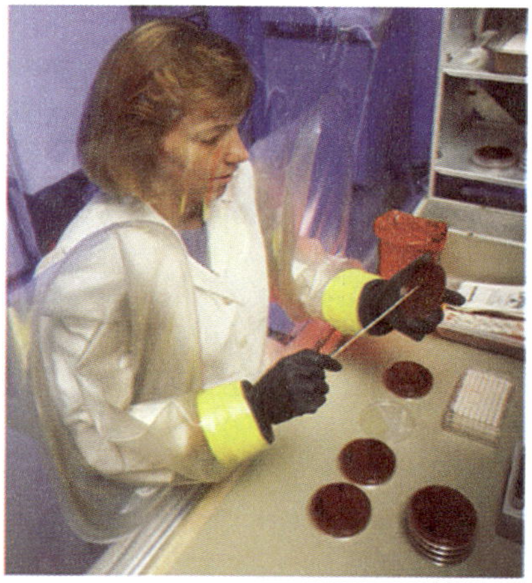

Figura 7.1 – Câmara anaeróbia. Fonte: Black *et al.*, 2021.

- *Jarra de anaerobiose*: geralmente é para cultivo de bactérias em placa na qual o O_2 é retirado quimicamente após as placas serem introduzidas e a jarra selada (Figura 7.2).

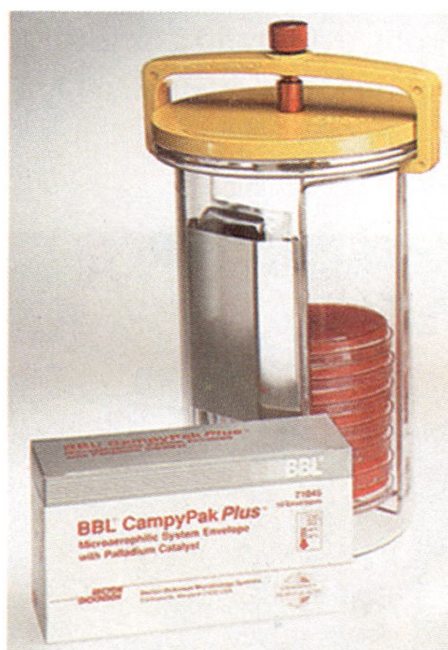

Figura 7.2 – Jarra de anaerobiose. Fonte: Black *et al.*, 2021.

Para remover O_2, em alguns sistemas, é necessário que a água seja adicionada em uma embalagem que contém bicarbonato de sódio e boroidreto de sódio, os quais produzem H e CO_2 (em torno de 4% a 10%) e removem o O_2 da jarra por sua combinação, na presença de um catalizador de paládio, com H para formar água. Na jarra há também um indicador de anaerobiose, azul de metileno, que tem a coloração azul quando oxidado, tornando-se incolor quando o O_2 é removido.

A PROBAC do Brasil produz o gerador Anaerobac, o qual contém um sistema semelhante a este para a remoção de O_2 por reação de oxidorredução, diminuindo o O_2 em taxas abaixo de 3% e aumentado a concentração de CO_2 entre 4% a 10% (Figura 7.3).

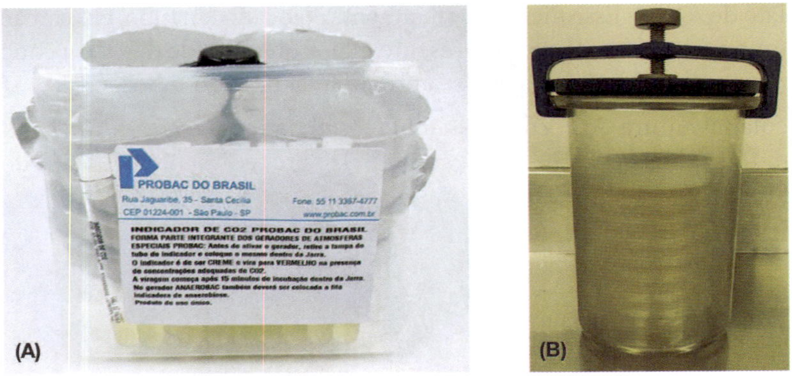

Figura 7.3 – (**A**) Gerador Anaerobac. (**B**) Jarra de anaerobiose com gerador Anaerobac. Fonte: PROBAC do Brasil. Acesso em: 2022.

Em outros sistemas a embalagem de compostos químicos (o ingrediente ativo é o ácido ascórbico) é aberta para a sua exposição ao O_2 atmosférico da jarra. Não é necessário o uso de catalizador ou de água. A atmosfera nas jarras em geral tem menos que 5% de O_2, cerca de 18% de CO_2 e nenhum H.

Em um sistema desenvolvido recentemente, cada placa de Petri OxyPlates™ transforma-se em uma câmara anaeróbica. O meio de cultura na placa contém uma enzima, a oxirase, que combina o O_2 com o H, removendo o O_2 à medida que a água é formada (Figura 7.4).

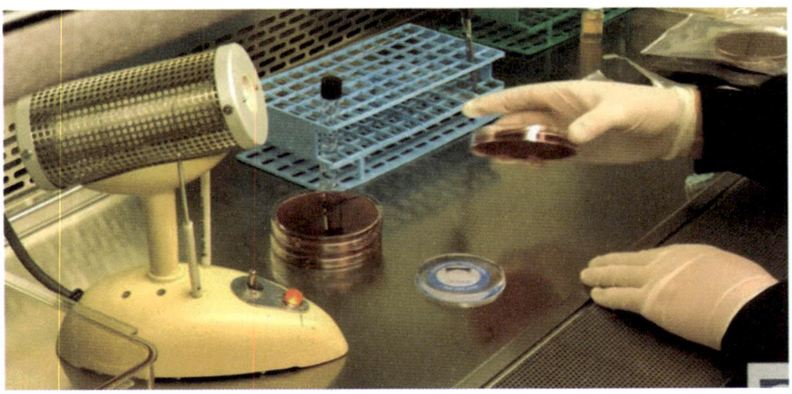

Figura 7.4 – OxyPlates™. Fonte: https://www.oxyrase.com/products/microbiological-products/oxyplatestm. Acesso em: 30 set. 2022.

MÉTODOS

Investigação da atmosfera de crescimento

Para verificar as diferentes exigências com relação ao oxigênio será utilizado o meio de cultura THIO, que é enriquecido e contém uma substância redutora de O_2

(tioglicolato de sódio). Esse meio é normalmente colocado em tubo, em camada alta, de maneira que a superfície do meio apresente maior quantidade de O_2 e a concentração desse vá decrescendo à medida que se aproxima da base do tubo.

Inocular a cultura de *E. coli, Pseudomonas aeruginosa* e *C. perfringens* separadamente em três tubos de THIO. Utilizar para esse procedimento a técnica descrita no Capítulo 6. Incubar a 35°C por 24 horas.

■ *Composição do meio de cultura tioglicolato de sódio (THIO)*

Peptona de caseína .... 15 g
Extrato de levedura .... 5 g
Glicose .... 5,5 g
Cisteína .... 0,5 g
Cloreto de sódio .... 2,5 g
Thioglicolato de sódio .... 0,5 g
Ágar .... 0,75 g

Função: meio de cultura enriquecedor não seletivo/diferenciador

Esse meio, também chamado de redutor, em virtude da presença do THIO, que se combina com o O_2 e o elimina, impede que se exerça efeito tóxico sobre os anaeróbios. Tem características de ser enriquecedor, em decorrência da ausência de substâncias seletivas, e diferenciador, porque quando se observa o local de crescimento das bactérias, essas serão caracterizadas de aeróbia, anaeróbia facultativa, microaerófila e anaeróbia obrigatória.

Cultivo de bactérias anaeróbias em jarra de anaerobiose (Anaerobac)

Inocular cultura de *C. perfringens* em placa com meio ágar Shahidi Ferguson Perfringens (SFP) pela técnica de esgotamento, conforme descrito no Capítulo 6. Em seguida, recobrir a cultura com uma camada de meio de cultura (inoculação em camadas), esperar solidificar e colocar as placas inoculadas no interior da jarra de anaerobiose. Deixar um espaço de, pelo menos, 5 cm entre a última placa e a tampa da jarra. Destacar o papel de alumínio que cobre a fita indicadora colocada na lateral do Anaerobac, a qual deve apresentar cor azul.

Distribuir, lentamente, 20 mL de água destilada sobre toda a superfície absorvente do disco; não se deve molhar a fita indicadora. Colocar o disco sobre a última placa da jarra com a superfície úmida para cima. Fechar a jarra e colocar na estufa a 35°C por 24 horas.

Material complementar

Vídeo 7.1 Cultivo de bactérias anaeróbias em jarra de anaerobiose (Anerobac).		Escaneie o QR-CODE ou clique nele para aprender a realizar a técnica.

- *Composição do meio Shahidi Ferguson Perfringens (SFP)*

Peptona de proteose .... 7,5 g
Peptona de soja .... 50 g
Extrato de levedura .... 50 g
Bissulfito de sódio .... 10 g
Citrato férrico amoniacal .... 10 g
Ágar .... 20 g
Digerido pancreático de caseína .... 7,5 g

Função: meio de cultura enriquecedor não seletivo/diferenciador. A característica diferencial é a presença de ferro e sulfito, pois *Clostridium perfringens* reduz o sulfito a sulfeto, o qual reage com o ferro ocorrendo a precipitação em sulfeto ferroso, que altera a coloração das colônias para negro.

RESULTADOS E INTERPRETAÇÕES

Resultados da investigação da atmosfera de crescimento

Para realizar a leitura dos resultados desse experimento, deve-se observar se houve crescimento, conforme descrito a seguir:

a. Crescimento em todo o interior do meio – bactéria anaeróbia facultativa.
b. Crescimento na parte superior do meio – bactéria aeróbia obrigatória.
c. Crescimento na parte inferior – bactéria anaeróbia obrigatória.
d. Crescimento na região equatorial – bactéria microaerófila.

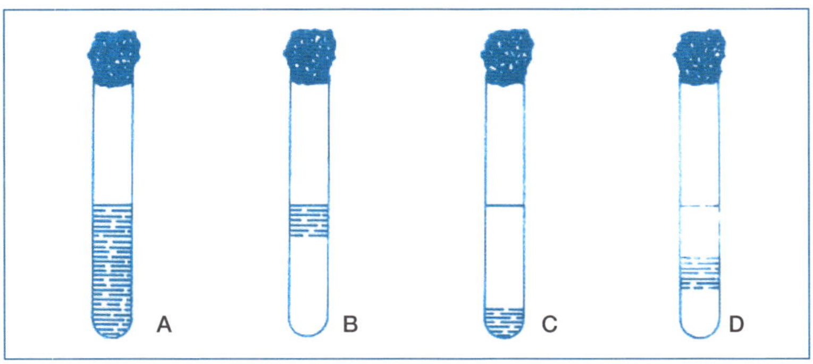

Observar em cada tubo de THIO inoculado o local de crescimento das respectivas bactérias *E. coli, Pseudomonas aeruginosa* e *C. perfringens* (Figura 7.5). Registrar os resultados no quadro a seguir:

Bactéria	Local de crescimento no meio de cultura thioglicolato de sódio	Classificação das bactérias em relação à exigência de oxigênio
E. coli		
Pseudomonas aeruginosa		
C. perfringens		

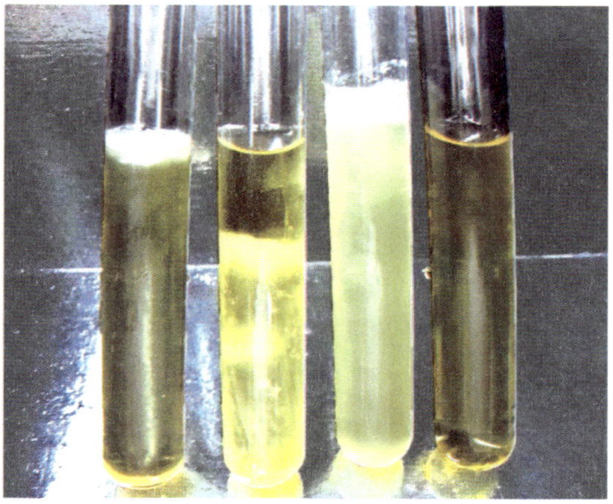

Figura 7.5 – Bactérias em meio de cultura thioglicolato de sódio. Da esquerda para a direita: 1º tubo: crescimento de bactérias na superfície – aeróbia obrigatória; 2º tubo: crescimento de bactérias parte inferior – anaeróbia obrigatória; 3º tubo: crescimento de bactérias em todo o interior do meio de cultura – anaeróbia facultativa; 4º tubo: contém meio de cultura estéril.

Interpretações

Visualiza-se que cada tipo de bactéria desenvolveu-se em uma região do meio de cultura THIO em virtude da concentração de O_2 existente. Portanto, a cepa de *E. coli* cresceu em toda extensão, pois é anaeróbia facultativa; o *C. perfringens* cresceu na parte inferior pelo fato de ser anaeróbia obrigatória; e *P. aeruginosa* teve crescimento na parte superior do meio, pois é aeróbia obrigatória.

Resultados do cultivo de bactérias anaeróbias em jarra de anaerobiose (Anaerobac)

Quando há crescimento de colônias isoladas na superfície do meio SFP considera-se o isolamento correto.

É possível observar que as colônias de *C. perfringens* são de coloração negra porque utilizaram o bissulfito de sódio e citrato férrico amoniacal como indicadores de redução de sulfito.

Interpretações

Observa-se crescimento de *C. perfringens* no meio de cultura SFP em virtude das características da composição deste e também pelo fato de a placa inoculada ter sido colocada em jarra de anaerobiose, onde se manteve ausência de O_2 em todo intervalo de incubação, caracterizando, assim, bactéria anaeróbia obrigatória (Figura 7.6).

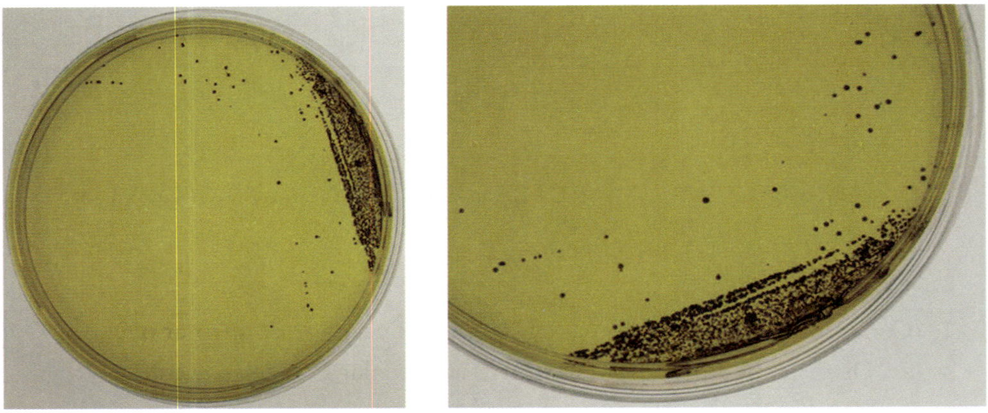

Figura 7.6 – Bactérias em meio de cultura Shahidi Ferguson Perfringens (SFP).

REVISÃO DO CAPÍTULO

Questões a serem exploradas

1. Uma senhora relatou que sofreu uma lesão perfurante no dedo do pé enquanto caminhava no jardim. Ela limpou a ferida, mas não procurou atendimento médico. Uma semana depois do incidente ela era incapaz de abrir a boca, em virtude de espasmos musculares. Supondo que seja suspeita de tétano, como se pode confirmar, laboratorialmente, a presença da bactéria *Clostridium tetani*?
2. Faça um quadro que contenha os fatores de virulência associados às diferentes espécies do gênero *Clostridium* sp.
3. No experimento, você diferenciou o comportamento das três bactérias *E. coli, Pseudomonas aeruginosa* e *C. perfringens* quanto às condições de crescimento na presença de O_2. Relacione o comportamento delas quanto á capacidade de causar infecção hospitalar, contaminação de carne bovina e contaminação de águas marinhas.

4. Das bactérias cultivadas, cite as que apresentam endósporos bacterianos, as que são Gram-positivas e as Gram-negativas?

5. As tentativas de eliminar *Pseudomonas* sp. de ambientes hospitalares na maioria das vezes são inúteis, em decorrência da presença ubíqua desses organismos em suprimentos hídricos. Faça uma relação de materiais/equipamentos em que pode ser realizada coleta de amostras para identificar essa bactéria.

TESTE SEU CONHECIMENTO COM QUESTÕES DE MÚLTIPLA ESCOLHA

Assinale a alternativa correta:

1. **Com relação ao cultivo de bactérias anaeróbias pode-se afirmar que: ( )**
   a. Os meios redutores removem o O_2 molecular que poderia interferir no crescimento delas no meio.
   b. O meio de cultura THIO é um meio seletivo diferenciador indicado para cultivo destas.
   c. O meio SFP é um meio indicado para verificar a capacidade de a bactéria reduzir o sulfito a sulfeto em ambiente anaeróbio.
   d. Existe dois itens corretos.

2. **Considere que você inoculou 100 células anaeróbicas facultativas em um ágar nutriente e incubou a placa aerobicamente. Em seguida, inoculou 100 células da mesma espécie em outro ágar nutriente e incubou anaerobicamente. Após incubação de 24 horas a 35ºC deverá ocorrer o aparecimento de: ( )**
   a. Mais colônias na placa que foi incubada na presença de O_2.
   b. Mais colônias na placa que foi incubada na aunsência de O_2.
   c. O mesmo número de colônias em ambas as placas.
   d. Ausência de colônias na placa que foi incubada na presença de O_2.

3. **As bactérias anaeróbias obrigatórias são aquelas que podem ser danificadas pelo O_2 em virtude da: ( )**
   a. Presença das enzimas superóxido-dismutase e peroxidase.
   b. Ausência das enzimas catalase e peroxidase.
   c. Na presença de O_2 formam alguns O_2^-, que são tóxicos para os componentes celulares.
   d. Há dois itens corretos.

4. Na jarra de anaerobiose, há como componente, a presença do indicador azul de metileno, cuja função é: ( )

a. Indicar a presença de O_2 no interior da jarra quando se torna incolor.

b. Indicar a presença de H no interior da jarra quando adquire a cor azul.

c. Indicar ausência de O_2 quando permanece com a cor azul.

d. Indicar a ausência de O_2 quando se torna incolor.

5. Quanto à relação das bactérias com o O_2 podemos afirmar que: ( )

a. Microaerófilas exigem O_2, em nível inferior ao do ar e realizam respiração anaeróbia.

b. Anaeróbias aerotolerantes não exigem O_2, toleram e crescem na presença de O_2 e realizam fermentação.

c. Anaeróbias obrigatórias são incapazes de utilizar oxigênio e realizam fermentação ou respiração anaeróbia.

d. Há duas alternativas corretas.

8 Investigação da Atividade Metabólica de Bactérias

OBJETIVOS DE APRENDIZAGEM

1. Verificar as enzimas bacterianas relacionadas com o metabolismo de carboidratos.
2. Verificar as enzimas bacterianas relacionadas com o metabolismo proteico.
3. Descrever alterações produzidas nos meios de cultura pelas bactérias decorrentes do seu metabolismo.
4. Relacionar o equipamento enzimático das bactérias com a identificação da sua espécie.
5. Descrever os princípios dos testes bioquímicos utilizados.

INTRODUÇÃO

Metabolismo é o conjunto de reações bioquímicas interconectadas de um ser vivo; se considerarmos, também, as funções das reações celulares, essas reações têm funções específicas (biossíntese – anabolismo e degradação – catabolismo) e funções mais gerais (obtenção, armazenamento e utilização de energia). *Anabolismo* é o conjunto de reações enzimáticas que necessitam de energia para sintetizar moléculas complexas a partir de moléculas mais simples; é necessário para o crescimento, a reprodução e o reparo das estruturas celulares. *Catabolismo* é o conjunto de reações enzimáticas que liberam energia por meio de quebra de moléculas complexas em moléculas mais simples, que podem ser reutilizadas para a biossíntese; fornece ao organismo a energia necessária para os processos vitais, incluindo o movimento, o transporte e a síntese de moléculas complexas.

É importante compreender que uma via metabólica da célula (sequências de reações químicas) é realizada por enzimas, que são determinadas pelas características genéticas da célula.

As bactérias são os organismos mais versáteis conhecidos e apresentam ampla diversidade metabólica em razão da variedade de estratégias adotadas para obtenção de ATP, NADPH e 13 precursores para a biossíntese que são obtidos por vias diferentes.

O ATP pode ser obtido:

- Por oxidação de compostos orgânicos – processo usado por bactérias quimiorganotróficas.
- Por oxidação de compostos inorgânicos – processo usado por bactérias quimiolitotróficas.
- A partir de energia luminosa sem produção de oxigênio – processo usado por bactérias fototróficas (anoxigênicas).
- A partir de energia luminosa com produção de oxigênio – processo usado por bactérias fototróficas (oxigênicas).

A redução do $NADP^+$ a NADPH pode ocorrer em vias de oxidação da glicose ou por via de transporte de elétrons.

Os esqueletos carbônicos dos 13 precursores podem provir de compostos orgânicos, caracterizando as *bactérias heterotróficas*, ou do CO_2, definindo-as como *bactérias autotróficas*.

Todas as bactérias produzem alterações nos meios em que se desenvolvem, decorrentes das atividades metabólicas. Na grande maioria, essas transformações ocorrem em função da ação de enzimas que as bactérias elaboram. Cada bactéria apresenta um sistema enzimático específico (*perfil bioquímico*), resultando daí propriedades bioquímicas diversas, utilizáveis, na prática, em sua caracterização. Em microbiologia, as *provas bioquímicas* consistem na verificação das transformações químicas que ocorrem em um substrato pela ação de uma determinada bactéria. Elas são utilizadas como recurso auxiliar valioso na identificação dos gêneros e das espécies microbianas.

Bactérias heterotróficas quimiorganotróficas serão utilizadas nas provas bioquímicas realizadas neste capítulo. Os substratos que podem ser catabolizados por essas bactérias podem ser substâncias orgânicas diversas: carboidratos, proteínas, ácidos graxos etc.

A glicose é o composto disponível de maior quantidade na natureza. Esse carboidrato é apresentado como a fonte universal de carbono, sendo o metabolismo central dos organismos heterotróficos, como conjunto de reações que levam a oxidação da glicose ao CO_2.

As vias metabólicas de bactérias heterotróficas para obtenção de 13 percursores, de ATP e de NADPH considerarão sempre a glicose como exemplo de matéria orgânica, sem que isso signifique ser a única alternativa metabólica para as células. As vias de catabolismo de carboidratos até ácido pirúvico realizadas por bactérias estão descritas a seguir.

- *Via de Embden-Meyerhof-Parnas (Glicólise)*: é a via mais comum de degradação da glicose; outros monossacarídeos, como frutose, também são oxidados por essa via. A glicólise é uma via de oxidação de glicose a piruvato, que pode ocorrer na presença ou na ausência de O_2, capaz de conservar uma parte da energia derivada dessa transformação na forma de ATP. Por exemplo, *E. coli* (Figura 8.1).

Equação:

$$\text{Glicose} + 2\text{ADP} + 2\text{Pi} + 2\text{NAD}^+ \rightarrow 2\ \text{Piruvato} + 2\text{H}_2\text{O} + 2\text{NADH} + 2\text{H}^+ + 2\text{ATP}.$$

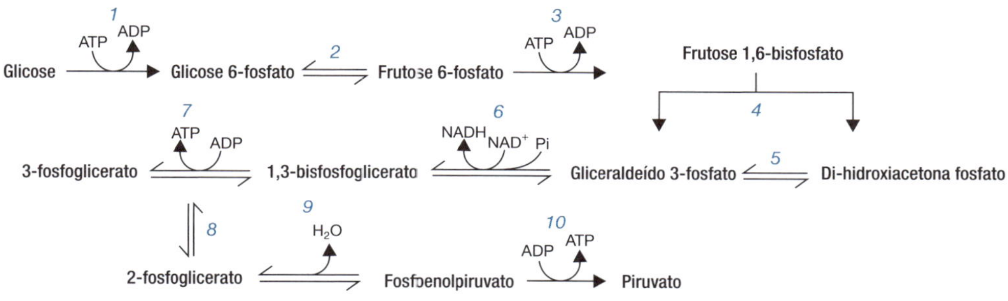

Figura 8.1 – Via de Embden-Meyerhof-Parnas. Fonte: Barbosa; Gomes; Torres, 2018.

- *Via de Entner-Doudoroff*: essa via é realizada apenas por micro-organismos; é uma alternativa para o metabolismo da glicose. Tem características comuns e distintas da via de Embden-Meyerhof-Parnas. Por exemplo: *Pseudomonas* sp. (Figura 8.2).

Equação:

$$\text{Glicose} + \text{ADP} + \text{NADP}^+ + \text{NAD}^+ + \text{Pi} \rightarrow 2\ \text{Piruvato} + \text{ATP} + \text{NADPH} + \text{NADH}.$$

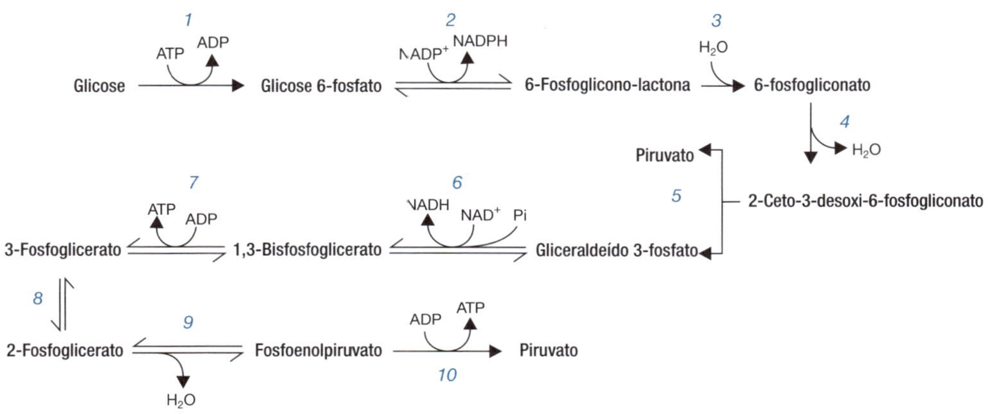

Figura 8.2 – Via de Entner-Doudoroff. Fonte: Barbosa,; Gomes; Torres, 2018.

- *Via das pentoses*: outra via da degrada*ção da glicose*, na qual ocorre oxidação parcial desse carboidrato que leva a redução de NAD^+ a NADPH, a principal fonte de elétrons para as reações de biossínteses redutivas; desse modo, essa via conserva a energia de oxidação da glicose na forma de NADPH e não produz ATP. Por exemplo: *B. subtilis* (Figura 8.3).

  Equação:

$$\text{Glicose} + \text{ATP} + 6\text{NADP}^+ \rightarrow \text{Gliceraldeído 3-fosfato} + \text{ADP} + 3\text{CO}_2 + 6\text{NADPH}.$$

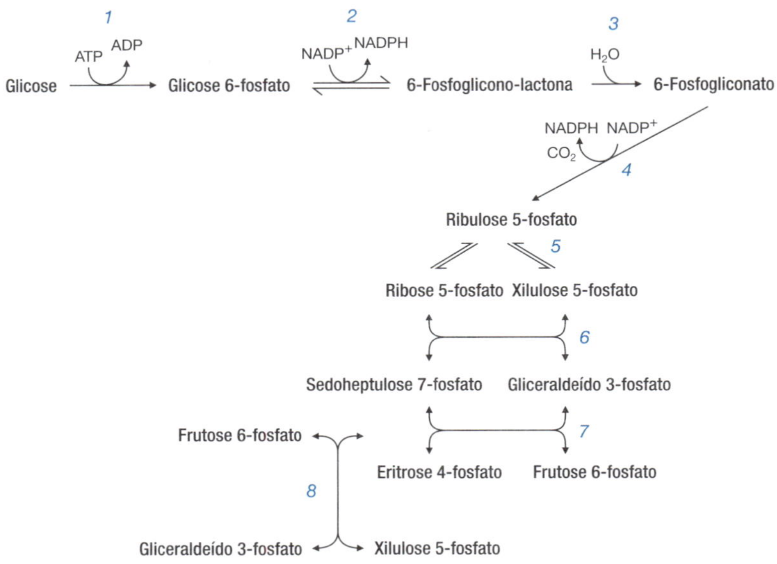

Figura 8.3 – Via das pentoses. Fonte: Barbosa; Gomes; Torres, 2018.

- *Via da fosfocetolase:* bactérias lácticas heterofermentadoras e bifidobactérias fazem a oxidação de carboidratos por essa via. A enzima fosfocetolase cliva cetoses fosforiladas por introdução de fosfato inorgânico. Por exemplo: *Leuconostoc mesenteroides* e *Bifidobacterium bifidum* (Figura 8.4A e B).

  Equações:

$$\text{Glicose} + \text{ADP} + 3\text{NAD}^+ \rightarrow \text{Acetil-Coa} + \text{Piruvato} + \text{ATP} + 3\text{NADH} + \text{CO}_2$$

$$2\,\text{Glicose} + 2\text{ADP} + 2\text{NAD}^+ \rightarrow 3\ \text{Acetil-Coa} + 2\ \text{Piruvato} + 2\text{ATP} + 2\text{NADH}.$$

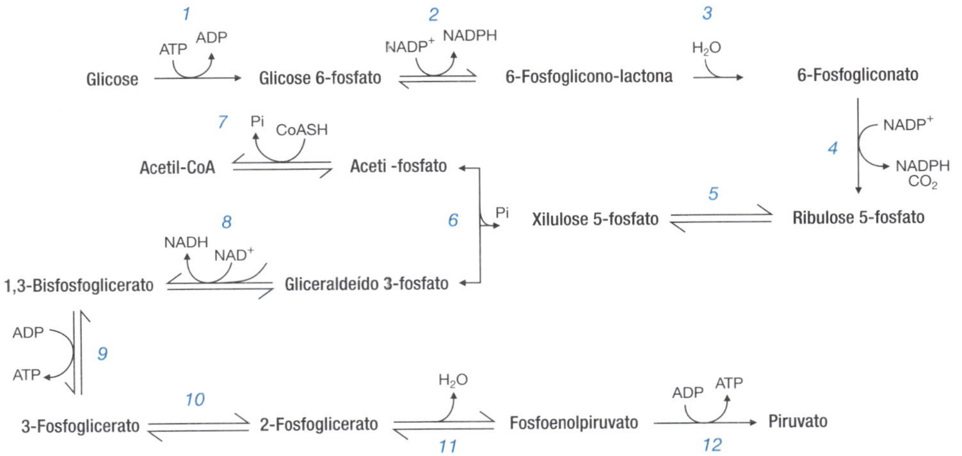

Figura 8.4 – (**A**) Via da fosfocetolase em *Leuconostoc mesenteroides*. Fonte: Barbosa; Gomes; Torres, 2018.

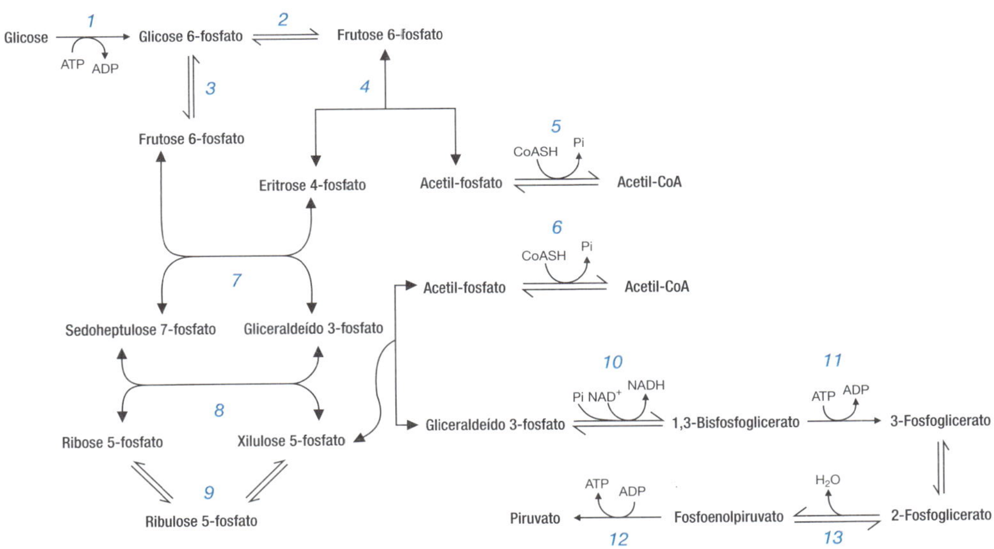

Figura 8.4 – (**B**) Via da fosfocetolase em *Eifudobacterium bifidum*. Fonte: Barbosa; Gomes; Torres, 2018.

Conforme descrito nas diferentes vias, o piruvato é o produto comum da oxidação de carboidratos pelas principais vias catabólicas. Há várias alternativas metabólicas para o piruvato. Dependendo das condições celulares e ambientais e da espécie considerada, esse composto poderá produzir energia por meio de fermentações ou ser oxidado via ciclo de Krebs. Esse ciclo irá fornecer precursores e gerar ATP, por meio da cadeia de transporte de elétron, em bactérias que fazem *respiração* (aeróbia ou anaeróbia). No processo de *fermentação*, o piruvato, ou as substâncias dele derivadas, é reduzido por NADH, restaurando a forma oxidada da coenzima (NAD^+). Os compostos resultantes caracterizam cada tipo de fermentação; portanto, podem-se usar os produtos finais para distinguir bactérias diferentes. A Figura 8.5 mostra os produtos finais da fermentação.

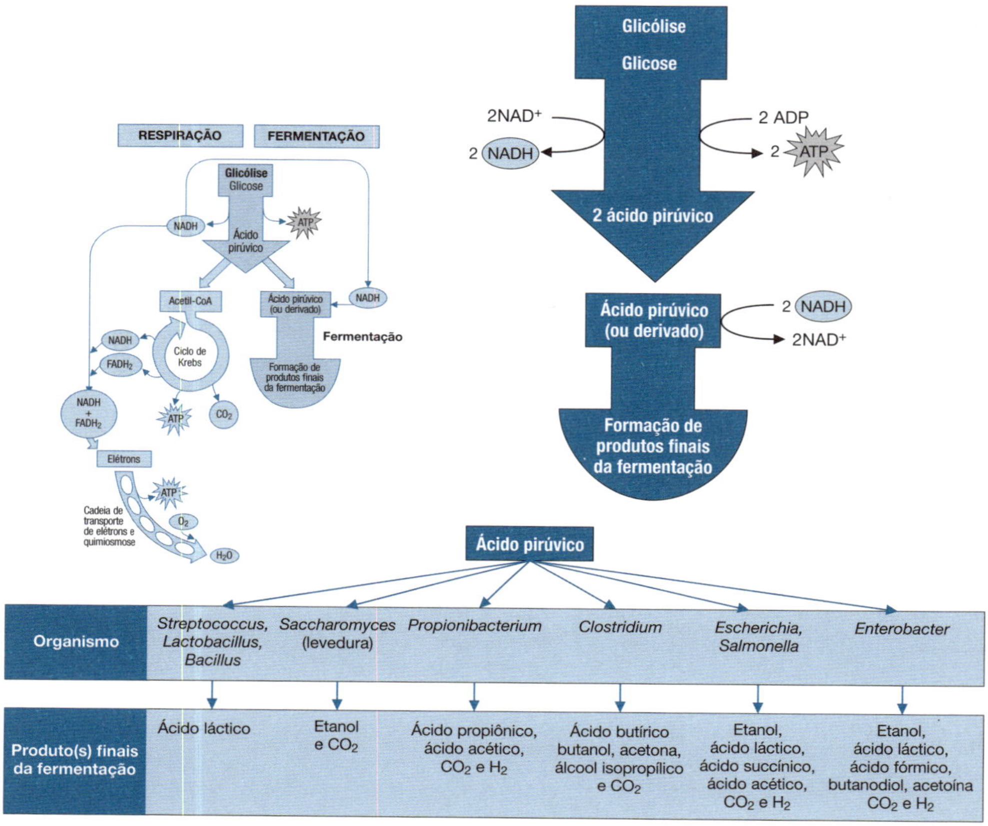

Figura 8.5 – Produtos finais de fermentação de carboidratos. Fonte: Tortora *et al.*, 2017.

MÉTODOS

Para a realização dos testes bioquímicos deve-se utilizar uma cultura pura de bactérias.

Esses testes serão realizados com culturas de bactérias da ordem *Enterobacteriales*: *E. coli*, *Proteus* sp. e *Enterobacter* sp. para que possam ser visualizados diferentes resultados, demonstrando-se que diferentes gêneros/espécies não utilizam sempre o mesmo substrato, o que é utilizado em sua identificação.

Testes bioquímicos – fonte de carbono

- *Carboidratos:* Polissacarídeos – amido, glicogênio etc.
  - Dissacarídeos – maltose, sacarose, lactose etc.
  - Monossacarídeos – glicose.

- *Álcoois poli-hídricos:* manitol, glicerol, sorbitol.
- *Proteína:* peptídeos, aminoácidos.
- Hidrocarbonetos
- *Outros:* purinas, pirimidinas, glicosídeos (esculina) etc.

A seguir, serão descritos alguns testes bioquímicos utilizados para o estudo do metabolismo de substratos que fornecem carbono.

Teste da glicose OF (oxidação-fermentação)

- Princípio

Determina a via de metabolização por respiração ou fermentação da glicose.

- Bases bioquímicas

Glicose → respiração/fermentação (reações de oxidorredução) → ácidos

- Composição do meio

Deve fornecer dois tubos de ensaio contendo meio de cultura que têm a seguinte composição:

Peptona .... 2 g
NaCl .... 5 g
Fosfato de potássio .... 0,3 g
Ágar .... 3 g
Azul bromotimol .... 0,08 g
Água destilada .... 1.000 mL
Indicador de pH: azul de bromotimol
pH ácido-amarelo
pH neutro-verde
pH alcalino-azul

- Técnica

A inoculação da bactéria-teste deve ocorrer nos dois tubos com agulha esterilizada, conforme técnica descrita no Capítulo 6. Em seguida, deve-se colocar óleo mineral na superfície de um dos tubos para impedir a entrada do oxigênio e, posteriormente, incubar a 35°C, em O_2 ambiente por 18 a 24 horas.

- Resultado

No momento de verificar o resultado do teste, observar a mudança de coloração do meio de cultura (Figuras 8.6 a 8.9).

Resultado	Interpretação
Tubo aberto-amarelo Tubo fechado-verde	Bactéria aeróbia obrigatória
Tubo aberto-verde Tubo fechado-amarelo	Bactéria anaeróbia obrigatória
Tubo aberto-amarelo Tubo fechado-amarelo	Bactéria anaeróbia facultativa
Tubo aberto-verde Tubo fechado- verde	Bactéria não utiliza a glicose como fonte de carbono

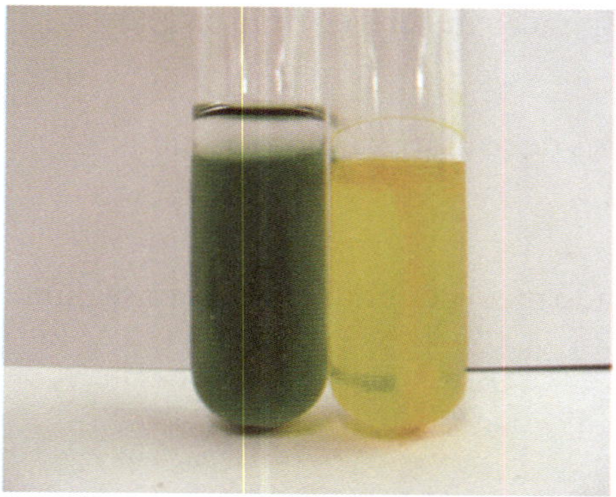

Figura 8.6 – Teste da glicose OF. Tubo com óleo – bactéria não fermentadora da glicose (verde); tubo sem óleo – bactéria realizou oxidação da glicose – produtora de ácido (amarelo) – bactéria aeróbia.

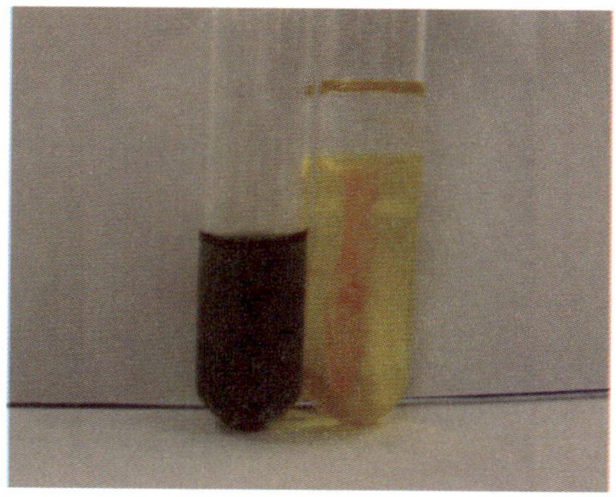

Figura 8.7 – Teste da glicose OF. Tubo com óleo – bactéria fermentadora da glicose produtora de ácido (amarelo); tubo sem óleo – bactéria não realizou oxidação da glicose (verde) – bactéria anaeróbia.

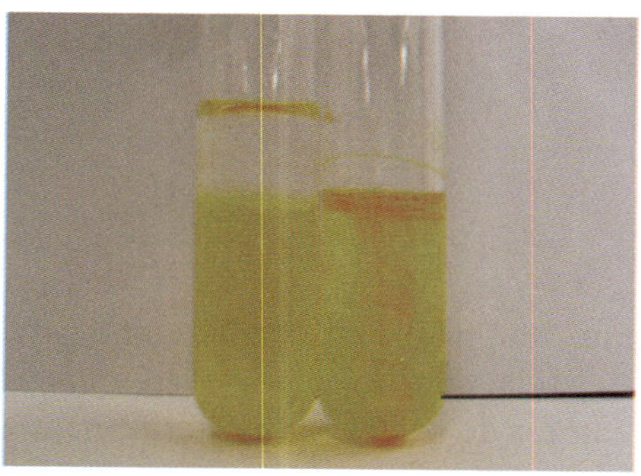

Figura 8.8 – Teste da glicose OF. Tubo com óleo – bactéria fermentadora da glicose produtora de ácido (amarelo); tubo sem óleo – bactéria realizou oxidação da glicose – produtora de ácido (amarelo) – bactéria anaeróbia facultativa.

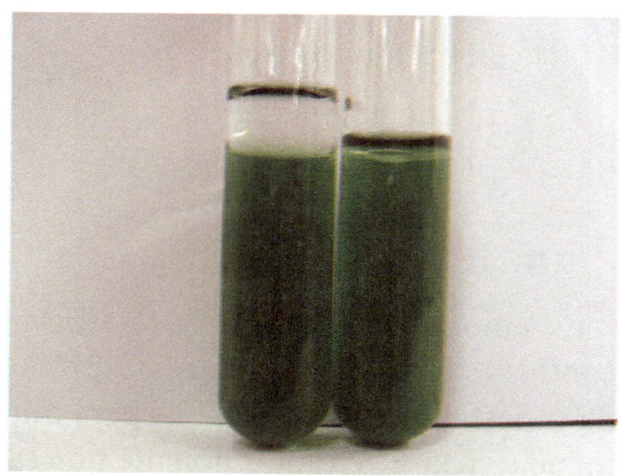

Figura 8.9 – Teste da glicose OF. Tubo com óleo – bactéria não fermentadora da glicose (verde); tubo sem óleo – bactéria não realizou oxidação da glicose (verde) – bactéria não utiliza glicose.

Interpretação

A fermentação é um processo anaeróbio em que a glicose é metabolizada até ácido pirúvico e, a partir deste, são produzidos diferentes produtos finais, dependendo da espécie da bactéria. A respiração pode ser aeróbia ou anaeróbia por reações de oxidorredução da glicose conforme descrito no Capítulo 7. No entanto, existem bactérias que não metabolizam a glicose.

Teste da glicose

Princípio

Determina a capacidade de uma bactéria fermentar a glicose adicionada a um meio base, podendo produzir ácido ou ácido com gás.

Bases bioquímicas

$$\text{Glicose} \longrightarrow \begin{matrix}\text{ácidos ou} \\ \text{ácidos e gás}\end{matrix}$$

Obs. – gás: ácido fórmico $\xrightarrow{\text{formiase}}$ $H_2 + CO_2$

Composição do meio

Meio base de vermelho de fenol

Peptona.. 10 g
Extrato de carne .... 1 g
Cloreto de sódio .... 5 g
Vermelho de fenol .... 0,018 g
Água destilada .... 1.000 mL
Indicador de pH – vermelho de fenol
Ácido (coloração amarela) – pH = 6,8
Alcalino (coloração rosa) – pH = 8,4
Neutro – meio não inoculado (coloração laranja) – pH = 7,4

A concentração da glicose que deve ser adicionada ao meio base é de 0,5% a 1%.

Esse meio de cultura é colocado em tubos de ensaio que contêm em seu interior tubos de Durhan, que têm a função de coletar os gases produzidos pela bactéria.

Técnica

A inoculação da bactéria-teste deve ser com alça em anel esterilizada, conforme técnica descrita no Capítulo 6. Incubar a 35°C na presença do O_2 ambiente, por 18 a 24 horas.

Resultado

No momento de verificar o resultado do teste, observar a mudança de coloração do meio de cultura (Figura 8.10).

Resultados	Cor do meio	Interpretação
Positivo	Amarelo sem bolhas no tubo de Durhan	Presença de ácidos sem produção de gases
	Amarelo com bolhas no tubo de Durhan	Presença de ácidos com produção de gases
Negativo	Rosa	Ausência de fermentação

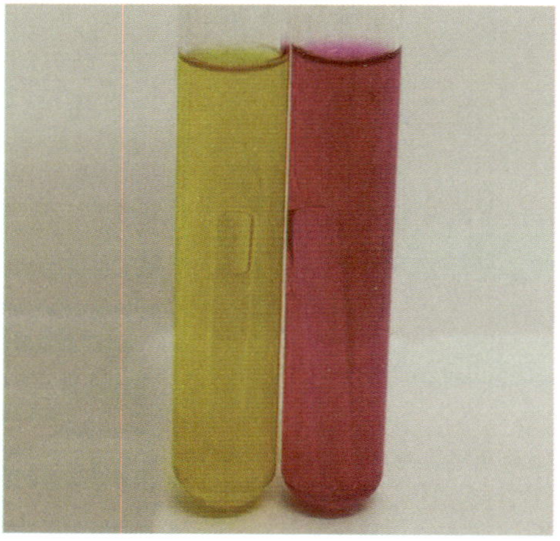

Figura 8.10 – Teste da glicose. Resultado positivo – bactéria fermentadora da glicose produtora de ácido e gás (amarelo e bolha no tubo de Durhan); resultado negativo – bactéria não fermentadora da glicose (rosa e ausência de bolha no tubo de Durhan).

Interpretação

Todas as bactérias que fermentam a glicose liberam ácidos como produto final, e algumas liberam gás, além dos ácidos. As bactérias que produzem gás contêm a enzima *formiase*, que metaboliza o ácido fórmico.

As bactérias que não fermentam a glicose, não liberam ácidos e metabolizam a peptona existente no meio; portanto, no meio haverá NH_3, que é uma base, à qual na presença do indicador de pH Vermelho de fenol realiza a mudança de cor de laranja (pH neutro) para rosa (pH alcalino).

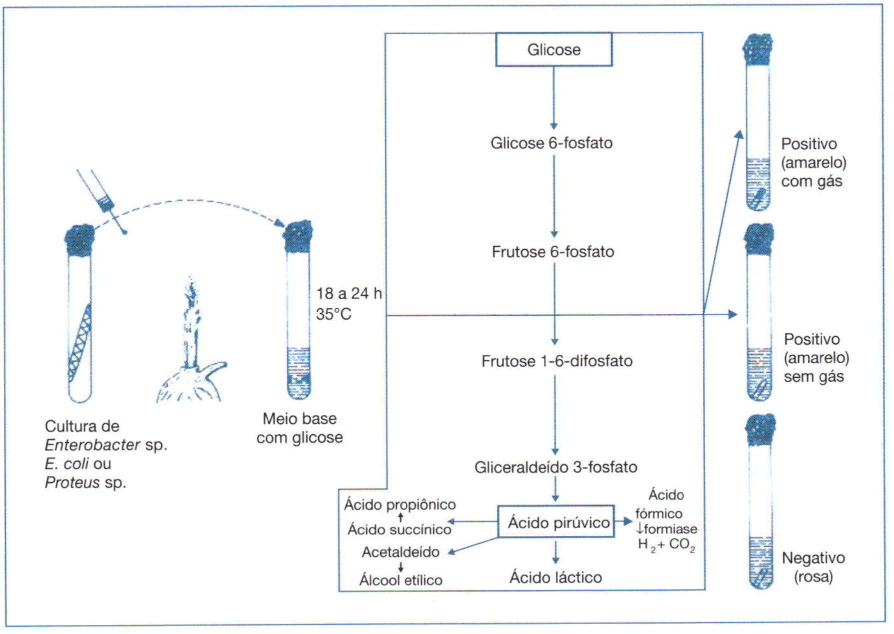

Teste de vermelho de metila

■ Princípio

O teste de vermelho de metila (VM) demonstra a habilidade de uma bactéria em produzir ácidos orgânicos relativamente estáveis da fermentação da glicose, de modo a suplantar a capacidade tampão existente no meio de cultivo.

■ Bases bioquímicas

Nesse teste será pesquisada a *fermentação ácido mista*, em que as bactérias utilizam a glicose como substrato e liberam grande concentração de ácidos como produto final.

Os principais gêneros que realizam essa fermentação são: *Escherichia* sp., *Salmonella* sp., *Shigella* sp. e *Proteus* sp.

Glicose ⟶ ácido láctico
ácido acético
ácido fórmico ⟶ $H_2 + CO_2$
ácido succínico
álcool etílico

Composição do meio

Meio de Clark e Lubs

Peptona tamponada .... 7 g
Fosfato dipotássico .... 5 g
Glicose .... 5 g
Água destilada .... 1.000 mL

Técnica

A inoculação da bactéria-teste deve ser com alça em anel esterilizada, conforme técnica descrita no Capítulo 6. Incubar a 35°C na presença do O_2 ambiente, por 24 horas a 5 dias.

Resultado

No momento da leitura, acrescentar cinco gotas de uma solução hidroalcoólica de vermelho de metila. O vermelho de metila é um indicador que já é ácido e indicará os graus de acidez por alterações de cor em uma escala de pH de 4,4 a 6,0. Com o pH de 4,4, o indicador ficará vermelho; com a diminuição da acidez (pH = 6,0), o indicador passará para a cor amarela.

No momento de verificar o resultado do teste, observar a mudança de coloração do meio de cultura (Figura 8.11).

Resultados	Cor do meio	Interpretação
Positivo	Vermelho	pH = 4,4
Negativo	Amarelo	pH = 6,0

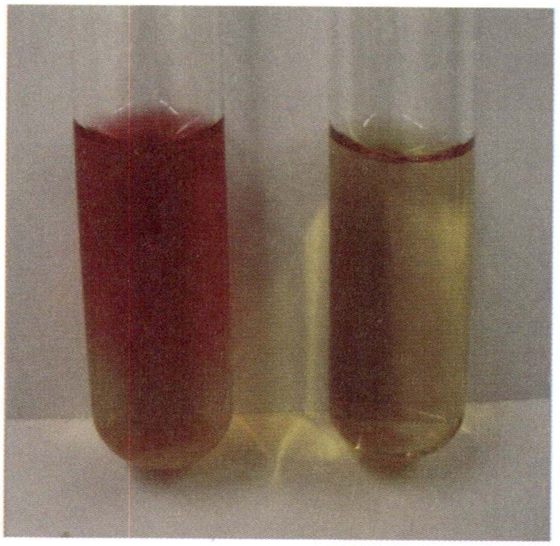

Figura 8.11 – Teste de vermelho de metila (VM). Resultado positivo – bactérias produtoras de vários ácidos (vermelho); resultado negativo – bactérias produtoras de pequena concentração de ácido (amarelo).

■ Interpretação

Com o pH ácido de 4,4, o meio fica suficientemente ácido para manter o indicador vermelho.

As bactérias VM (+) fermentam a glicose produzindo ácidos e dando um pH final muito baixo, vencendo o sistema tampão de fosfato e mantendo o meio ácido.

As bactérias VM (–) produzem ácidos, porém o pH é mais elevado (pH = 6,0) porque elas continuam metabolizando os produtos iniciais da fermentação por descarboxilação, produzindo acetoína.

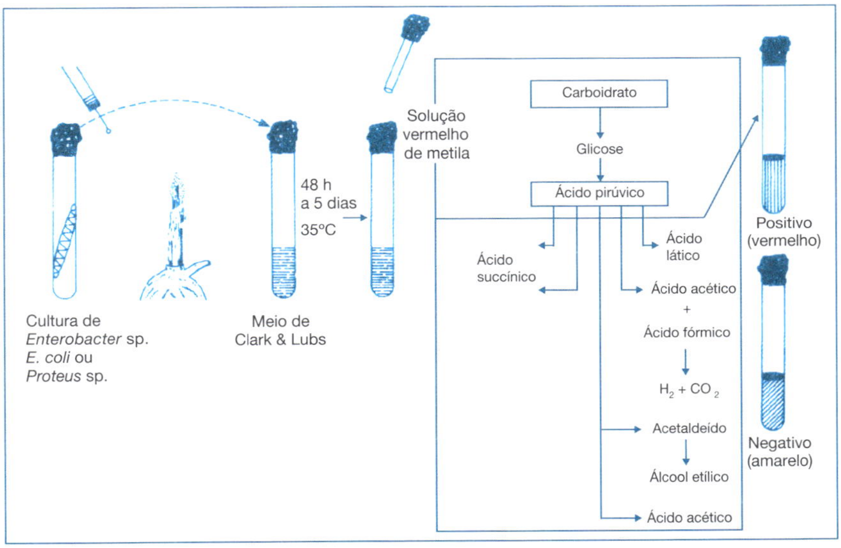

Teste de Vogues Proskauer

■ Princípio

O teste de Vogues Proskauer (VP) demonstra a habilidade de uma bactéria em produzir um composto neutro, o acetilmetilcarbinol (acetoína) da fermentação da glicose.

■ Bases bioquímicas

Nesse teste será pesquisada a *fermentação butilenoglicol*, na qual as bactérias utilizam a glicose como substrato e liberam acetoína como principal produto final.

$$\text{Glicose} \longrightarrow \text{2 Ácido pirúvico} \xrightarrow{\text{Descarboxilação}} \text{Acetilmetilcarbinol (Acetoína)} \underset{\text{Oxidação}}{\overset{\text{Redução}}{\rightleftarrows}} \text{2, 3 Butanodiol}$$

$$\text{Acetilmetilcarbinol (Acetoína)} + \alpha\text{-naftol 5\%} + \text{KOH 40\%} \longrightarrow \text{Diacetila} + 2H_2O$$

$$\text{Diacetila} + \text{Núcleo guanidina (arginina)} \xrightarrow[\text{Condensação}]{} \text{Composto vermelho}$$

Os principais gêneros que realizam essa fermentação são *Enterobacter* sp. e *Aeromonas* sp.

- Composição do meio

Meio de Clark e Lubs (veja composição no item anterior).

- Técnica

A inoculação da bactéria-teste deve ser com alça em anel esterilizada, conforme técnica descrita no Capítulo 6. Incubar a 35°C na presença do O_2 ambiente, por 24 horas a 5 dias.

- Resultado

No momento da leitura, adicionar os reativos nesta ordem:

1. 0,6 mL de uma solução de alfa-naftol a 5%.
2. 0,2 mL de uma solução de KOH a 40%.
3. Agitar o tubo suavemente para oxigenar o meio, a fim de oxidar a acetoína e obter uma reação de cor.
4. Deixar descansar o tubo por mais ou menos 10 a 15 minutos antes de iniciar a interpretação.

No momento de verificar o resultado do teste, observar a mudança de coloração do meio de cultura (Figura 8.12).

Resultados	Cor do meio	Interpretação
Positivo	Vermelho	Presença de acetoína
Negativo	Cobre/amarelo	Ausência de acetoína

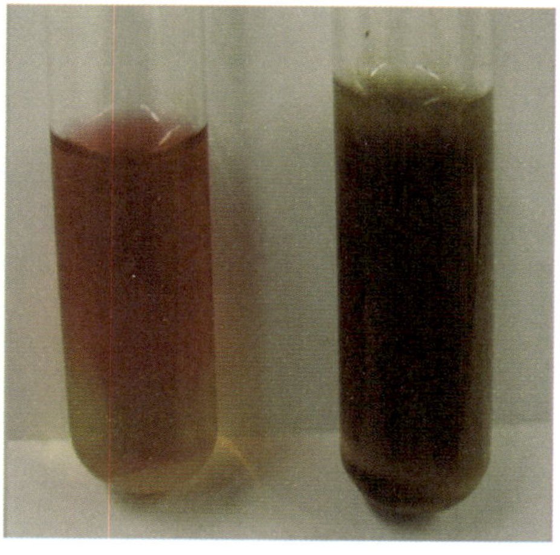

Figura 8.12 – Teste de Vogues Proskauer (VP). Resultado positivo – bactérias produtoras de acetoína (vermelho); resultado negativo – bactérias não produtoras de acetoína (cobre).

Interpretação

Depois de unir o alfa-naftol e KOH, deve-se agitar suavemente o tubo, para o oxigênio atmosférico entrar e oxidar a acetoína em *diacetila*. O KOH atua como agente oxidante; o alfa-naftol, como catalisador e intensificador de cor.

Com o uso de um agente oxidante, a cor produzida desaparece rapidamente, sobretudo porque o complexo de reação diacetila-peptona pode ser rapidamente oxidado em um composto incolor.

Portanto, o resultado positivo será de rosa a vermelho, e o negativo será cobre, que é a reação entre o KOH e o alfa-naftol.

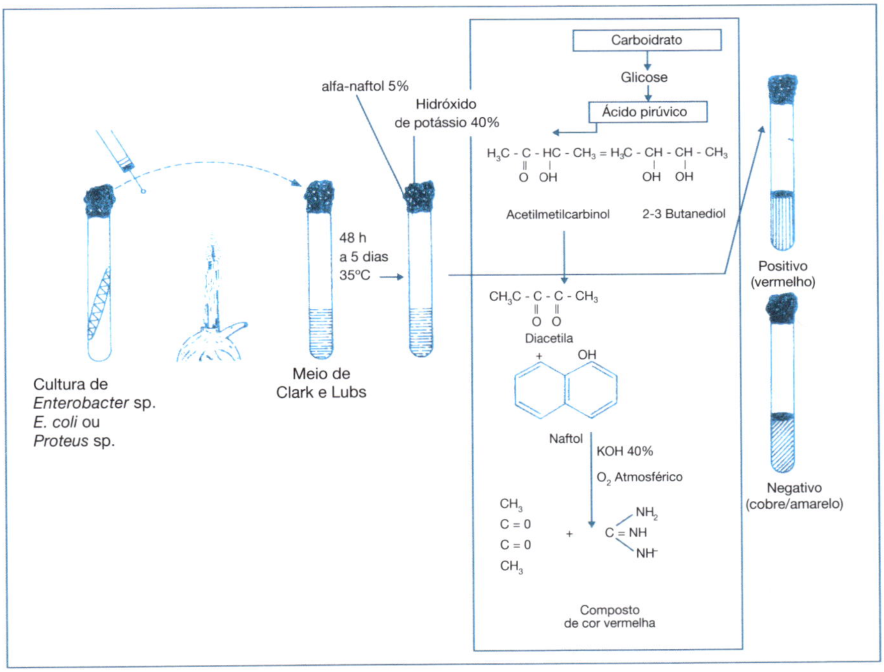

Teste de lactose

Princípio

Determina a capacidade de uma bactéria hidrolisar a lactose adicionada em um meio base com produção de ácido.

Bases bioquímicas

Os dissacarídeos são macromoléculas, desse modo, não são transportadas por meio de proteínas de membrana; são catabolizados em monossacarídeos menos complexos por enzimas exocelulares (hidrolases), de maneira que possam penetrar nas células. No entanto, para o catabolismo da lactose em bactérias Gram-negativas, esse dissacarídeo tem que ser transportado pela enzima galacto-permease para o periplasma, e, nesse local, ser hidrolisada.

$$\text{Lactose} \xrightarrow[\text{(}\beta\text{-galactosidase)}]{\text{lactase}} \text{D-glicose + D-galactose} \xrightarrow{\text{Fermentação}} \text{Ácidos}$$

- Composição do meio

Meio base de vermelho de fenol

Peptona .... 10 g
Extrato de carne .... 1 g
Cloreto de sódio .... 5 g
Vermelho de fenol .... 0,018 g
Água destilada .... 1.000 mL
Indicador de pH – vermelho de fenol
Ácido (coloração amarela) – pH = 6,8
Alcalino (coloração rosa) – pH = 8,4
Neutro – meio não inoculado (coloração laranja) – pH = 7,4

A concentração da lactose que deve ser adicionada ao meio base é de 0,5% a 1%.

- Técnica

A inoculação da bactéria-teste deve ser com alça em anel esterilizada, conforme técnica descrita no Capítulo 6. Incubar a 35°C na presença do O_2 ambiente, por 18 a 24 horas.

- Resultado

No momento de verificar o resultado do teste, observar a mudança de coloração do meio de cultura (Figura 8.13).

Resultados	Cor do meio	Interpretação
Positivo	Amarelo	Presença de ácido
Negativo	Rosa	Ausência de ácido

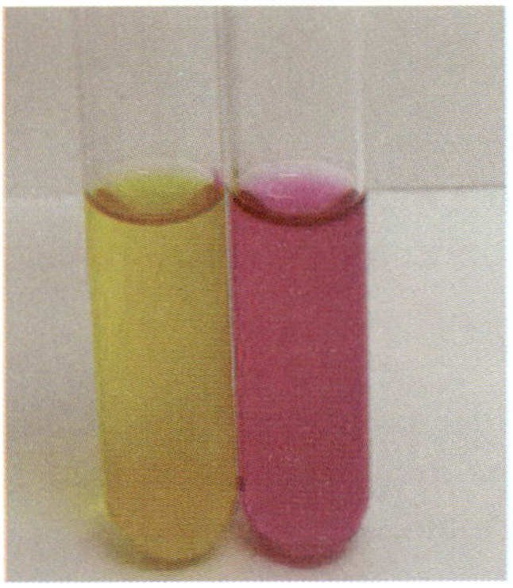

Figura 8.13 – Teste da lactose. Resultado positivo – bactéria fermentadora da lactose (amarelo); resultado negativo – bactéria não fermentadora da lactose (rosa).

Interpretação

A bactéria que contém a enzima lactase tem a capacidade de catabolizar a lactose em D-glicose e D-galactose e, com a fermentação D-glicose, libera ácidos.

A bactéria que não contém a enzima lactase não libera ácidos e metaboliza a peptona existente no meio, portanto resta no meio NH_3. Sabe-se que NH_3 é uma base e, na presença do indicador, há a viragem deste para pH alcalino.

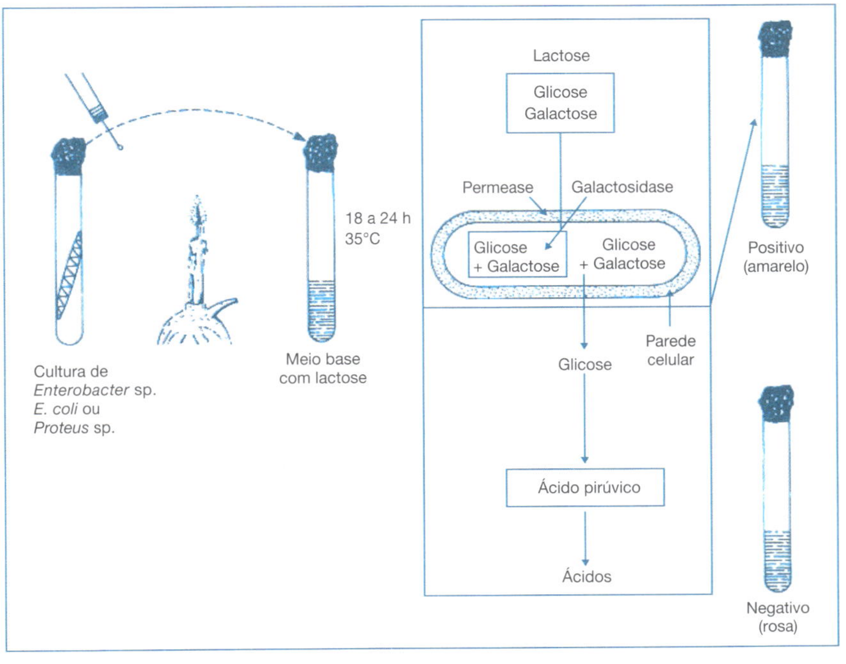

Teste do citrato

- Princípio

Determina se uma bactéria é capaz de utilizar o citrato como única fonte de carbono para seu crescimento com consequente alcalinização do meio de cultura.

- Bases bioquímicas

Nesse teste serão observadas as bactérias que metabolizam o substrato citrato pelo ciclo de Krebs (oxidação) ou pelo ciclo de fermentação, resultando como produto final em pH alcalino, acetato + formato.

O meio utilizado para o metabolismo do citrato contém sais de amônia inorgânica. Uma bactéria que é capaz de usar citrato como uma única fonte de carbono utiliza também sais de amônia como sua fonte única de nitrogênio. Os sais de amônia desdobram-se em amoníaco com consequente alcalinidade.

Citrato → Ciclo de Krebs
Citratase (citrato oxaloacetato – liase)
Citrato → Ciclo da fermentação do citrato

Citrato – Oxaloacetato + Acetato
↓
Piruvato + CO_2
↓ pH alcalino
Acetato + Formato

- Composição do meio

Meio de citrato Simmons

Sulfato de magnésio .... 0,2 g
Fosfato di-hidrogenado de amônia .... 1 g
Fosfato dipotássico .... 1 g
Citrato de sódio .... 2 g
Cloreto de sódio .... 5 g
Ágar .... 15 g
Solução alcoólica de azul de bromotimol a 1% .... 0,08 g
Água destilada .... 1.000 mL
Indicador de pH: azul de bromotimol
Ácido: coloração amarela, pH = 6,0
Alcalino: coloração azul da Prússia – pH = 8,4
Meio não inoculado: coloração verde – pH = 6,9

■ Técnica

A inoculação da bactéria-teste deve ser com alça em anel esterilizada, conforme técnica descrita no Capítulo 6. Incubar a 35°C na presença do O_2 ambiente, por 18 a 24 horas.

■ Resultado

No momento de verificar o resultado do teste, observar a mudança de coloração do meio de cultura (Figura 8.14).

Resultados	Cor do meio	Interpretação
Positivo	Azul	Meio alcalino
Negativo	Verde	Meio neutro sem crescimento

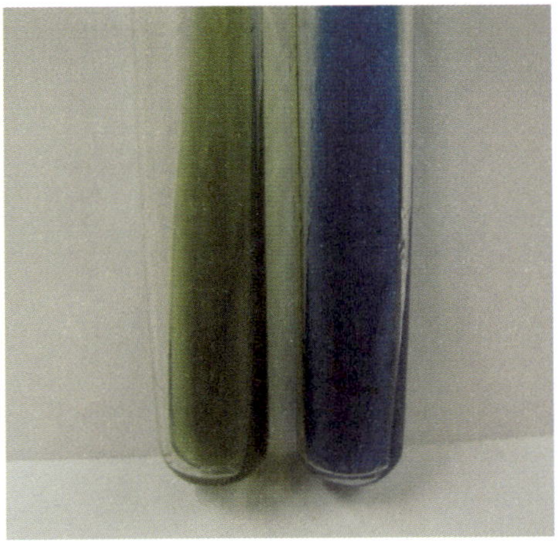

Figura 8.14 – Teste do citrato. Resultado positivo – bactérias que utilizam citrato como fonte de carbono (azul); resultado negativo – bactérias que não utilizam citrato como fonte de carbono (verde).

■ Interpretação

As bactérias que utilizam o citrato como única fonte de carbono terão como resultado positivo cor azul (pH alcalino), que é um produto do metabolismo do sal inorgânico acrescentado no meio, pois o produto do metabolismo do citrato é difícil de detectar, porque são dois sais. Desse modo, poderá observar-se que o citrato foi metabolizado pelo produto do metabolismo do sal inorgânico de amônia, pois nesse meio colocou-se uma fonte de carbono, que é citrato, e uma de nitrogênio, que é um sal inorgânico de amônia.

O teste negativo será verde e sem crescimento, pois a bactéria, não conseguindo utilizar a fonte de carbono e nitrogênio do meio, não sobreviverá.

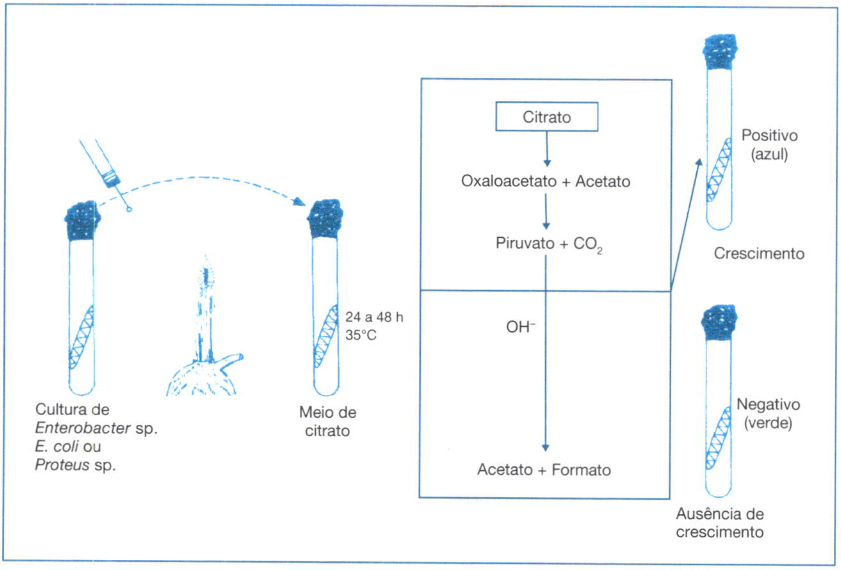

Testes bioquímicos – fontes de nitrogênio

- *Proteína:* peptídeos; aminoácidos.
    - Outras substâncias nitrogenadas: ureia.

A seguir serão descritas algumas provas bioquímicas utilizadas para o estudo do metabolismo de aminoácidos.

Teste da lisina descarboxilase

- Princípio

Determina a habilidade de uma bactéria em descarboxilar o aminoácido lisina, com a consequente alcalinização do meio de cultura.

- Bases bioquímicas

A descarboxilação é um processo no qual as bactérias que contêm enzimas descarboxilases específicas são capazes de atuar nos grupos carboxila-terminal (^-COOH) dos aminoácidos, produzindo uma amina ou diamina e dióxido de carbono. Essas enzimas são adaptativas, porque são formadas pelas bactérias somente quando estas são cultivadas em ambiente ácido, na presença do substrato específico. Os produtos da descarboxilação, por sua vez, determinam uma alcalinidade do meio de cultura. A descarboxilação é um processo irreversível não oxidativo, ocorre anaerobicamente e requer uma coenzima comum, o pirodoxal fosfato. O aminoácido lisina, sob a ação da lisina descarboxilase, forma uma diamina (cadaverina) e dióxido de carbono.

$$\text{L – Lisina} \xrightarrow[\text{carboxilase (anaerobiose)}]{\text{lisina – des-}} \underset{\text{(diamina)}}{\text{cadaverina}} + CO_2$$

Composição do meio

Lisina descarboxilase caldo

Peptona .... 5 g
Extrato de levedura .... 3 g
Dextrose .... 1 g
L-lisina .... 0,2 g
Púrpura de bromocresol .... 0,2 g
Água destilada .... 1.000 mL
Indicador: púrpura de bromocresol
Ácido: amarelo – pH = 5,2
Neutro a básico (púrpura) – pH = 6,8

Técnica

A inoculação da bactéria-teste deve ser com alça em anel esterilizada, conforme técnica descrita no Capítulo 6. Incubar a 35°C na presença do O_2 ambiente por, no mínimo 24 horas, podendo ser necessários 4 dias.

Após a inoculação, deve-se adicionar 1 mL de nujol para evitar a penetração de oxigênio, pois essa reação só ocorre em anaerobiose.

Resultado

No momento de verificar o resultado do teste, observar a mudança de coloração do meio de cultura (Figura 8.15).

Resultados	Cor do meio	Interpretação
Positivo	Púrpura	Meio alcalino e turvo
Negativo	Amarelo	Meio ácido

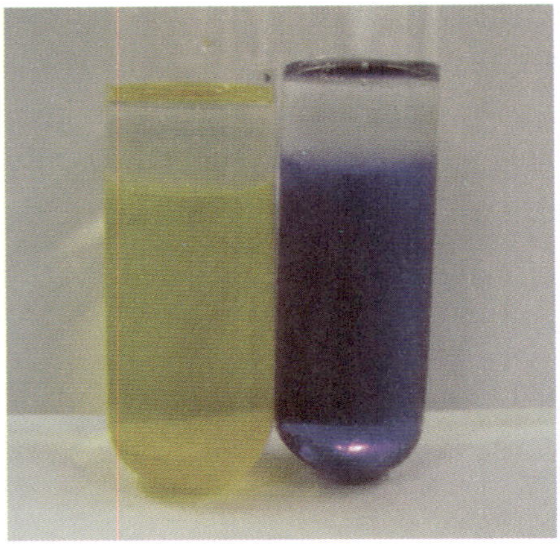

Figura 8.15 – Teste da lisina descarboxilase. Resultado positivo – bactéria que contém a enzima lisina descarboxilase (roxo); resultado negativo – bactéria que não contém a enzima lisina descarboxilase (amarelo).

Interpretação

A alcalinidade do meio indica que a bactéria contém a enzima descarboxilase, que degradou o aminoácido em cadaverina, ficando o meio púrpura e turvo (crescimento bacteriano).

O meio torna-se ácido quando a bactéria não contém a enzima lisina-descarboxilase; portanto, não degrada a lisina, só ocorrendo a degradação da glicose presente no meio, com produção de ácidos, ficando amarelo e turvo.

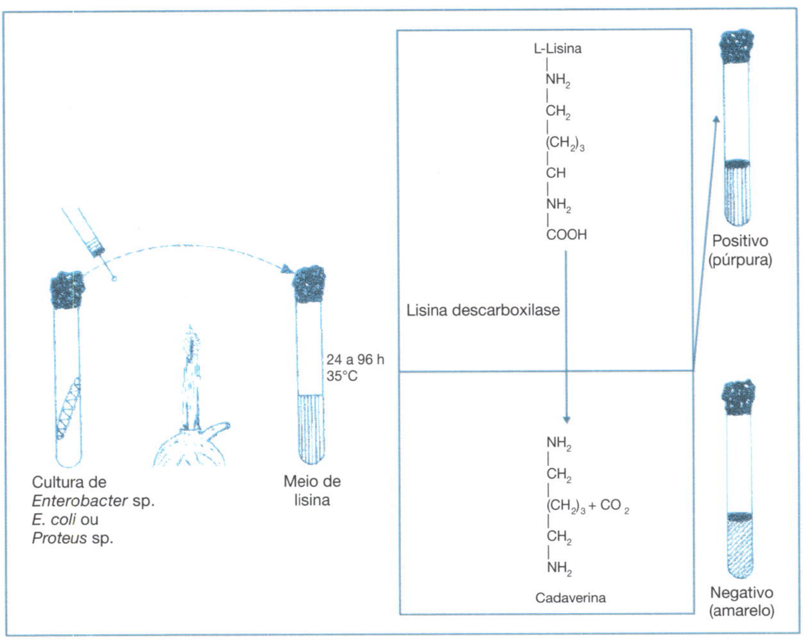

Teste da fenilalanina desaminase

Princípio

Determina a capacidade de uma bactéria desaminar a fenilalanina em ácido fenilpirúvico, por sua atividade enzimática, com consequente acidificação do meio de cultura.

Bases bioquímicas

A fenilalanina pode ser metabolizada pelas bactérias, dando como produto o ácido fenilpirúvico. Essa reação só ocorre na presença do oxigênio.

$$\text{Fenilalanina} + 1/2\ O_2 \xrightarrow[\text{desaminase}]{\text{fenilalanina}} \text{amônia} +$$

$$\text{Ácido fenilpirúvico} + \text{cloreto férrico} \longrightarrow \text{composto de coloração verde}$$

Composição do meio

Meio de fenilalanina

DL – fenilalanina .... 2 g
Extrato de levedura .... 3 g
Cloreto de sódio .... 5 g
Fosfato de sódio .... 1 g
Ágar .... 12 g
Água destilada .... 1.000 mL

Técnica

A inoculação da bactéria-teste deve ser com alça em anel esterilizada em meio de cultura em ágar inclinado, conforme técnica descrita no Capítulo 6. Incubar a 35°C na presença do O_2 ambiente, por 18 a 24 horas.

Resultado

No momento da leitura, adicionar quatro a cinco gotas de cloreto férrico. Rodar suavemente o tubo entre as mãos. No momento de verificar o resultado do teste, observar a mudança de coloração do meio de cultura (Figura 8.16).

Resultados	Cor do meio	Interpretação
Positivo	Verde	Houve desaminação
Negativo	Amarelo	Não houve desaminação

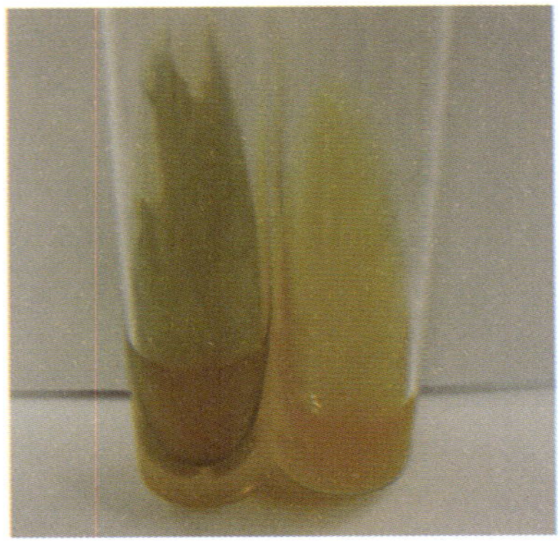

Figura 8.16 – Teste da fenilalanina desaminase. Resultado positivo – bactéria que contém a enzima fenilalanina desaminase (verde); resultado negativo – bactéria que não contém a enzima fenilalanina desaminase (amarelo).

Interpretação

Existem duas hipóteses para a formação da cor verde, que representa o teste positivo:

1. Como a fenilalanina está desaminada, a cor produzida, como consequência do agregado de $FeCl_3$ a 10%, deve-se à formação de um cetoácido (ácido fenilpirúvico), pois experimentalmente demonstrou-se que alfa e betacetoácidos dão reação de cor positiva, tanto em solução aquosa como em solução alcoólica de $FeCl_3$.
2. O $FeCl_3$ atua como agente quelante, e o faz com o ácido fenilpirúvico para formar uma cor verde.

Obs.: Para ocorrer a redução do íon férrico ($Fe^{+++} => Fe^{++}$) é o núcleo guanidina da peptona ($N_2H_5 + Fe^{+++} => NH_4^+ + 1/2N_2 + H^+ + Fe^{++}$) que reage com o Fe^{+++}.

No teste negativo, como não existe o ácido fenilpirúvico, permanece a cor amarela do reativo $FeCl_3$.

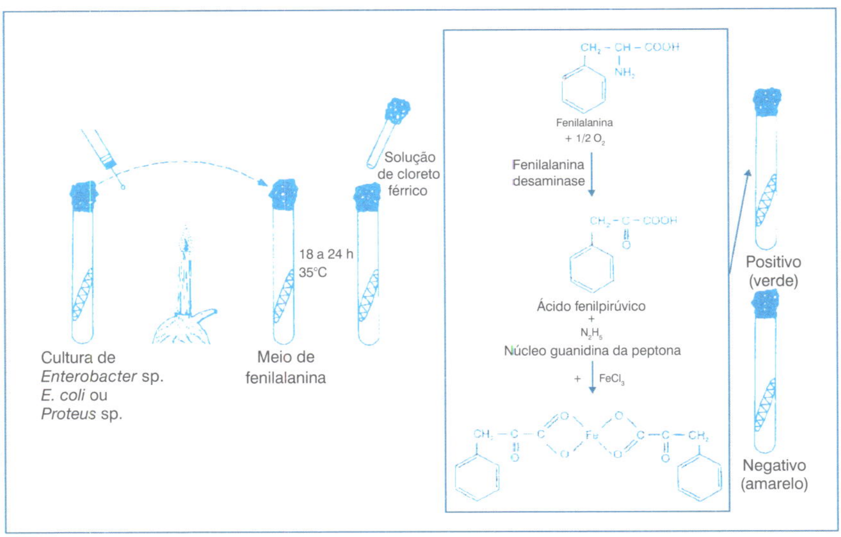

Teste de SIM – produção de indol

- Princípio

Determina a habilidade de uma determinada bactéria em produzir o indol a partir da molécula de triptofano.

- Bases bioquímicas

O triptofano é um aminoácido que, quando degradado por algumas bactérias, leva à formação principalmente dos seguintes produtos metabólicos: indol, escatol (metilindol) e ácido indolacético. As várias enzimas intracelulares envolvidas nesse processo fisiológico são coletivamente denominadas de *triptofanases*. Os produtos intermediários formados em maior quantidade na degradação do triptofano são representados pelo ácido indolpirúvico, que produz indol por desaminação, e pelo escatol, formado pela descarboxilação do ácido indolacético.

Triptofano —(triptofanase, H_2O / desaminação)→ indol + ac. pirúvico + amônia

↓ + p-dimetilamino-benzaldeído (reativo de Kovacs)

↓ HCl + álcool

composto quinoidal vermelho

- Composição do meio:

Meio SIM – Sulfeto, indol, motilidade

Peptona	30 g
Extrato de carne	3 g
Ferro peptonizado	0,2 g
Tiossulfa de sódio	0,025 g
Ágar	3 g
Água destilada	1.000 mL

Obs.: Esse meio é utilizado para verificar a produção do indol e do ácido sulfídrico.

- Técnica

A inoculação da bactéria teste deve ser realizada com agulha esterilizada em meio de cultura semissólido em tubo (picagem profunda), conforme técnica descrita no Capítulo 6. Incubar a 35°C na presença do O_2 ambiente, por 24 a 48 horas.

■ Resultado

No momento da leitura, deve-se adicionar cinco gotas do reativo de Kovacs (p-dimetilamino-benzaldeído) e verificar o resultado do teste, observar a mudança de coloração do meio de cultura (Figura 8.17).

Resultados	Reação	Interpretação
Positivo	Vermelho	Presença de indol
Negativo	Amarelo	Ausência de indol

Obs.: O anel será formado na superfície do meio e, às vezes, fica alaranjado em decorrência da presença de escatol.

■ Interpretação

No teste positivo, a presença do indol no meio de cultivo é revelada pela adição do reativo de Kovacs, ocorrendo, então, a seguinte reação química: o p-dimetil-amido-benzaldeído liga-se à molécula do indol, produzindo um composto quinoidal de coloração vermelha, evidenciado pela formação de um anel na camada alcoólica superficial do meio. A reação de cor, na realidade, ocorre em virtude da reação dos grupos CH_2 do anel pirrólico da molécula do indol com o aldeído que, em um meio ácido, forma uma quinona.

O teste negativo fica amarelo, que é a cor do reativo de Kovacs.

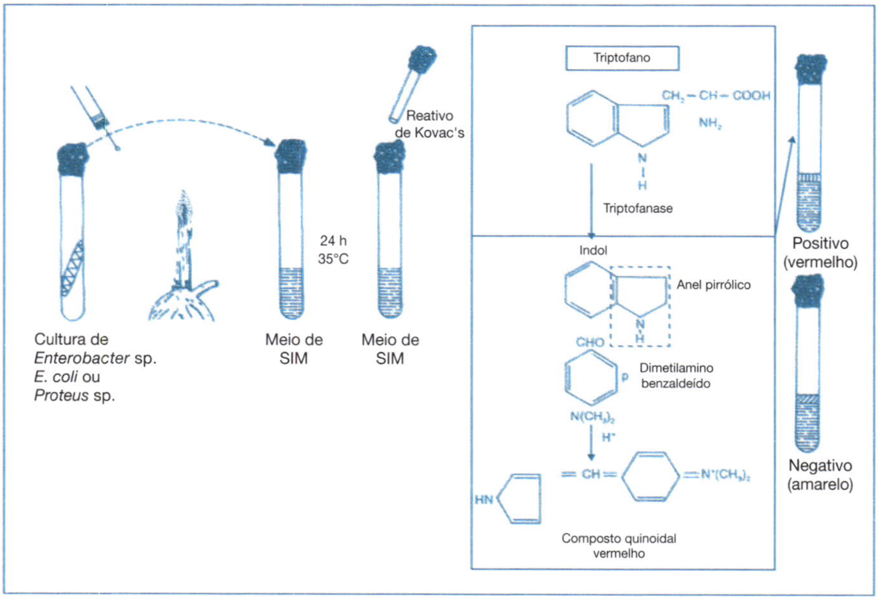

Teste de SIM – produção de ácido sulfídrico

■ Princípio

Determina a liberação de ácido sulfídrico (H_2S) pela bactéria, por ação enzimática, em aminoácidos sulfurados e tiossulfato de sódio, produzindo uma reação visível de cor negra.

■ Bases bioquímicas

As bactérias podem metabolizar aminoácidos que contêm enxofre (cisteína) ou degradar o tiossulfato de sódio (substrato) em um ambiente ácido com produção de gás sulfídrico, que é incolor. Esse gás reage com íons férricos presentes no meio, dando como produto sulfeto ferroso, que é um composto insolúvel, responsável pela coloração negra.

$$\text{Cisteína} + H_2O \xrightarrow[\text{fidrilase}]{\text{cisteína dissul-}} \text{ácido pirúvico} + \text{ácido sulfídrico} + \text{amônia}$$

$$4H^+ + 4\ e + \text{tiossulfato de sódio} \xrightarrow[\text{redutase}]{\text{tiossulfato}} \text{sulfito} + \text{ácido sulfídrico}$$

$$\text{Gás de ácido sulfídrico} + \text{íons férricos} \longrightarrow \text{sulfeto ferroso (precipitado negro)}$$

■ Composição do meio

(Meio de cultura SIM – ver composição no teste anterior).

■ Técnica

A inoculação da bactéria teste deve ser realizada com agulha esterilizada em meio de cultura semissólido em tubo (picagem profunda), conforme técnica descrita no Capítulo 6. Incubar a 35°C na presença do O_2 ambiente, por 24 a 48 horas.

■ Resultado

No momento de verificar o resultado do teste, observar a mudança de coloração do meio de cultura (Figura 8.17).

Resultados	Cor do meio	Interpretação
Positivo	Negro	Presença de H_2S
Negativo	Amarelo	Ausência de H_2S

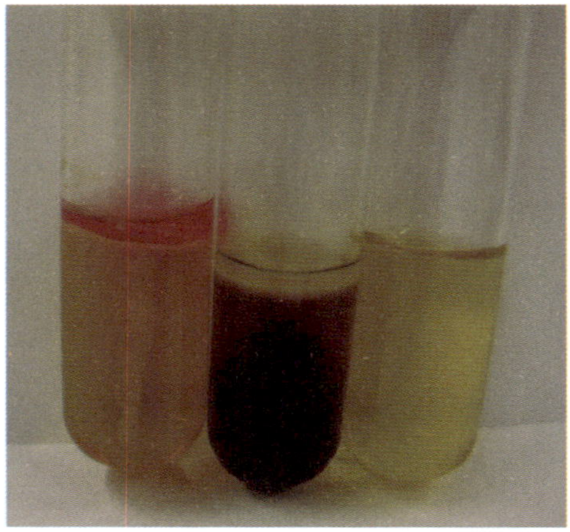

Figura 8.17 – Meio de cultura SIM. Indol resultado positivo – bactéria que contém a enzima triptofanase (halo vermelho); resultado negativo – bactéria que não contém a enzima triptofanase (halo amarelo). Ácido sulfídrico resultado positivo – bactéria que contém a enzima cisteína dissulfidrilase (negro); resultado negativo – bactéria que não contém a enzima cisteína dissulfidrilase (amarelo).

■ Interpretação

O teste positivo de cor negra significa que a bactéria contém a enzima cisteína dissulfidrilase ou tiossulfato redutase, que age sobre os substratos específicos, produzindo gás ácido sulfídrico, o qual reage com íons férricos presentes no meio, produzindo sulfeto ferroso, que precipita uma coloração negra.

No teste negativo, o meio de cultura permanece amarelo, porque não existe ácido sulfídrico para reagir com íons férricos.

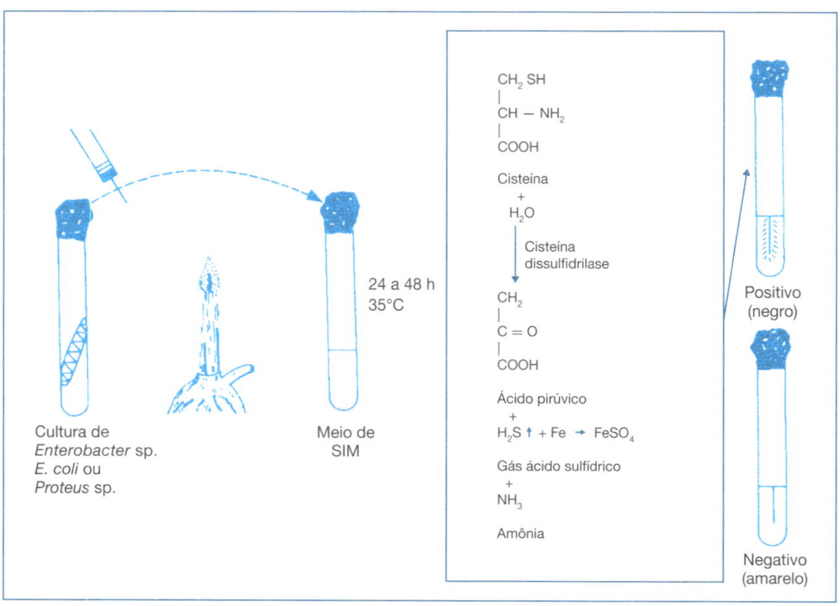

Teste de hidrólise da ureia

■ Princípio

Determina a habilidade de uma bactéria em hidrolisar a ureia, pela enzima urease, com a formação de duas moléculas de amônia.

■ Bases bioquímicas

O substrato ureia é uma diamina do ácido carbônico, sendo frequentemente referida como uma carbamida. A hidrólise da ureia é catalisada por uma enzima específica, a urease, produzindo duas moléculas de amônia (NH_3). Em solução, a hidrólise da ureia fornece como produto final o carbonato de amônia.

$$(H_2N)_2C = O + 2H_2O \xrightarrow{\text{urease}} CO_2 + H_2O + 2NH_3 \rightleftarrows (NH_4)_2CO_3$$

A urease é uma importante enzima relacionada com a decomposição microbiana de compostos orgânicos. Ela é considerada uma enzima constitutiva, pois é sintetizada pela bactéria na presença ou ausência do substrato ureia.

■ Composição do meio

Ureia ágar base – Christensen

Peptona .... 1 g
Glicose .... 1 g
Cloreto de sódio .... 5 g
Fosfato dipotássio .... 2 g
Vermelho de fenol .... 0,012 g
Ágar .... 12 g
Água destilada .... 1.000 mL

Obs.: A ureia é acrescentada após esterilização por filtração.

■ Técnica

A inoculação da bactéria teste deve ser com alça em anel esterilizada em meio de cultura em ágar inclinado, conforme técnica descrita no Capítulo 6. Incubar a 35°C na presença do O_2 ambiente, por 18 a 24 horas.

■ Resultado

No momento de verificar o resultado do teste, observar a mudança de coloração do meio de cultura (Figura 8.18).

Resultados	Cor do meio	Interpretação
Positivo	Rosa	Meio alcalino
Negativo	Amarelo	Ácido

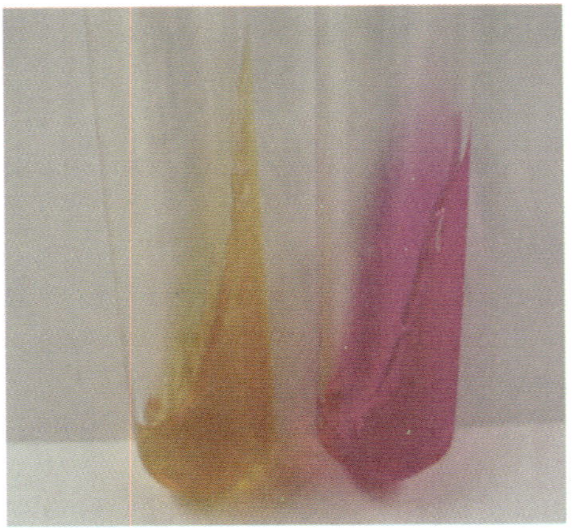

Figura 8.18 – Teste da de hidrólise da ureia. Resultado positivo – bactéria que contém a enzima urease (rosa); resultado negativo – bactéria que não contém a enzima urease (amarelo).

Interpretação

O teste positivo (rosa escuro) significa que a bactéria contém a enzima urease, que hidrolisa a ureia em amônia, alcalinizando o meio e virando o indicador de pH vermelho de fenol de amarelo (pH 6,8) para rosa escuro (pH 8,0).

No teste negativo, o meio permanece amarelo, mas com crescimento, porque a bactéria se utiliza da peptona presente no meio.

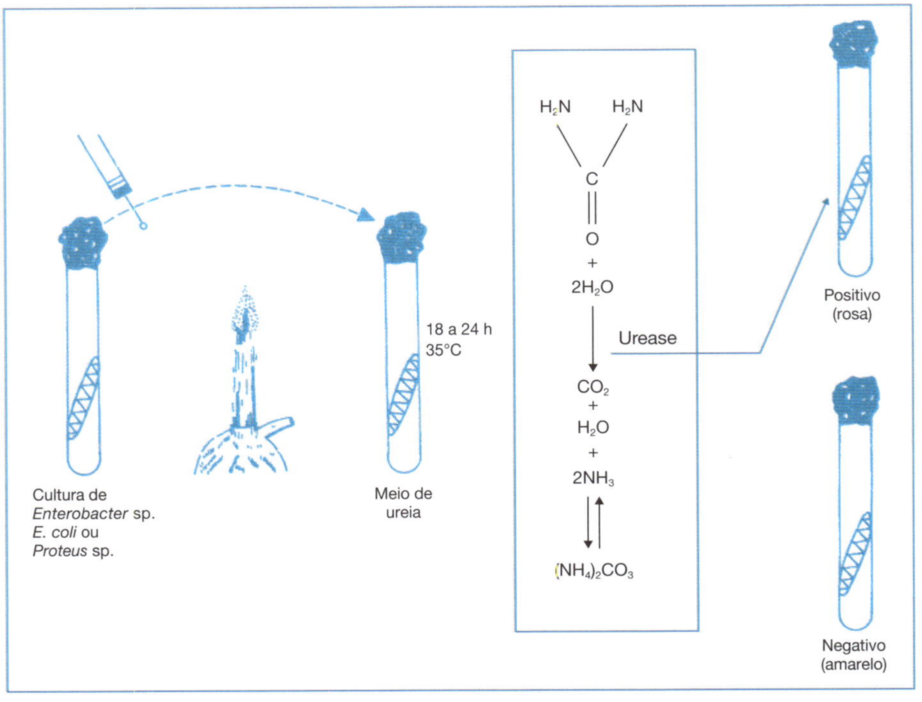

RESULTADOS E INTERPRETAÇÕES

Resultados

Observar os resultados obtidos nos testes realizados e registrá-los no quadro a seguir.

Teste	Lactose	Glicose OF	Glicose	V.M.	V.P.	Citrato	Lisina	Fenilalanina	Indol	H_2S	Ureia
Resultado											

Interpretações

A análise do perfil bioquímico das bactérias é de grande valia na identificação do gênero/espécie das bactérias da ordem *Enterobacteriales*, pois esses testes são designados para detectar presença de enzimas, e cada espécie bacteriana apresenta enzimas diferentes.

REVISÃO DO CAPÍTULO

Questões a serem exploradas

1. Liste quatro produtos que podem ser produzidos a partir do ácido pirúvico por uma bactéria que realiza fermentação.
2. Cite exemplos de bactérias que são estudadas em microbiologia ambiental, microbiologia de alimentos e microbiologia humana com diferentes características metabólicas.
3. Situação-problema: uma mulher previamente saudável de 25 anos chegou à sala de emergência relatando que, 24 horas após ter comido um hambúrguer malcozido em um restaurante de *fast-food*, apresentou quadro de diarreia sanguinolenta e dor abdominal difusa com náuseas e vômito. No entanto, não apresentou doença intestinal inflamatória e o exame retal revelou fezes aquosa com sangue.
   a. Indique quatro gêneros da ordem *Enterobacteriales* que podem causar doença intestinal.
   b. Indique dois gêneros que podem causar colite hemorrágica.
   c. Indique cinco grupos de *E. coli* que causam enterite e descreva a virulência de cada um desses grupos.
4. Descreva o princípio e as bases bioquímicas de dois testes bioquímicos que podem ser utilizados na identificação de bactérias no laboratório.

TESTE SEU CONHECIMENTO COM QUESTÕES DE MÚLTIPLA ESCOLHA

Assinale a alternativa correta:

1. **O meio de cultura SIM é utilizado para analisar presença de enzimas que atuam no metabolismo de aminoácidos de algumas bactérias. São elas: ( )**
   a. Catalase e urease.
   b. Lactase e triptofanase.
   c. Fenilalanina desaminase e cisteína dissulfidrilase.
   d. Triptofanase e cisteína dissulfidrilase.

2. **Para o estudo do metabolismo realizado por bactérias em substratos que fornecem carbono, pode-se utilizar: ( )**
   a. Teste de hidrólise da ureia.
   b. Teste de utilização do citrato.
   c. Teste de desaminação da fenilalanina.
   d. Teste de produção de ácido sulfídrico.

3. **Na análise do perfil bioquímico das bactérias da ordem *Enterobacteriales*, para identificação em gênero/espécie, geralmente utiliza-se o teste de vermelho de metila (VM) e o teste de Vogues Proskauer (VP). Nesses testes verifica-se, respectivamente: ( )**
   a. Presença de ácido fenilpirúvico e acetoína.
   b. Presença de grande quantidade de ácidos e acetoína.
   c. Presença de acetato e formato.
   d. Grande quantidade de ácidos e cadaverina.

4. **O teste da glicose determina a capacidade de uma bactéria fermentar a glicose incorporada a um meio base, podendo produzir ácido ou ácido com gás. Esses resultados podem ser visualizados por : ( )**
   a. Cor do meio amarelo com presença de bolhas.
   b. Cor do meio vermelho com presença de bolhas.
   c. Cor do meio amarelo com ausência de bolhas.
   d. Cor do meio vermelho com ausência de bolhas.

5. **O teste da glicose OF pode apresentar os seguintes resultados: ( )**
   a. Tubo aberto amarelo e tubo fechado verde: indica bactéria anaeróbia.
   b. Tubo aberto verde e tubo fechado verde: indica bactéria anaeróbia facultativa.
   c. Tubo aberto verde e tubo fechado amarelo: indica bactéria aeróbia.
   d. Tubo aberto amarelo e tubo fechado verde: indica bactéria aeróbia.

9 Ação Antimicrobiana de Agentes Físicos

OBJETIVOS DE APRENDIZAGEM

1. Definir esterilização, pasteurização e desinfecção.
2. Diferenciar os métodos de esterilização por agentes físicos.
3. Discutir os mecanismos de ação dos agentes físicos utilizados nos experimentos.
4. Monitorar a atuação da esterilização por vapor sob pressão.
5. Realizar esterilização por vapor sob pressão e radiação ultravioleta.

INTRODUÇÃO

O controle microbiano por agentes físicos pode ser realizado por esterilização, pasteurização e desinfecção.

A esterilização consiste em destruir e/ou remover todos os organismos vivos, (incluindo os endósporos), mas não significa necessariamente a destruição de todas as suas enzimas, produtos metabólicos e toxinas. Atua também em vírus, viroides, virusoides e príons.

Não existem graus de esterilidade, pois é um processo absoluto que pode ser realizado por agentes físicos ou químicos.

A pasteurização é um método físico que somente reduz o número de micro-organismos pela exposição breve à temperatura alta, sendo utilizada, principalmente, em indústria de alimentos.

O processo de desinfecção consiste na inativação ou redução dos micro-organismos na forma vegetativa (não apresenta ação esporicida), presentes em material inanimado. Na desinfecção podem ser utilizados agentes físicos e químicos, os quais eliminam a potencialidade infecciosa do objeto, superfície ou local tratado. No entanto, a desinfecção por agentes químicos é realizada por desinfetantes, cuja atuação será tratada no capítulo posterior.

O controle da multiplicação bacteriana ocorre por duas maneiras: *inibição* e *morte*. No primeiro caso, os agentes utilizados têm capacidade de inibir a multiplicação, determinando o bloqueio de uma (ou conjunto) função fisiológica. No segundo caso, a ação do agente determina a perda irreversível da capacidade de reprodução. Esta é, portanto, a diferença fundamental entre os mecanismos de ação *microbiostática* e *microbicida*, respectivamente. Um fato importante é que a microbiostase é perfeitamente reversível, desde que a inibição verificada não tenha sido prolongada a ponto de as células irem morrendo gradativamente. Há vários fatores que interferem na morte de uma população microbiana; portanto, é errôneo concluir que todos os micro-organismos são mortos instantaneamente. Os métodos por agentes físicos utilizados no controle de micro-organismos estão descritos no Quadro 9.1.

Quadro 9.1. Métodos por agentes físicos utilizados no controle de micro-organismos

Métodos	Concentração ou nível
Calor seco – Estufas – Flambagem	 171°C por 1 hora ou 160°C por 2 horas Contato direto com a chama
Calor úmido – vapor sob pressão – Autoclave	121°C ou 132°C por diferentes intervalos de tempo (príons – 134°C por 18 minutos sob pressão de 2,3 Bar ou 230 KPa em autoclave pré-vácuo classe B, como recomendam a Organização Mundial de Saúde (OMS)
Calor úmido – pasteurização	63°C por 30 minutos (método lento) 73°C por 15 segundos (método rápido) São processos que reduzem o número de micro-organismos 140°C a 141°C (1 a 5 segundos) e imediatamente resfria-se (esterilização-UHT)
Baixas temperaturas – Refrigeração	0°C a 7°C (há crescimento de alguns micro-organismos)
Baixas temperaturas – Congelamento	–20°C (inibe o crescimento de micro-organismos) Nitrogênio líquido –179°C (ambos usados na preservação de micro-organismos)
Liofilização	A água é removida por alto vácuo em baixa temperatura (preservação de micro-organismos).
Filtração	0,22 a 0,45 micra de tamanho de poro: filtros Hepa (ar particulado de alta eficiência) – fluxo laminar
Radiação não ionizante – Ultravioleta	Exposição variável a um comprimento de onda de 254 nm
Radiação ionizante	Exposição variável a radiação de micro-ondas ou gama
Vibrações ultrassônicas	15.000 ciclos/segundo

Fonte: Black *et al.*, 2021; Murray *et al.*, 2017; Trabulsi; Alterthum, 2015; Tortora *et al.*, 2017; Barbosa; Gomez; Torres, 2018.

Os mecanismos de ação dos agentes físicos citados no controle microbiano estão expostos no Quadro 9.2.

Quadro 9.2. Mecanismos de ação dos agentes físicos usados para controle de micro-organismos

Métodos	Mecanismo de ação
Calor seco	Oxidação das moléculas
Calor úmido	Desnaturação das proteínas
Baixas temperaturas	Interrupção do metabolismo
Filtração	Remoção mecânica
Liofilização	Remoção da água a vácuo por congelamento rápido
Radiação não ionizante (ultravioleta)	Atua sobre o DNA
Radiação ionizante (raio gama)	Atua sobre o DNA
Vibrações ultrassônicas	Desnaturação das proteínas

Fonte: Black *et al.*, 2021; Murray *et al.*, 2017; Trabulsi; Alterthum, 2015; Tortora *et al.*, 2017; Barbosa; Gomez; Torres, 2018.

CALOR

A esterilização pelo calor é o método mais usado e prático, indicado para a maioria dos materiais, exceto aqueles sensíveis ao calor ou que consistam em substâncias químicas voláteis ou tóxicas.

Esse método depende basicamente da temperatura e do tempo de exposição. Quanto maior a temperatura, menor o tempo de exposição requerido. Na escolha do tempo de exposição levam-se dois fatores em consideração: *o tempo de penetração e o tempo de duração.* Ambos dependem da carga a ser esterilizada; quanto mais inacessível ou quanto menor a condutibilidade térmica do material, maior o tempo de penetração. O tempo de penetração é a duração para que a parte mais inacessível da carga atinja a temperatura de esterilização escolhida. O tempo de duração é o período de exposição à temperatura selecionada.

Quando se utiliza o calor como agente esterilizante há variações de resistência de organismo para organismo. Essas diferenças podem ser expressas por três parâmetros: *ponto de morte térmica*, que vem a ser a temperatura mais baixa capaz de matar todos os micro-organismos de uma dada espécie, em suspensão, em 10 minutos; *tempo de morte térmica,* que vem a ser o menor tempo capaz de matar todos os micro-organismos, em uma suspensão, em uma dada temperatura; e o *tempo de redução decimal (D),* que vem a ser o tempo expresso em minutos, no qual 90% da população dos micro-organismos é morta, em uma dada temperatura.

Quando uma população microbiana é aquecida, a redução do número de viáveis ocorre de forma exponencial. Por exemplo, se uma população inicial de 1 milhão de bactérias for aquecida e, após 1 minuto, for feita uma nova contagem de viáveis, serão encontradas 100 mil viáveis; no minuto seguinte, uma amostra revelará a presença de 10 mil indivíduos vivos e, assim, sucessivamente, até 6 minutos, quando não haverá probabilidade de se encontrar organismos vivos (Figura 9.1). A partir desse minuto, prosseguindo-se as contagens, minuto a minuto, há a probabilidade cada vez menor de se encontrar micro-organismos vivos. Do ponto de vista prático, um material será considerado estéril quando se trabalha na faixa de probabilidade de $1/10^{-6}$, ou seja, submetendo-se o material ao processo de esterilização. Após 12 minutos naquela temperatura, a probabilidade de se encontrar um organismo vivo é de 1 para 1 milhão. Essa consideração mostra que quanto maior o número inicial de organismos presentes, maior será o tempo necessário para a esterilização.

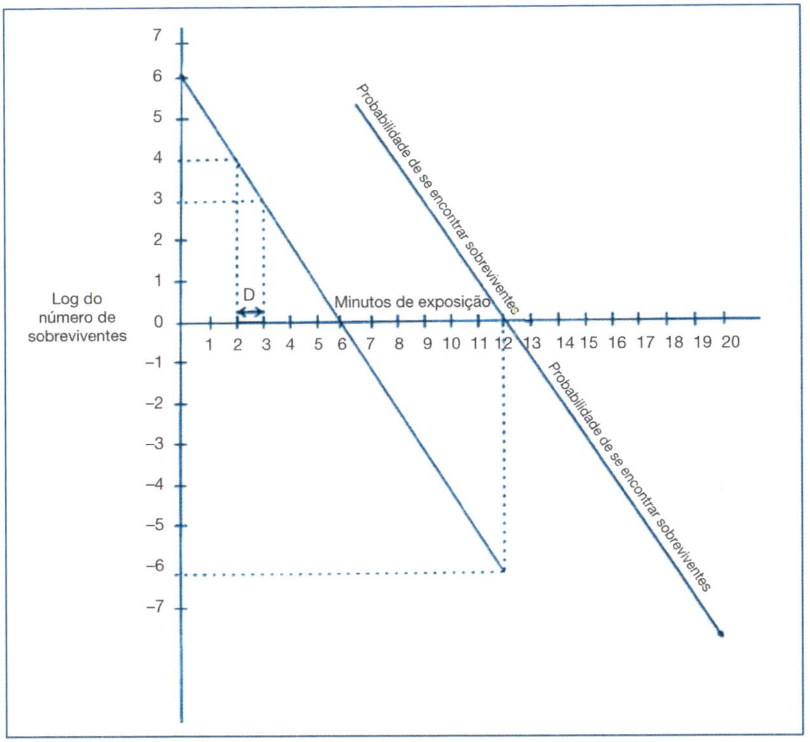

Figura 9.1 – Inativação de esporos durante o processo de esterilização empregando pressão de uma atmosfera e calor úmido a 121°C. Fonte: Trabulsi; Alterthum, 2015.

CALOR SECO

O ar quente em altas temperaturas leva os micro-organismos à morte por processo de oxidação. Entretanto, essa técnica para ser efetiva requer temperatura muito alta e tempo de exposição maior, porque a difusão do calor seco é lenta.

Flambagem

É a forma mais simples de esterilização por calor seco. Uma chama aberta é uma forma de calor seco usado para esterilizar alças de inoculação e bocas dos tubos de cultura. Consiste em colocar o material a ser esterilizado em contato direto com a chama, até que se torne rubro. Geralmente, utiliza-se o bico de Bunsen ou microincinerador de alças de inoculação para realizar o procedimento (Figura 9.2).

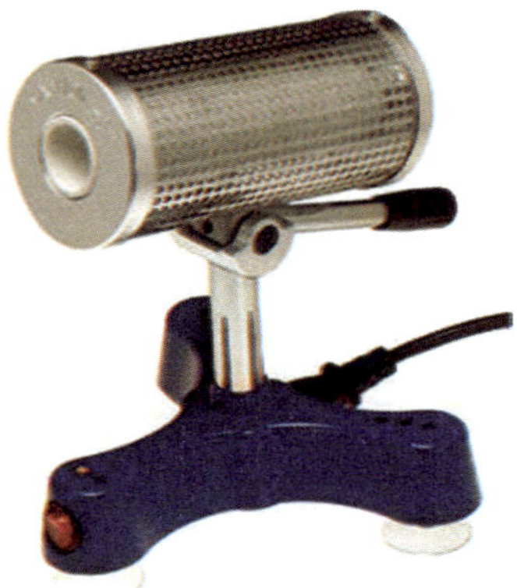

Figura 9.2 – Microincinerador elétrico. Fonte: Black *et. al.*, 2021.

Incineração

É um método de esterilização de caráter destrutivo, no qual são utilizadas temperaturas extremas para matar os micro-organismos. O processo de queima é realizado em incineradores e chega a atingir temperaturas acima de 1.000°C, reduzindo os materiais contaminados (papéis, restos de curativos, carcaças de animais, algodão, gases utilizados em hospitais, entre outros) a cinzas estéreis e inertes. Os gases liberados durante o processo de queima devem ser obrigatoriamente tratados por filtros, garantindo que o ar liberado para a atmosfera esteja com índices poluentes abaixo dos padrões permitidos, eliminando qualquer possibilidade de poluição ambiental.

Estufas – fornos

É um equipamento de metal, elétrico, cuja temperatura adequada para garantir a esterilização eficaz é de 171°C por 1 hora ou 160°C por 2 horas (Figura 9.3). As estufas são indicadas para esterilizar materiais que não devem ser autoclavados, como óleos, artigos metálicos que facilmente perdem o corte e devem ser afiados. O calor seco é inadequado para tecidos, plásticos, acrílicos e borrachas, em decorrência do efeito destrutivo das altas temperaturas. Os materiais e artigos a serem esterilizados por esse método podem ser envoltos em papel grau cirúrgico, papel crepado, poliamida, entre outros, ou colocados diretamente em caixa de metal.

O calor seco tem menor poder de penetração que o calor úmido, por isso utilizam-se temperaturas e tempos maiores, nos quais o material é aquecido por condução e por convecção. A efetividade do processo é monitorada com testes de endósporos do *Bacillus* sp., que é relativamente resistente à morte por ar seco.

A Agência Nacional de Vigilância Sanitária (ANVISA) publicou a RDC nº 15, de 15 de março de 2012, que dispõe sobre requisitos de boas práticas para o processamento de produtos de saúde e outras providências. Em seu Capítulo II, Secção IX, Art.92 coloca que não é permitido o uso de estufas para a esterilização de produtos para saúde.

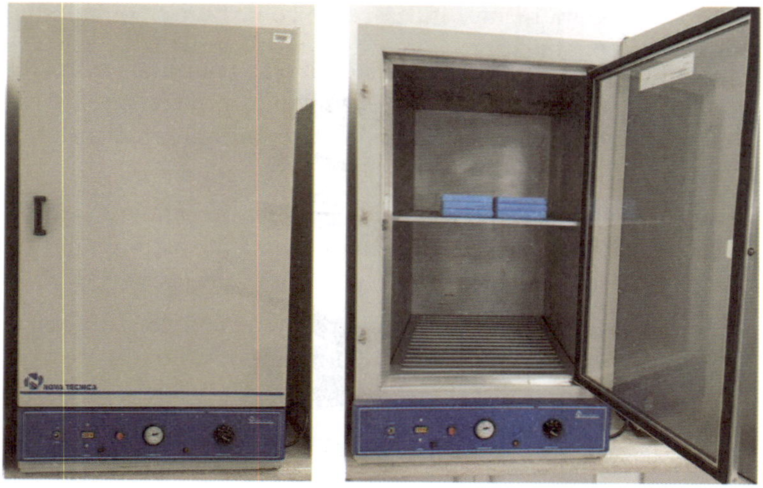

Figura 9.3 – Vista externa e interna de uma estufa. Fonte: Laboratório de Microbiologia, PUC-Campinas.

CALOR ÚMIDO

A esterilização empregando-se o calor úmido é mais eficiente que o calor seco, por apresentar boa penetrabilidade, em virtude da pressão com a qual o vapor é injetado na câmara e, desse modo, o tempo gasto para esterilizar é menor. Seu modo de ação leva à desnaturação das proteínas; a presença de moléculas de água ajuda a romper as pontes de hidrogênio e outras interações fracas que mantêm as proteínas em suas conformações tridimensionais, e também pode romper os lipídios das membranas.

Água fervente

Considera-se a água fervente um método de desinfecção, pois mata apenas os micro-organismos em sua forma vegetativa. Os materiais contaminados expostos a esse processo não serão esterilizados porque os endósporos bacterianos permanecem viáveis.

Pasteurização

A pasteurização é um método que não esteriliza, porém reduz o número de micro-organismos pela exposição breve a uma temperatura alta. Há três modos de se realizar a pasteurização:

- UHT (*ultra-high temperature*) – ultra-alta temperatura: 140°C a 141°C/21 a 5 segundos e resfria-se imediatamente.
- HTST (*high temperature, short time*) – alta temperatura: 73°C/15 segundos.
- LTH (*low temperature heating*) – baixa temperatura: 63°C/30 minutos.

Vapor sob pressão

Vapor sobre pressão é o processo de esterilização realizado em aparelhos denominados *autoclaves* (Figuras 9.4 a 9.6). É o método preferencial de esterilização, desde que os materiais a serem esterilizados não sofram alterações por calor ou umidade.

O vapor sob pressão tem efeito letal sobre as células vegetativas e esporuladas das bactérias, como também sobre leveduras, fungos filamentosos, todos os tipos de vírus, príons (autoclaves classe B com pré-vácuo) e outros parasitas.

A taxa de extermínio desses organismos durante um processo de esterilização em autoclave é rápida, mas é influenciada pela temperatura e duração do processo, pelo tamanho da autoclave, pela taxa de vapor, pela densidade e tamanho da carga (quantidade de material que é colocado no interior da autoclave).

O tempo do ciclo de esterilização sofre variação, de acordo com a pressão e a temperatura, e pode ser: 121°C a 124°C em 1,0 atmosfera com 15,0 psi por 20 minutos; 126°C a 129°C em 1,4 atmosfera com 20,0 psi por 10 minutos; 132°C a 134°C em 2 atmosferas com 29,4 psi por 6 minutos. O termo psi significa *pound per square inch* (libras por polegada quadrada). Para destruição de príons utiliza-se pressão de 2,3 Bar (equivale a 33,3587 libras por polegada quadrada ou psi) a uma temperatura de 134°C por 18 minutos, como recomendam a Organização Mundial da Saúde (OMS) e a Norma Internacional EN – 13060:04. Nesse procedimento, é o aumento da temperatura, e não o aumento da pressão, que mata os micro-organismos.

Existem vários tamanhos e tipos de autoclaves, como autoclave gravitacional e autoclave com sistema a vácuo, que diferem entre si pela forma como o ar residual é retirado do aparelho.

Na *autoclave gravitacional* o ar é removido por gravidade e sai por uma válvula na parte inferior da câmara, à medida que o vapor é injetado. O aquecimento é feito de fora para dentro, é um processo lento e permite a permanência de ar residual. Após a autoclavação, o material é seco na própria autoclave. De acordo com a ANVISA – Resolução RDC nº 15, de 15 de março de 2012, Capítulo II, Seção IX art. 93 a 91 – é proibido o uso de autoclave gravitacional de capacidade superior a 100 litros.

Na *autoclave com sistema de vácuo* o ar é previamente removido por vácuo. Quando o vapor entra, penetra instantaneamente nos artigos com ausência do ar residual. O vácuo pode ser feito por meio de uma bomba de sucção em um único pulso (alto vácuo) ou por meio de injeções e retiradas rápidas do vapor (alto vácuo com ciclo pulsátil).

A *autoclave classe B pré-vácuo* destina-se a esterilizar quaisquer materiais autoclaváveis, sejam sólidos, campo, borracha, articulado ou poroso. Há os testes Bowie & Dick, Helix e vácuo, e programa Príon que exigem rigorosos parâmetros, como três pré-vácuos, conjugação correta de temperatura-pressão e secagem a vácuo (porta fechada).

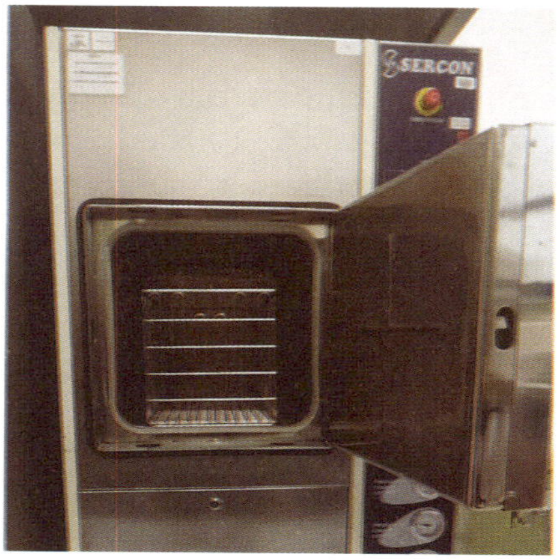

Figura 9.4 – Autoclave. Fonte: Laboratório de Microbiologia, PUC-Campinas.

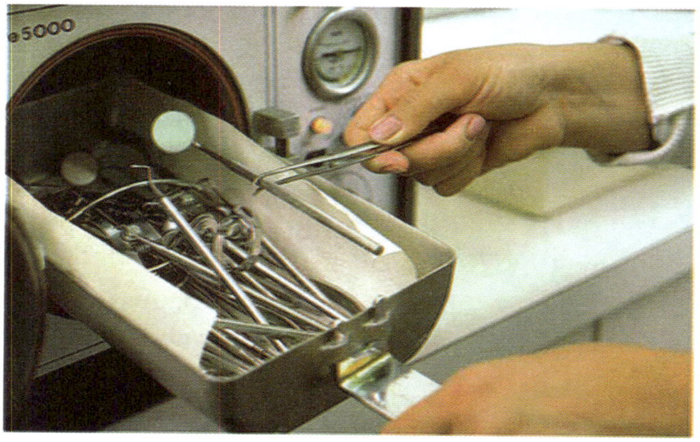

Figura 9.5 – Uma pequena autoclave de bancada. Fonte: Black *et al.*, 2021.

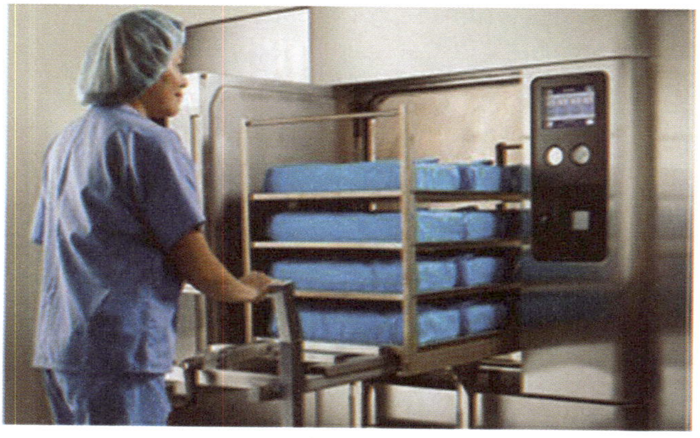

Figura 9.6 – Grande esterilizador a vapor automático. Controles de toque de alta resolução, 12 ciclos programáveis, incluindo um ciclo vapor-jato-pressão-pulso opcional, capacidade de acompanhamento por instrumento e sistema de controle remoto e conectividade de monitoramento de ciclo. Fonte: Black *et al.*, 2021.

O ciclo de esterilização pelo vapor sob pressão, compreende os itens a seguir:

- *Remoção do ar*: todo o ar da câmara de esterilização deve ser eliminado, pois a eficiência do processo está no contato do vapor saturado de água com o material ou instrumental. O ar residual constitui uma barreira à penetração do vapor nos pacotes.
- *Admissão do vapor*: período de exposição após a remoção do ar. Com a admissão do vapor sob pressão, inicia-se o período de exposição. O tempo de exposição é marcado quando a temperatura atinge aquela previamente estabelecida.
- *Tempo de penetração do vapor*: é o intervalo necessário para que a carga atinja a temperatura existente na câmara. Varia com relação à natureza dos materiais, às condições de acondicionamento, à disposição dos pacotes no interior da câmara e ao tipo de autoclave.
- *Tempo de esterilização*: é o menor tempo necessário para que haja destruição de todas as formas de vida microbiana. Leva mais tempo para o calor penetrar em um material viscoso ou sólido do que em um material fluido. O tempo necessário também depende do volume do material.
- *Intervalo de* confiança: é o período de segurança adicional, que se acrescenta ao ciclo, geralmente igual à metade do tempo de esterilização.
- *Exaustão do vapor e secagem*: a exaustão do vapor do interior da câmara é rápida na esterilização de tecidos e de artigos sólidos. A secagem da carga é obtida por aquecimento das paredes da câmara em atmosfera rarefeita ou por vácuo. Esta pode ser prejudicada se os pacotes ficarem encostados nas paredes, pela colocação de materiais de texturas diferentes no mesmo pacote e por defeitos do aparelho (Figura 9.7).

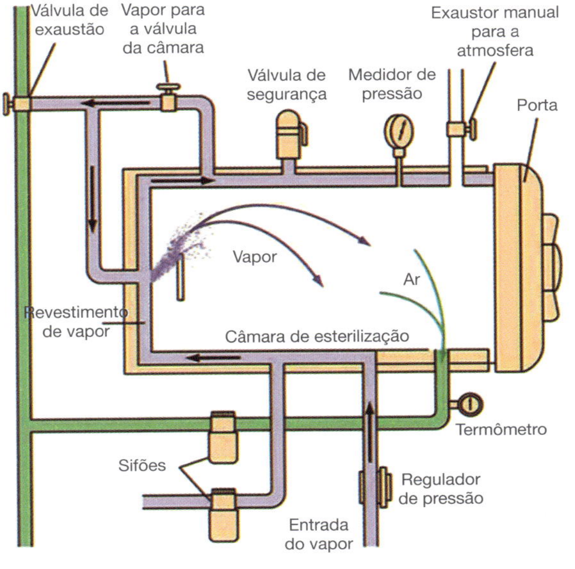

Figura 9.7 – Esquema demonstrando o funcionamento de uma autoclave. Fonte: Black *et al.*, 2021.

Para verificar a eficiência da autoclave e do processo de esterilização são utilizados *indicadores físicos, químicos e biológicos* que serão descritos na interpretação dos experimentos deste capítulo.

BAIXAS TEMPERATURAS

Baixas temperaturas também podem afetar os micro-organismos, pois reduzem sua taxa de reprodução ao diminuírem a velocidade das reações controladas por enzimas e, ainda, impedem a liberação de toxinas; porém, não matam muitos micro-organismos. São empregadas nos refrigeradores que têm efeito microbiostático.

O congelamento é mais drástico, causa a morte microbiana, mas não obrigatoriamente de toda população; desse modo, não pode ser caracterizado como um processo de esterilização. A temperatura de –20°C reduz o número de micro-organismos e, esta temperatura e a de –179°C, em nitrogênio líquido, inibem/interrompem o metabolismo, e são utilizadas na preservação de micro-organismos.

LIOFILIZAÇÃO

É um processo que consiste na dessecação de um material no estado congelado. É um método microbiostático, o qual não danifica os micro-organismos, em virtude de ser um congelamento rápido, que só permite a formação de minúsculos cristais de gelo nas células, de modo que os organismos sobrevivem a esse processo. Esse método é usado na preservação de culturas bacterianas que será descrito em capítulo posterior.

FILTRAÇÃO

A filtração é a passagem por meio de um filtro ou dispositivo coador. A esterilização por filtração exige o uso de filtros com poros extremamente pequenos. Nesse processo não há morte dos micro-organismos, mas sua remoção. O mecanismo de filtração pode ocorrer por meio de procedimentos simples, como o embuchamento da boca dos tubos de ensaio com tampão de algodão, de filtros de porcelana ou vidros sintéticos. As membranas filtrantes podem ser de grande variedade de materiais sintéticos. Aquelas fabricadas de nitrocelulose, são discos finos com poros que variam de 25 a 0,025 micra, as quais podem reter diferentes tipos de micro-organismos (Quadro 9.3).

Os filtros de membrana têm vantagens e desvantagens. Com exceção dos que têm os menores tamanhos de poros, não apresentam obstrução fácil e podem filtrar grandes volumes de líquidos com razoável rapidez. Podem ser autoclavados ou comprados já esterilizados. As desvantagens desses filtros de membrana são que muitos deles permitem a passagem de vírus e de alguns micoplasmas e que também podem absorver quantidades relativamente grandes do filtrado e introduzir íons metálicos no filtrado.

Quadro 9.3. Tamanho de poros das membranas filtrantes e micro-organismos filtráveis

Tamanho dos poros (µm – micra)	Partículas filtráveis
5	Leveduras, bactérias e vírus
3	Algumas leveduras, bactérias e vírus
1,2	Maioria das bactérias e vírus
0,45	Algumas bactérias e vírus
0,22	Vírus
0,10	Vírus de médio e pequeno tamanho
0,05	Pequenos vírus
0,025	Somente os menores vírus

Fonte: Black *et al.*, 2021.

Filtros de partículas do ar de alta eficiência (HEPA) são usados em sistemas de ventilação de locais nos quais o controle microbiano deva ser realizado e em capelas de fluxo laminar. Esses filtros removem quase todos os micro-organismos com diâmetros maiores de 0,3 micra. Os filtros utilizados são saturados com formalina antes de serem descartados (Figura 9.8 A e B).

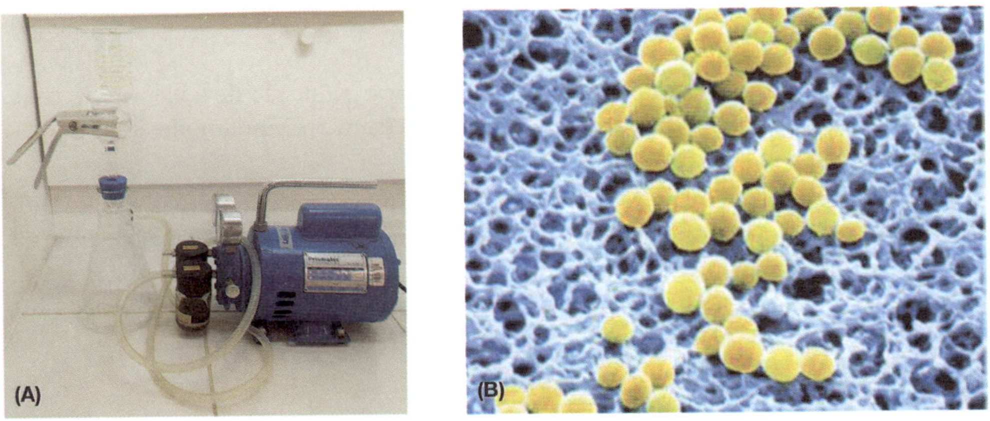

Figura 9.8 – (**A**) Conjunto de filtração *milipore*. (**B**) Microscopia eletrônica de varredura de *S. epidermidis* presa na superfície do filtro de *milipore* com membrana de poros com 0,22 micra. Fonte: (**A**) Laboratório de Microbiologia, PUC-Campinas; (**B**) Black *et al.*, 2021.

RADIAÇÃO

A esterilização por radiação constitui um método eficaz por meio de fontes de radiações ionizantes e não ionizantes.

A elevada competitividade da *radioesterilização* decorre das seguintes características: aumento desprezível da temperatura durante o processo; poder de penetração da radiação assegura esterilização de todo o volume do produto, seja na forma de sólido, líquido ou gel; os produtos podem ser esterilizados na embalagem final hermeticamente fechada.

Radiações ionizantes

As principais radiações ionizantes são raios X, raios gama ou feixes de elétrons de alta energia. A fonte mais usada são os raios gama de uma fonte de cobalto 60 ou feixes de elétrons de alta energia, gerados em aceleradores de partículas. São radiações ionizantes porque contêm energia para retirada dos elétrons das moléculas ionizando-as (formando íons). A principal molécula ionizada é a água, com a formação de radicais tóxicos que levam à perda de elétrons por várias moléculas assim como à formação de radicais livres. A ação mais prejudicial é no DNA, levando à morte celular. Assim, a ação microbicida se dá por modificações do DNA, alterações morfológicas no núcleo e citoplasma, alterações no metabolismo celular e na permeabilidade da membrana celular. A capacidade antimicrobiana é efetiva na bactéria em fase vegetativa, porém os endósporos bacterianos apresentam alta resistência.

Esse método é utilizado para materiais, como: termoplásticos, têxteis, metais, vidros que podem estar presentes em seringas e agulhas descartáveis, cateteres, implantes, placas de Petri, reagentes, meios de cultura, pinças etc. É indicado, principalmente, para materiais termossensíveis.

Os feixes de elétrons de alta energia contêm uma potência de penetração muito inferior, mas normalmente requerem apenas alguns segundos de exposição. O feixe, um fluxo concentrado, altamente carregado de elétrons, é gerado por aceleradores capazes de produzir raios contínuos ou pulsados.

Os raios X, os quais são de uma maneira similar à produção de feixes de elétrons, são semelhantes aos raios gama. Os raios gama penetram profundamente, mas podem requerer horas para realizar a esterilização.

A radiação ionizante é extremamente perigosa, por isso exige normas técnicas que regulamentem seu uso, o qual requer supervisão da Comissão Nacional de Energia Nuclear (CNEN), por meio da Norma CNEN nº 3.01, e da ANVISA, por meio da RDC nº 611 de 9 de março de 2022, que revogou a a RDC nº 440 de 18 de novembro de 2020 e a RDC nº 330 de 20 de dezembro de 2019.

Radiações não ionizantes

A luz ultravioleta (UV) é um agente físico cuja ação principal incide sobre o DNA, ocasionando a formação de dímeros de pirimidinas, timinas ou citosinas, adjacentes às cadeias de DNA. A ligação covalente das duas bases, na mesma fita, resulta no impedimento da ação da DNA polimerase.

A luz ultravioleta é especialmente efetiva na inativação dos vírus. Entretanto, em virtude dos mecanismos de reparo do DNA, ela mata menos bactérias do que se poderia esperar. Após o reparo do DNA, novas moléculas de RNA e de proteína podem ser sintetizadas para reposição das moléculas danificadas. Os endósporos, que se encontram no solo e ficam expostos à luz solar durante décadas, são resistentes ao dano da luz UV, por causa de uma pequena proteína que se liga a seu DNA. Isso modifica a geometria do DNA, desenrolando-o ligeiramente e, dessa maneira, tornando-o resistente aos efeitos da irradiação UV.

A irradiação UV tem sua melhor atividade microbicida em um comprimento de 254 nm, mas perde sua eficiência na presença de matéria orgânica e tem baixo poder de penetração, por isso seu uso é recomendado apenas em superfícies. Tem uso para desinfecção de salas, não atravessa sólidos, não penetra em vidro, tecido e papel. Perde a eficiência com o passar do tempo e deve ser monitorada frequentemente.

O uso da radiação UV para desinfecção de ambientes públicos e hospitalares é regido por meio da Nota Técnica nº 32/2021/SEI/COSAN/GHCOS/DIRE3/ANVISA Processo nº 25351.923277/2020-13, que revogou a Nota Técnica nº 82/2020, e apresenta orientações sobre avaliação de eficácia e segurança dos equipamentos emissores de luz UV com ação desinfetante.

Os equipamentos emissores de luz UV destinados à desinfecção de produtos para saúde são enquadrados como produtos para a saúde na classe de risco II e devem ser registrados na ANVISA. No entanto, os equipamentos usados em ambientes públicos e de superfícies em geral, com alegação de ação desinfetante e de efetividade contra o coronavírus Sars-Cov-2, causador da pandemia de Covid-19, são vistos de interesse à saúde humana, portanto as empresas que os produzem devem garantir sua eficácia e segurança, mas não são regularizados junto à ANVISA nos termos da Nota Técnica nº 82/2020 (Figura 9.9).

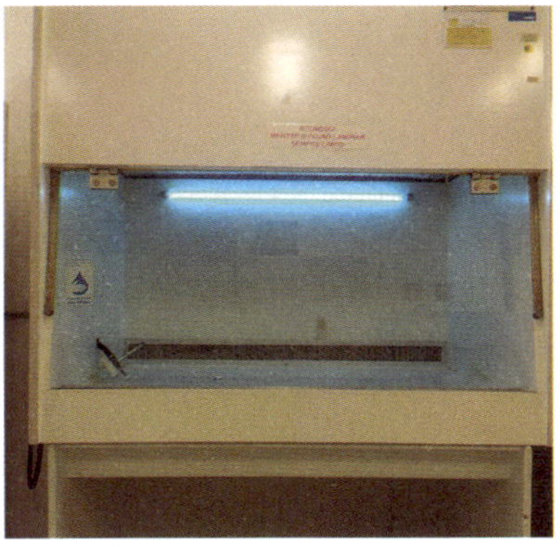

Figura. 9.9 – Cabine de fluxo laminar com ultravioleta. Fonte: Laboratório de Microbiologia, PUC-Campinas.

Radiação por micro-ondas

É a radiação com os maiores comprimentos de onda do espectro eletromagnético. As frequências são sincronizadas para combinar níveis de energia em moléculas de água. No estado líquido, as moléculas de água absorvem rapidamente a energia do micro-ondas, liberando-a para o material na forma de calor. Material que não contém água, portanto, permanece frio (como pratos de papel, porcelana ou plástico); desse modo, os endósporos bacterianos, que quase não contêm água, não são destruídos por micro-ondas.

O forno de micro-ondas caseiro não pode ser usado para esterilizar meios de culturas ou outras soluções utilizadas nos laboratórios de microbiologia. Entretanto, um forno de micro-ondas especializado pode ser utilizado para esterilizar meios em apenas 10 minutos. Esse forno contém 12 recipientes de pressão, cada um deles comportando

100 mL de meio. A energia do micro-ondas aumenta a pressão do meio no interior dos recipientes até alcançar as temperaturas de esterilização. Esse sistema chama-se MikroClave®, o qual foi projetado para a rápida esterilização de meios e soluções microbiológicas. Ao utilizar a energia do micro-ondas, ele pode esterilizar 1,2 L de meio em 6,5 minutos ou 100 mL em 45 segundos (Figura 9.10).

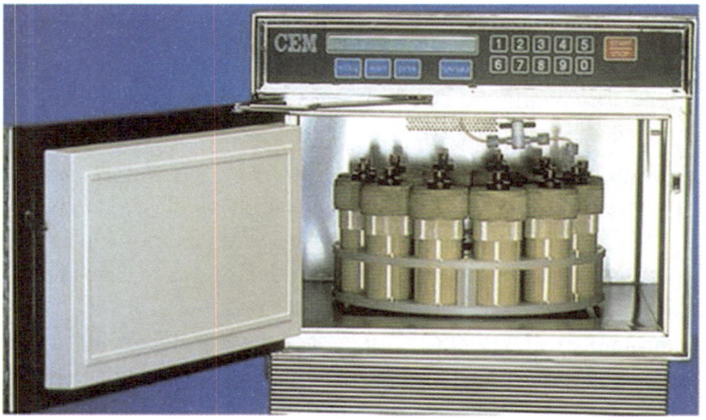

Figura 9.10 – Esterilização por micro-ondas – sistema MikroClave®. Fonte: Black *et al.*, 2022.

VIBRAÇÕES ACÚSTICAS

Ondas sônicas e ultrassônicas, na faixa audível, em grande intensidade, podem ter ação microbicida. No processo de limpeza pelo ultrassom (lavadoras ultrassônicas), o equipamento, por meio de um núcleo gasoso, gera bolhas minúsculas que se expandem até se tornarem instáveis e implodirem. Essa implosão gera as áreas de vácuo responsáveis pela limpeza. Quando associado à ação do detergente e do calor, o ultrassom possibilita a remoção da sujidade mais aderente, até nos locais em que a escovação manual não alcança (Figura 9.11).

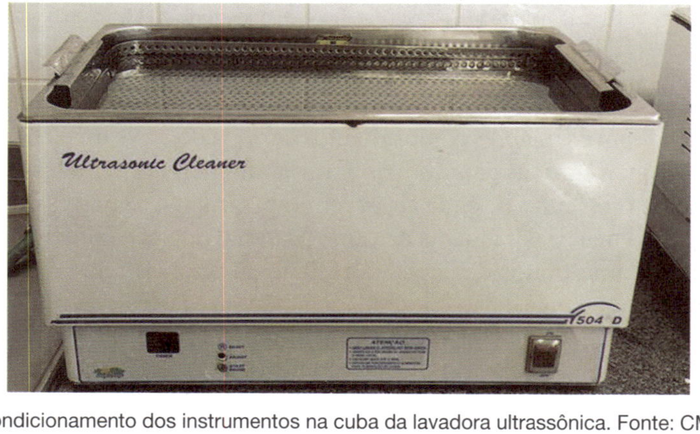

Figura 9.11 – Acondicionamento dos instrumentos na cuba da lavadora ultrassônica. Fonte: CME – Faculdade de Odontologia, PUC-Campinas.

MÉTODOS

Efeito do calor úmido sobre o crescimento bacteriano

Técnica do experimento da ação de água fervente em culturas bacterianas

- Procedimento

Realizar estrias com a alça em anel esterilizada a partir de uma suspensão de *E. coli* em placa de ágar nutriente, marcar tempo zero ($t = 0$) no fundo da placa e, em seguida, colocar o tubo com a suspensão de *E. coli* em água fervente por 5, 10 e 20 minutos. Após cada intervalo de tempo, realizar nova semeadura em diferentes quadrantes da superfície do meio ágar nutriente. Depois disso, incubar a 35°C, na presença de O_2 ambiente por 24 horas. Repetir as operações indicadas com uma cultura de *Bacillus* sp.

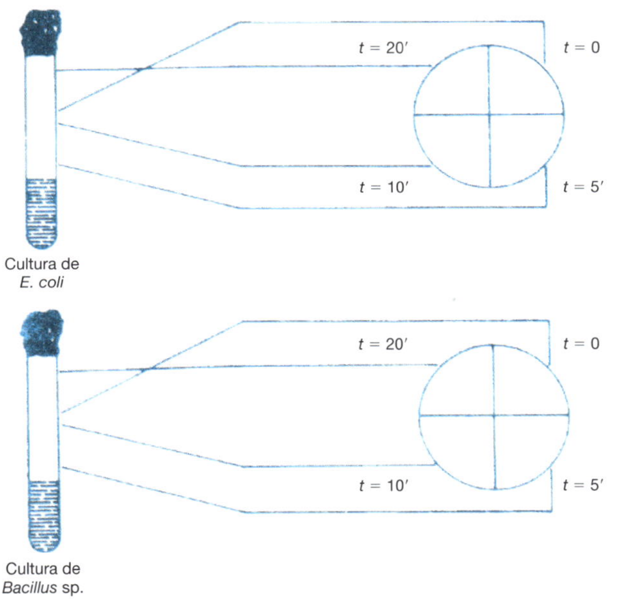

Técnica do experimento da ação do calor úmido em vapor sob pressão em culturas bacterianas

- Procedimento

Colocar uma cultura de *E. coli*, a qual foi previamente incubada por 24 horas, no interior de uma autoclave em temperatura de 121°C por 15 minutos. Após esse período, coletar uma alíquota da suspensão de *E. coli* e realizar estrias com a alça em anel esterilizada em um quadrante de uma placa de ágar nutriente, previamente dividida em dois quadrantes. Repetir as operações indicadas com uma cultura de *Bacillus* sp. e semear no outro quadrante da placa de ágar nutriente. Em seguida, incubar a 35°C, na presença de O_2 ambiente por 18 a 24 horas.

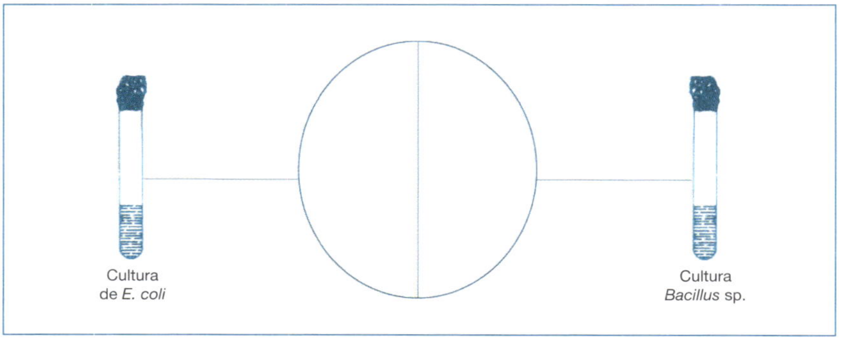

Técnica do experimento de esterilização de vapor sob pressão em artigo contaminado

Fazer escolha de artigos (pinças, tesouras etc.) de uso contínuo em laboratório de microbiologia ou de clínicas interdisciplinares associadas. Seguir os passos descritos a seguir. Iniciar pela técnica de limpeza para posterior esterilização em autoclave com embalagem apropriada.

- Procedimento
  - 1º Passo: Limpeza do material

A sujeira atua como um fator de proteção para os micro-organismos, pois age como uma barreira, impedindo o contato com o agente esterilizante. Para que os instrumentos contaminados possam ser esterilizados é necessário que estejam completamente limpos e secos. A limpeza é definida como o processo de remoção física da sujidade, sendo realizada com água, adicionada com detergente, de forma manual ou por ação de equipamento mecânico (lavadora ultrassônica).

Realizar o procedimento manual seguindo os itens a seguir:

a. Emergir o artigo em solução enzimática ou desincrostante, por 2 a 20 minutos para a remoção dos detritos orgânicos aderidos. Não é recomendada a utilização de detergente comercial de uso doméstico (aniônicos) para executar esse procedimento.

b. Preparar a solução enzimática de acordo com a instrução do fabricante. Normalmente, o material permanece imerso nessa solução por 20 minutos e, posteriormente, é removido com uma pinça.

c. Realizar a limpeza com uma escova de cerdas macias, sob água corrente (Figura 9.12). Essa escova utilizada para a lavagem deve ser desinfetada em imersão de glutaraldeído a 2% por 30 minutos.

d. Efetuar cuidadosos enxágues após a lavagem do material, para remoção completa de resíduos de detergente.

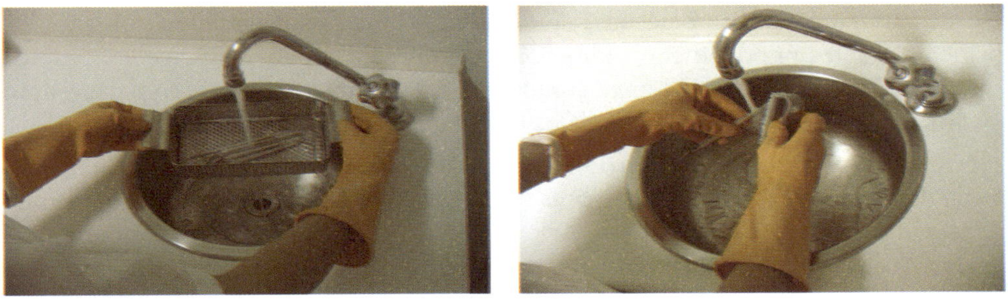

Figura 9.12 – Limpeza manual e enxágue dos materiais após limpeza mecânica. Fonte: Silva, *et al.*, 2009.

- 2º Passo: Secagem e inspeção

Depositar os instrumentos molhados em toalhas de papel absorventes sobre a bancada, para que o excesso de água seja absorvido, e secar com atenção.

Evitar que instrumentos molhados sequem naturalmente, pois os sais minerais da água, ao secar, ficam aderidos aos instrumentos, podendo danificá-los causando manchas, ferrugens e corrosões durante a esterilização.

Realizar a inspeção do artigo a fim de avaliar falhas na limpeza, pontos de corrosão e danos ou fraturas.

- 3º Passo: Embalagens e procedimentos para esterilização em autoclave

Colocar os materiais em envelopes que contenham em sua superfície o indicador químico e adicionar ao seu interior o integrador químico Comply® e, em seguida, fechar. Deve-se colocar um indicador biológico no pacote teste de cada carga. O Comply®, o indicador químico e o biológico são utilizados para monitorar a esterilização em autoclave e serão descritos posteriormente nesse capítulo (Figura 9.13).

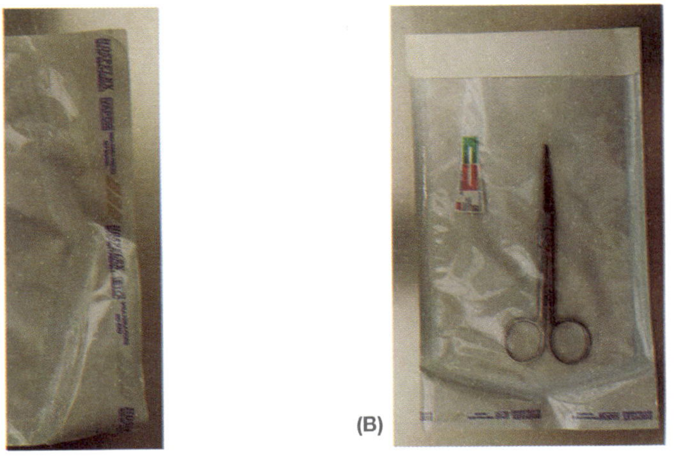

(A) (B)

Figura 9.13 – (**A**) Envelopes com indicador químico (cor rosa). (**B**) Envelope contendo material a ser esterilizado e integrador. Fonte: Laboratório de Microbiologia, PUC-Campinas.

Atualmente, para embalagens, são utilizados filmes transparentes, constituídos principalmente por polietileno, polipropileno, poliéster, náilon, PVC, acetato de fotocelulose, EVA e PETG. Esses filmes, compondo-se em uma embalagem com papel grau cirúrgico, apresentam a vantagem de permitir a visualização do conteúdo.

Tyvek® é um material produzido e patenteado pela DuPont, que consiste em uma folha de filamentos contínuos de fibras finas e interconectadas de polietileno de alta densidade, usada para confeccionar envelopes. O material suporta altas temperaturas, apresenta alta resistência à tração, perfuração e água e é excelente barreira microbiana. É compatível com a maioria dos processos de esterilização como vapor, óxido de etileno, peróxido de hidrogênio e radiação gama.

- 4º Passo: Preparação para realizar a esterilização em autoclave:
  a. Preencher a câmara com materiais que requerem o mesmo tempo de esterilização.
  b. Limitar as dimensões dos pacotes, não devendo ultrapassar 30 × 30 × 50 cm, com limite de peso entre 4 e 7 quilos.
  c. Carregar o aparelho, utilizando 2/3 de sua capacidade.
  d. Dispor os pacotes dentro da câmara de maneira homogênea na posição vertical, com as faces do papel grau cirúrgico voltados entre si, deixando espaço entre eles para facilitar a drenagem do ar, a penetração do vapor e a secagem eficiente. Evitar que os pacotes encostem no piso e nas paredes da câmara (Figuras 9.14 e 9.15).
- 5º Passo: Durante a esterilização em autoclave:
  a. Verificar rigorosamente as instruções do fabricante sobre o funcionamento do aparelho.
  b. Observar permanentemente os indicadores de temperatura e pressão.
  c. Não insistir na operação do aparelho quando houver qualquer indício de defeito.

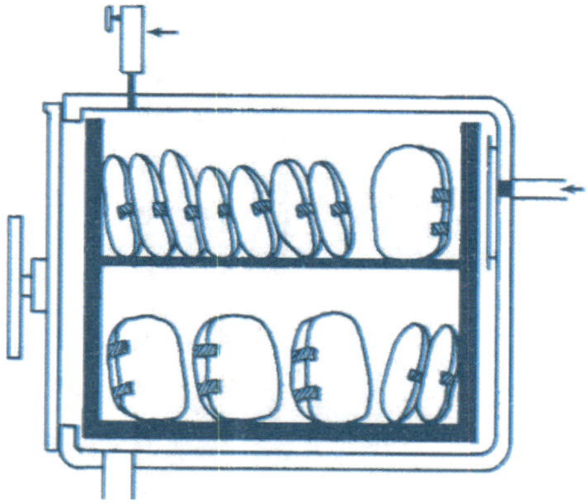

Figura 9.14 – Disposição vertical dos pacotes, deixando espaço entre eles. Fonte: Manual 3M, 2002.

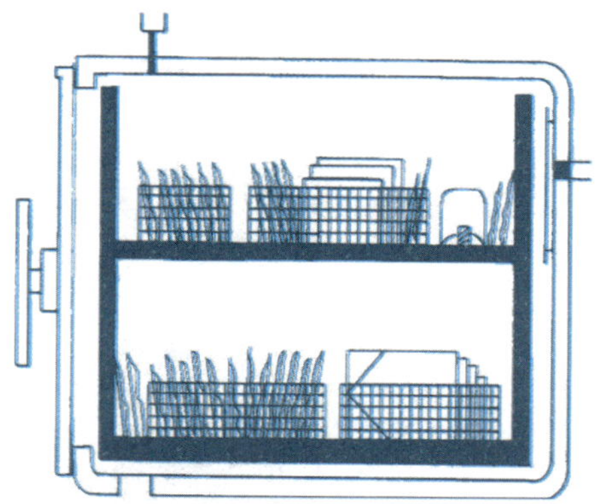

Figura 9.15 – Utilização de cestos aramados para facilitar disposição dos pacotes. Fonte: Manual 3M, 2002.

- 6º Passo: Após a esterilização em autoclave:
  a. Abrir a porta atendendo às especificações do equipamento e às instruções do fabricante.
  b. Não colocar os pacotes em superfícies metálicas (mesa, pia), pois nos pontos de contato, o vapor residual se condensa, tornando-os úmidos.
  c. Tomar cuidado para não romper as embalagens durante a retirada da autoclave e seu armazenamento.
  d. Registrar nos pacotes a data de esterilização e a data limite da validade da mesma.
  e. Verificar a alteração de cor da fita com indicador químico.

Técnica do experimento de realização do teste Bowie & Dick

O teste Bowie & Dick (B&D) constitui-se de uma folha teste, com indicador químico tipo II sem chumbo e sensível ao calor, posicionada dentro de um pacote, entre várias camadas de papel. Esse cenário simula uma situação real de uma carga com alto grau de dificuldade de penetração e esterilização, portanto opera com uma margem de segurança para qualificação da eficiência da autoclave testada. Indica-se realizá-lo no primeiro ciclo do dia da autoclave. De acordo com a Resolução RDC nº 15, de 15 de março de 2012, Capítulo II, Seção IX, art. 93, é obrigatória a realização de teste para avaliar o desempenho do sistema de remoção de ar (Bowie & Dick) da autoclave assistida por bomba de vácuo, no primeiro ciclo do dia.

- Procedimento
  - Ligar a autoclave e submetê-la a um ciclo completo e vazio. Em seguida, colocar o pacote teste na bandeja, sozinho, o mais próximo possível do dreno, dentro da câmara. Iniciar o ciclo, que poderá ser interrompido antes da fase de secagem e após o tempo determinado pela temperatura 134°C – 3,5 a 4 minutos.
  - Após realização do ciclo, verificar o resultado e fazer as interpretações decorrentes do processo.

Técnica do experimento do efeito da radiação ultravioleta sobre o crescimento bacteriano

Utilizar a câmara de fluxo laminar, a qual tem o ar tratado em decorrência de um fluxo forçado de ar que passa pela câmara irradiada por UV. A lâmpada contém luz de comprimento de onda de 260 nm.

- Procedimento
  - Realizar estrias com alça em anel esterilizada de cultura de *B. cereus* e de *E. coli*, em meio de cultura ágar nutriente, previamente dividida em dois quadrantes. Posteriormente, colocar a placa em câmara de fluxo laminar ligada e, em seguida, acender a lâmpada UV por 30 minutos. Durante essa exposição, ninguém deverá permanecer na sala.
  - Após esse período, retirar as placas que contêm as culturas da câmara de fluxo laminar, incubar a 35°C, na presença de O_2 ambiente por 18 a 24 horas.

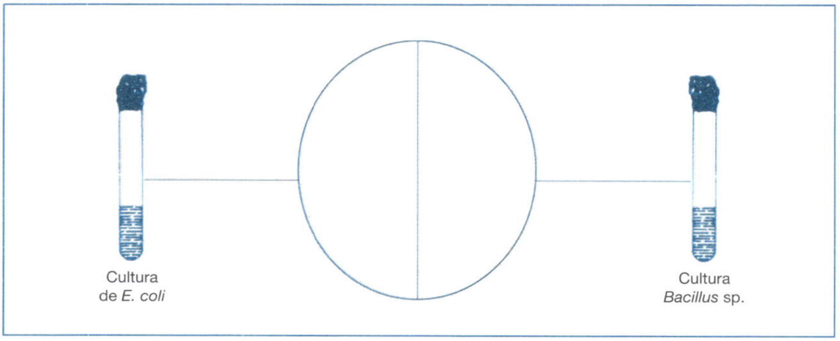

RESULTADOS E INTERPRETAÇÕES

Resultados da ação de água fervente em culturas bacterianas

Os resultados da ação de água fervente em culturas bacterianas são mostrados nas Figuras 9.16 e 9.17.

Micro-organismos	Aspecto do crescimento de micro-organismo – Tempo de exposição em água fervente			
	0	5 min	10 min	20 min
E. coli				
Bacillus sp.				

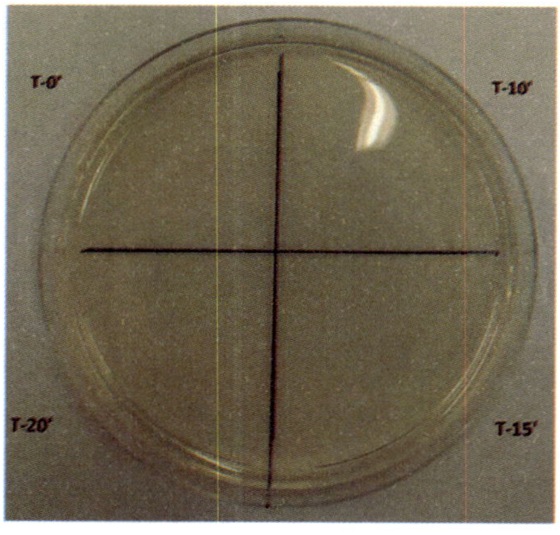

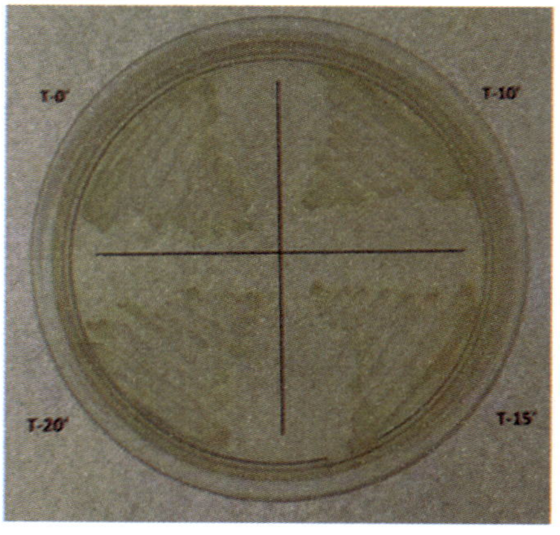

Figura 9.16 – Meio de cultura ágar nutriente não inoculado (à esquerda). Meio de cultura ágar nutriente inoculado com cultura *Bacillus* sp. após ser submetida à ação de água fervente nos diferentes intervalos de tempo e crescimento dessa cultura após incubação (à direita).

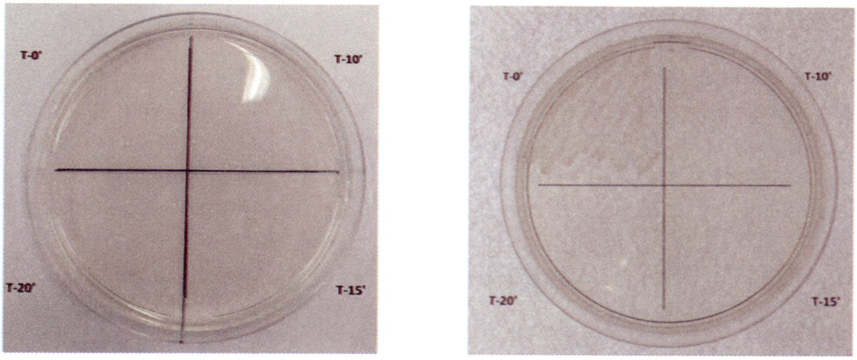

Figura 9.17 – Meio de cultura ágar nutriente não inoculado (à esquerda). Meio de cultura ágar nutriente inoculado com cultura de *E. coli* após ser submetida à ação de água fervente nos diferentes intervalos de tempo e crescimento dessa cultura após incubação (à direita).

Interpretações

Observou-se nesse experimento que o tempo de exposição e o tipo de micro-organismo influenciaram a ação do calor, pois quando utilizou-se a água fervente sobre uma cultura de bactérias que não realiza esporulação, verificou-se que ela não cresceu após cinco minutos de exposição; isto já não ocorreu com a cultura de bactérias capaz de esporular. Rever os conceitos de mecanismo de esporulação bacteriana descrito no Capítulo 4.

Resultados da ação do calor úmido em vapor sob pressão em culturas bacterianas

Os resultados da ação do calor úmido em vapor sob pressão em culturas bacterianas são mostrados na Figura 9.18.

Micro-organismos	Aspecto do crescimento após 121°C/15 minutos
E. coli	
Bacillus sp.	

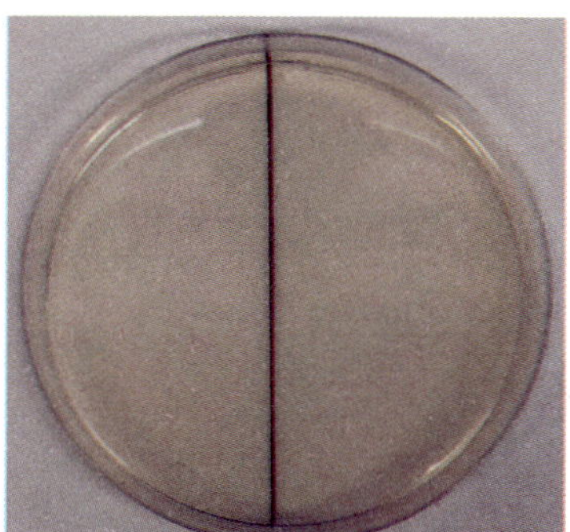

Figura 9.18 – Ausência de crescimento de *E. coli* e *Bacillus* sp. após serem submetidas à ação de vapor sob pressão – autoclave.

Interpretações

Observou-se, nesse experimento, que a ação do calor sob pressão após 15 minutos a 121°C não permitiu o crescimento de nenhuma das duas culturas. Portanto, a esterilização em autoclave é eficiente em destruir todas as formas de micro-organismos, tanto os não esporulados (*E. coli*), como os esporulados (*Bacillus* sp.). Rever o conceito de esterilização por vapor sob pressão descrito na introdução deste capítulo.

Resultados da esterilização de artigo contaminado em vapor sob pressão

Após a retirada dos envelopes da autoclave, verificar se o indicador químico foi alterado da cor clara para a cor escura e se o Comply® mudou de coloração branca para negra.

Retirar os indicadores biológicos da autoclave e incubar no Sistema Attest® da 3M ou no Sterikon® Bioindicador Merk para revelar, posteriormente, se os esporos foram ou não destruídos.

	Indicador químico	Integrador químico Comply®	Indicador biológico
Resultados			

Interpretações

A esterilização em vapor sob pressão bem-sucedida significa que o procedimento foi correto. Um dos fatores que influenciam a esterilização é a disposição dos envelopes no sentido vertical dentro da câmara, pois o vapor penetra sempre pela face permeável do envelope, que corresponde ao papel grau cirúrgico. Na esterilização em vapor sob pressão por gravidade, o vapor tende sempre a subir para depois descer. Para a esterilização ser eficiente deve-se monitorar o aparelho e o processo por meio dos indicadores, que são:

- *Indicadores físicos*: são responsáveis pelo monitoramento do aparelho, os quais estão localizados no painel frontal (Figura 9.19). São constituídos por manômetros, manovacuômetros, lâmpadas pilotos e termostatos, que servem para apontar as condições internas do esterilizador.

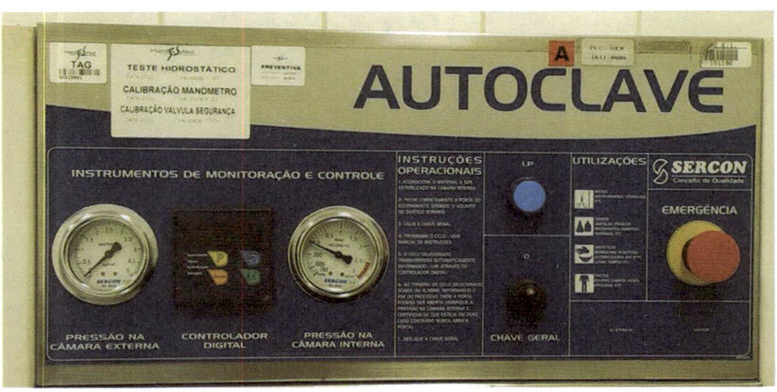

Figura 9.19 – Indicadores físicos da autoclave. Fonte: Laboratório de Microbiologia, PUC-Campinas.

- *Indicadores químicos*: servem para indicar imediatamente falhas no equipamento com relação à penetração do calor nas autoclaves, auxiliam na identificação dos pacotes e são responsáveis pelo monitoramento do processo. São tiras de papel impregnadas com tintas termocrômicas que mudam de cor quando expostas à temperatura pelo tempo recomendado pelo fabricante. Podem ser:
    - *Indicadores internos*: usados no interior do pacote/envelope, em locais de difícil acesso à penetração do vapor ou dificuldade de remoção do ar em autoclaves. Não devem ser utilizados como critério único de eficiência de esterilização; devem ser associados ao teste biológico.
    - *Indicadores externos*: são fitas impressas com tintas indicativas na parte externa dos envelopes ou aplicados em fita zebrada que alteram a coloração, quando submetidos às temperaturas de esterilização. Contudo, não podem ser utilizados como indicadores de esterilidade, pois são indicadores de processo. Esses indicadores facilitam a identificação dos pacotes que já passaram pelo processo de esterilização, evitando que pacotes não processados sejam utilizados. São chamados indicadores classe I e devem ser usados em todos os materiais a serem esterilizados (Figura 9.20).

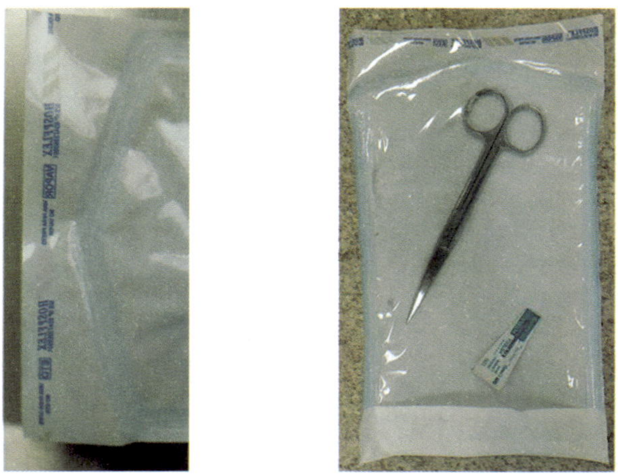

(A) (B)

Figura 9.20 – (**A**) Envelope com indicadores químicos externos após esterilização em autoclaves (cor cinza). (**B**) Envelope que contém material e integrador químico após esterilização em autoclave. Fonte: Laboratório de Microbiologia, PUC-Campinas.

    - *Integradores químicos:* são classificados como o mais alto nível de indicadores químicos e destinam-se a responder a todos os parâmetros da esterilização. São considerados indicadores químicos classe V. Além de um desempenho preciso, uma vantagem adicional dos integradores é que são "autoexplicativos". O integrador desenvolve uma coloração escura que se move para frente, percorrendo todo o caminho até a janela "ACCEPT" ou estacionando na janela "REJECT" (Figura 9.21).

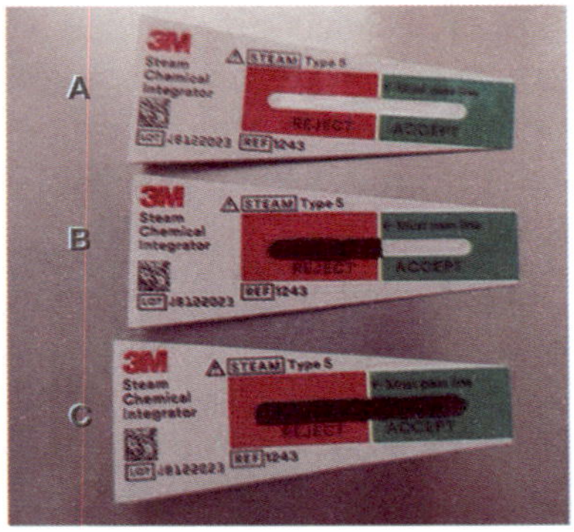

Figura 9.21 – Integradores químicos para autoclave: antes da esterilização (**A**); após a esterilização, quando não há penetração do vapor no pacote (**B**); e quando há penetração do vapor (**C**). Fonte: Laboratório de Microbiologia, PUC-Campinas.

- *Indicadores biológicos*: esses indicadores, encontrados na forma de tiras ou ampolas (Figura 9.22), são constituídos de uma suspensão de esporos bacterianos termorresistentes, que são bactérias termofílicas formadoras de esporos, capazes de sobreviver em temperaturas nas quais as proteínas são rapidamente desnaturadas. Os sistemas que contêm esporos do *Geobacillus stearothermophilus* são usados para ciclos de esterilização a vapor.

  O Sistema Attest® da 3M e o Sterikon® Bioindicador Merk atuam por meio da mudança de cor, exibindo o resultado em até 48 horas, dependendo da ocorrência de alteração do pH. Quando a esterilização é eficiente a coloração da ampola permanece inalterada; entretanto, se for ineficiente, a coloração se altera em virtude da viragem do indicador de pH em consequência da produção de ácidos a partir da metabolização de açúcares existentes no meio de cultura, indicando crescimento bacteriano.

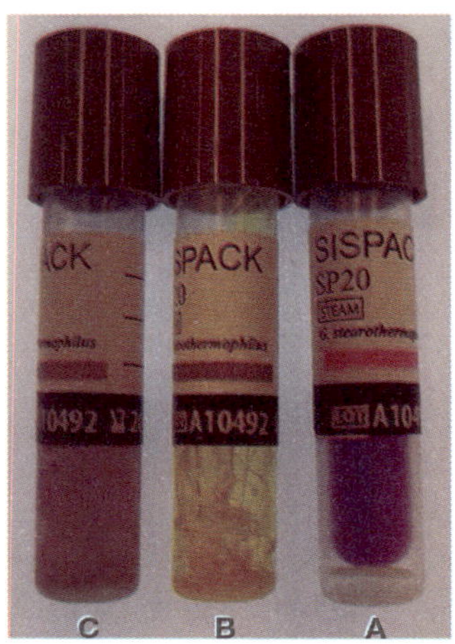

Figura 9.22 – Indicadores biológicos para autoclaves: antes da esterilização (**A**); após esterilização não efetiva, em que não ocorre a morte dos esporos bacterianos (**B**); após esterilização efetiva, em que ocorre a morte dos esporos bacterianos (**C**). Fonte: Laboratório de Microbiologia, PUC-Campinas.

O Sistema Attest® da 3M e o Sterikon® Bioindicador Merk são muito utilizados. Há, também, o Sistema Attest® de Leitura Rápida, que apresenta uma tecnologia diferenciada e possibilita a leitura de esporos por fluorescência, permitindo a mensuração da atividade enzimática no início do crescimento bacteriano (Figura 9.23). Esse sistema reúne indicadores biológicos autocontidos (papel impregnado com esporos e meio de cultura em um frasco) e uma incubadora/leitora automática (que indica o resultado por meio do simples acionamento de lâmpadas-piloto).

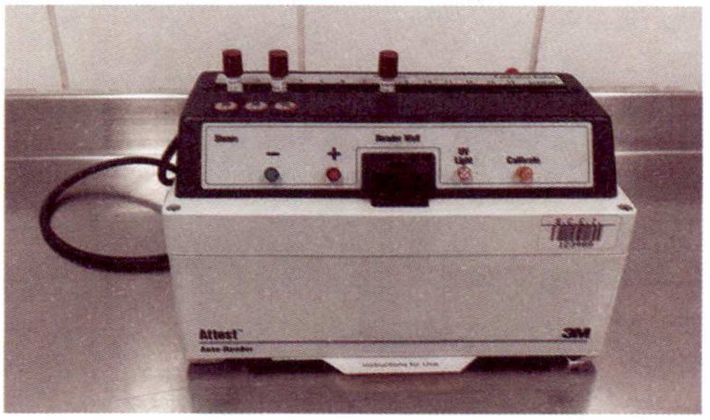

Figura 9.23 – Sistema Attest® de Leitura Rápida. Fonte: CME – Faculdade de Odontologia, PUC-Campinas.

Encontra-se disponível no mercado um *kit* que contém uma tira com endósporos e uma ampola de meio colocados dentro de um frasco de plástico mole. O frasco é colocado no centro do material a ser esterilizado e é autoclavado. Em seguida, a ampola interna é quebrada, liberando o meio sobre a fita que contém os endósporos e todo o recipiente é incubado. Se não for observado nenhum crescimento na cultura autoclavada, os esporos foram mortos e a esterilização é considerada efetiva. Pode-se acrescentar um corante indicador ao meio, que irá tornar-se colorido caso ocorra crescimento microbiano, em virtude do acúmulo de subprodutos ácidos. Esse método é mais rápido do que aguardar um crescimento suficiente para tornar o meio turvo.

Entre os três tipos de monitoração, o monitoramento biológico é o que mais comprova a esterilização, proporcionando um controle mais rigoroso do processo, pois é o único indicador capaz de certificar a morte efetiva dos micro-organismos. O Center for Disease Control (CDC) dos Estados Unidos e o Manual da ANVISA 2013 recomendam uma autoclavagem semanal de uma cultura que contém endósporos resistentes ao calor, como o *Geobacillus stearothermophilus*, para verificar o desempenho da autoclave.

Resultado do teste de Bowie & Dick

Realizar a leitura do teste indicando:

- **Teste positivo:** quando a folha teste apresenta falhas na revelação, que é observada por uma mudança incompleta na coloração, geralmente no centro da mesma.
- **Teste negativo:** quando a mudança na coloração da folha for uniforme em toda a sua extensão, demonstrando que não há ar residual.

O resultado do teste de Bowie & Dick é mostrado na Figura 9.24.

	Resultado positivo	Resultado negativo
Resultados		

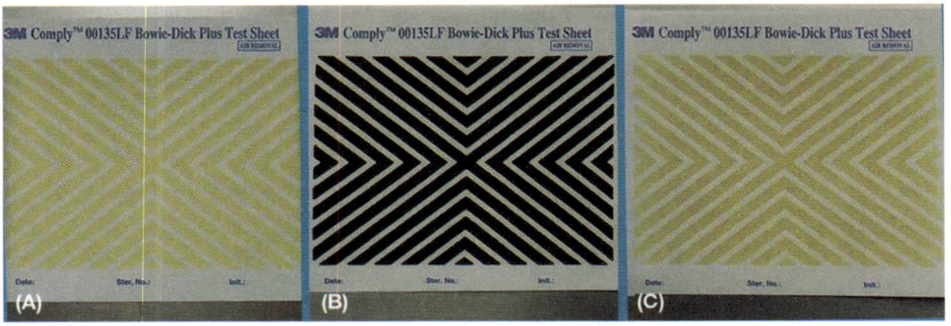

Figura 9.24 – Teste Bowie & Dick: antes do teste (**A**); teste negativo, em que não há ar residual (**B**); e teste positivo, em que há ar residual (**C**). Fonte: Laboratório de Microbiologia, PUC-Campinas.

Interpretação

O teste é utilizado para verificar a presença de bolhas de ar e gases condensáveis em autoclaves com bombas de vácuo. Esse método avalia se o ar foi removido das embalagens que devem ser esterilizadas e verifica a uniformidade da ação do vapor úmido no interior das embalagens. São considerados indicadores químicos classe II.

Resultados do efeito da radiação ultravioleta sobre o crescimento bacteriano

Os resultados do efeito da radiação ultravioleta sobre o crescimento bacteriano são mostrados na Figura 9.25.

Micro-organismos	Aspecto de crescimento	Tempo de exposição
E. coli		
B. cereus		

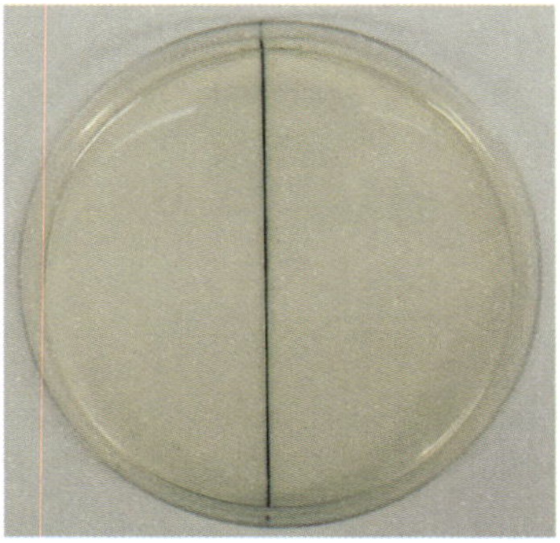

Figura 9.25 – Ausência de crescimento de *E. coli* e *Bacillus* sp. após serem submetidos à radiação ultravioleta.

Interpretações

A eficiência da radiação ultravioleta é influenciada pela presença de matéria orgânica, cumprimento de onda, temperatura, tipo de micro-organismo, distância e intensidade da lâmpada. Ela mata menos bactérias do que se podia esperar, em virtude dos mecanismos de reparo do DNA. Uma vez que o DNA está reparado, novas moléculas de RNA e proteínas podem ser sintetizados para substituírem as moléculas danificadas. A limitação da radiação ultravioleta reside na necessidade de uma exposição direta.

De acordo com o Ministério da Saúde, ANVISA, Resolução RDC nº 17, de 16 de abril de 2010, Capítulo V, subseção IV, art. 364, a esterilização por radiação é utilizada principalmente em materiais e produtos sensíveis ao calor. No incisivo § 1º, esse método somente deve ser aplicado quando não há efeitos nocivos ao produto, comprovados experimentalmente; no incisivo § 2º, a radiação ultravioleta não é um método aceitável de esterilização.

REVISÃO DO CAPÍTULO

Questões a serem exploradas

1. Pesquise sobre diferentes tipos de autoclaves: autoclaves por gravidade, autoclaves por alto-vácuo, autoclaves por vácuo pulsátil e autoclaves ultrarrápidas: (ciclo *flash*) e realize um *padlet* com as diferenças encontradas sobre elas.
2. Faça um quadro sobre lavadora esterilizadora, lavadora pasteurizadora e lavadora sanitizadora.
3. Situação-problema: uma indústria alimentícia pasteuriza suco de maçã, porém o empresário está propenso a mudar esse procedimento para radiação. Explique ao empresário as diferenças entre a pasteurização e a radiação na indústria de alimentos. Mostre por que a radiação ionizante é mais eficiente que a radiação UV na esterilização de produtos alimentícios.
4. Descreva o uso de filtros de profundidade para manter limpo o ar de hospitais, laboratórios e outros locais.

TESTE SEU CONHECIMENTO COM QUESTÕES DE MÚLTIPLA ESCOLHA

Assinale a alternativa correta:

1. **Qual dos seguintes processos não destrói endósporo bacteriano? ( )**
   a. Autoclavação.
   b. Incineração.
   c. Pasteurização.
   d. Esterilização por calor seco.
2. **Qual dos processos não é eficaz em esterilizar sangue contido em bolsas de sangue em hemocentros? ( )**
   a. Pasteurização.
   b. Raios gama.
   c. Raios de UV.
   d. Mais de um item correto.
3. **Com relação ao controle microbiano, podemos afirmar que: ( )**
   a. Os micro-organismos podem ser removidos do ar por filtros de partículas de alta eficiência (HEPA).
   b. Radiação ultravioleta é considerada desinfecção.
   c. Na autoclavação ocorre desnaturação das proteínas.
   d. Todas as alternativas são corretas.
4. **Com relação ao controle microbiano, qual processo não é eficaz para vírus? ( )**
   a. Radiação gama.
   b. Dessecação.
   c. Autoclavação.
   d. Incineração.
5. **Com relação aos indicadores utilizados para comprovar uma autoclavação eficaz podemos afirmar que: ( )**
   a. Indicadores químicos "fita zebrada" indicam que a esterilização foi eficiente.
   b. Integrador químico é considerado como indicador classe I.
   c. Indicador biológico é utilizado para verificar a presença de bolhas de ar e gases condensáveis em autoclaves com bombas de vácuo.
   d. Indicador biológico comprova esterilização do material autoclavado.

10

Ação Antimicrobiana de Agentes Químicos

OBJETIVOS DE APRENDIZAGEM

1. Diferenciar os métodos de esterilização por agentes químicos.
2. Diferenciar desinfetantes, antissépticos e sanificantes.
3. Definir os níveis de ação dos desinfetantes.
4. Discutir os mecanismos de ação dos agentes químicos utilizados no experimento.

INTRODUÇÃO

Os agentes químicos são usados para controlar o crescimento dos micro-organismos, os quais podem atuar para eliminá-los totalmente ou impedir seu crescimento, em métodos de *esterilização, desinfecção, antissepsia* e *sanificação*. Podem ser usados em tecido vivo ou em material inanimado. As considerações inerentes à definição de esterilização e desinfecção foram realizadas no Capítulo 9.

Esterilizantes químicos

Um agente esterilizante químico contém atividade microbicida suficiente para alcançar a esterilidade sob condições definidas. Os esterilizantes químicos mais utilizados são: ácido peracético, glutaraldeído, gás de óxido de etileno, vapores de peróxido de hidrogênio.

O ácido peracético (acetil hidroperóxido ou ácido peroxiacético) tem atividade como esterilizante e desinfetante e apresenta como vantagem manter-se efetivo em presença de matéria orgânica e não promover formação de resíduos tóxicos; como desvantagem, é corrosivo e instável depois de diluído.

O glutaraldeído tem atividade como esterilizante e desinfetante de alto nível, é toxico, não biodegradável e deve ser utilizado seguindo regulamentação vigente.

O óxido de etileno é um gás esterilizante utilizado em autoclaves específicas (método físico-químico). Embora seja altamente eficiente, regulamentações rigorosas limitam seu uso porque é inflamável, explosivo, responsável por câncer, anomalias genéticas e doenças neurológicas, caso não se respeitem as condições de segurança preestabelecidas pela legislação. É indicado para materiais termossensíveis.

A esterilização por plasma de peróxido de hidrogênio é indicada para materiais termossensíveis, mas compatível com a maioria dos metais, vidros, acrílicos, borrachas, plásticos e incompatível com celulose e ferro. O plasma, considerado um quarto estado da matéria, é definido como uma nuvem de íons, elétrons e partículas neutras, altamente reativas. A geração de um campo eletromagnético pela energia de radiofrequência produz a formação do plasma. Essa reação química é extremamente rápida, viabilizando a esterilização em curto espaço de tempo. É um método eficiente que não produz subprodutos tóxicos.

A esterilização por formaldeído é semelhante à do glutaldeído, porém tem desvantagens quanto ao baixo poder de penetração e à alta toxidade. A Resolução RDC nº 652, de 24 de março de 2022, proíbe o uso isolado de produtos que contenham paraformaldeído ou formaldeído, para desinfecção e esterilização de artigos, superfícies e equipamentos, em ambientes domiciliares ou coletivos e em serviços submetidos ao controle e à fiscalização sanitária.

Os esterilizantes químicos são indicados para serem usados em produtos críticos, os quais são utilizados em procedimentos de alto risco, que penetram em tecidos ou órgãos (Resolução RDC nº 700, de 13 de maio de 2022), incluindo também todos os produtos para saúde que estejam diretamente conectados com esses sistemas.

Saneantes

São os produtos com ação antimicrobiana de uso doméstico, institucional ou industrial, destinados a serem aplicados sobre objetos, superfícies inanimadas e ambientes. Os produtos saneantes de uso geral se classificam em (Resolução RDC nº 774, de 15 de fevereiro de 2023):

I. *Desodorizantes*: produto que tem em sua composição substância com atividade antimicrobiana capaz de controlar odores desagradáveis.

II. *Sanitizantes*: agente ou produto que reduz o número de bactérias a níveis seguros, de acordo com as normas de saúde; exemplos: detergente catiônico e compostos de cloro.

III. *Desinfetantes*: produto que mata todos os micro-organismos patogênicos, mas não necessariamente todas as formas microbianas esporuladas, em objetos e superfícies inanimadas.

- Desinfetantes

Os agentes químicos e físicos podem atuar como desinfetantes de diferentes níveis de atividade antimicrobiana, dependendo da concentração/intensidade desses agentes.

- Desinfetantes de alto nível

São aqueles utilizados em processo físico ou químico que destrói todos os micro-organismos de artigos semicríticos (aqueles que entram em contato com a pele não íntegra ou com a mucosa do paciente; requer desinfecção de alto nível ou esterilização para seu uso), exceto um número elevado de esporos bacterianos com um período de tempo comprovado (Resolução RDC nº 700, de 13 de maio de 2022). Exemplos: fibra óptica (endoscópios, artoscópios, laparoscópios); vidraria e borracha para aspiração, tubo de látex, acrílico, silicone.

A desinfecção desses e de outros artigos é mais eficiente se for realizada uma limpeza prévia da superfície para a remoção de material orgânico. Exemplos de desinfetantes de alto nível: glutaraldeído, ácido peracético e compostos de cloro.

- Desinfetantes de nível intermediário

São aqueles usados em processo físico ou químico que destrói micro-organismos patogênicos na forma vegetativa, micobactérias, a maioria dos vírus e dos fungos, de objetos inanimados e superfícies (Resolução RDC nº 700, de 13 de maio de 2022). Exemplos: espéculos vaginais, circuitos de respiração anestésica, inaladores, máscaras de nebulização, entre outros artigos. Exemplos de desinfetantes de nível intermediário: álcoois, compostos iodóforos, compostos fenólicos.

- Desinfetantes de baixo nível

São aqueles que matam a maioria das bactérias na forma vegetativa e vírus com envoltório lipídico, porém não matam os endósporos bacterianos, bacilo da tuberculose e vírus não envelopados (lipídicos). Têm ação relativa contra os fungos. São usados em artigos não críticos (produtos que entram em contato com pele íntegra ou não entram em contato com o paciente – Resolução RDC nº 15, de 15 de março de 2012). Exemplos: dispositivos de medição de pressão, eletrodos de eletrocardiograma, termômetros e estetoscópios.

Antissépticos

Agentes químicos, usados na pele ou em outros tecidos vivos, em processos de antissepsia, que eliminam ou inibem o crescimento de micro-organismo e não apresenta atividade esporicida. Exemplos: álcoois, compostos iodóforos, clorexidina e paraclorometaxilenol (PCMX).

Fatores que interferem na efetividade dos agentes químicos

Uma população microbiana não morre instantaneamente; a taxa de morte é constante em um determinado período e a efetividade dos agentes químicos está na dependência de alguns fatores:

- *Natureza do artigo*: cada artigo tem uma característica ou composição, que pode favorecer ou dificultar a ação do agente químico/físico.

- *Características/resistência dos micro-organismos*: nas bactérias e nos fungos, as células jovens, normalmente, são mais vulneráveis do que os organismos que se encontram na fase estacionária ou de declínio, ou dos que se encontram em processo de esporulação. Alguns micro-organismos produzem enzimas que inativam agentes físicos/químicos.
- *Número de micro-organismos presentes*: populações maiores de micro-organismos levam mais tempo para morrer do que populações menores.
- *Tipo e Concentração/intensidade do agente químico ou físico*: Cada agente contém um mecanismo de ação distinto que atua em diferentes estruturas/enzimas dos micro-organismos. Altas concentrações/intensidades de agentes químicos/físicos podem ser microbicidas, enquanto concentrações/intensidades mais baixas podem ser microbiostáticas. Quanto menor a intensidade ou concentração, mais tempo se leva para a destruição de uma população microbiana.
- *Tempo de exposição ao agente microbicida*: a taxa de mortalidade dos micro-organismos é afetada pelo tempo durante o qual ficam expostos ao agente. Assim, quanto maior o tempo de exposição, maior será o número de células mortas.
- *Influências ambientais*: a presença de matéria orgânica frequentemente inibe a ação dos antimicrobianos químicos. Os biofilmes de micro-organismos produzidos em superfície, quando envolvidos pela matriz mucoide, são de difícil acesso para os agentes químicos atuarem com eficiência. Gorduras e proteínas são essencialmente protetoras, e um meio rico nessa substância protege os micro-organismos, que terão uma taxa de sobrevivência maior.

Alguns micro-organismos apresentam mais resistência aos agentes do que outros (Quadro 10.1). Os Quadros 10.2 e 10.3 apresentam os agentes químicos utilizados no controle do crescimento microbiano e o modo de ação desses agentes, respectivamente.

Quadro 10.1. Resistência dos micro-organismos aos agentes químicos

Ordem decrescente de resistência de micro-organismos
Príons
Endósporos bacterianos
Micobactérias
Vírus não lipídicos
Fungos
Formas vegetativas de bactérias
Vírus lipídicos

Fonte: Ministério da Saúde, 2012; Vermelho *et al.*, 2019.

Quadro 10.2. Agentes químicos utilizados no controle do crescimento microbiano

Agentes antimicrobianos	Uso
Óxido de etileno	Esterilizante
Formaldeído	Esterilizante/desinfetante
Plasma de peróxido de hidrogênio	Esterilizante
Ácido peracético	Esterilizante/desinfetante
Glutaraldeído	Esterilizante/desinfetante
Peróxido de hidrogênio	Desinfetante/antisséptico
Compostos de cloro (cloraminas, hipoclorito de sódio, cloreto de sódio, dióxido de cloro)	Desinfetante/sanitizante
Álcool (etílico, isopropílico)	Desinfetante/antisséptico
Compostos iodóforos	Desinfetante/antisséptico
Detergentes catiônicos (compostos quaternários de amônia)	Desinfetante/antisséptico/sanitizante
OPA (ortoftaldeído)	Desinfetante
Ozônio	Desinfetante
Óleo de pina (contém fenólicos e detergentes)	Desinfetante
Paraclorometaxilenol (PCMX)	Antisséptico
Compostos que contêm fenol (hexaclorofeno, triclosan, cloroxilenol, clorexidina)	Desinfetante/antisséptico
Octenidina	Antisséptico
Sabões e detergentes	Remoção mecânica dos micro-organismos por meio de escovação/esfregação. Pouca atuação como antisséptico

Fonte: Murray *et al.*, 2017; Madigan *et al.*, 2016; Tortora *et al.*, 2017.

Quadro 10.3. Modo de ação dos agentes antimicrobianos químicos

Agentes antimicrobianos	Modo de ação
Oxido de etileno	Agente alquilante
Formaldeído	Agente alquilante
Peróxido de hidrogênio	Agente oxidante
Plasma de peróxido de hidrogênio	Gera radicais livres (cargas negativas e positivas) que excitados interagem com enzimas, fosfolipídios, DNA e RNA
Ácido peracético	Agente oxidante, desnaturação das proteínas e alteração da permeabilidade da membrana citoplasmática

continua

Quadro 10.3. Modo de ação dos agentes antimicrobianos químicos *(Continuação)*

Agentes antimicrobianos	Modo de ação
Glutaraldeído	Agente alquilante
Compostos de cloro (cloraminas, hipoclorito de sódio, cloreto de sódio, dióxido de cloro	Agentes oxidantes
Álcool (etílico, isopropílico)	Desnaturação das proteínas, dissolução de lipídeos
Compostos contendo fenol (hexaclorofeno, triclosan, cloroxilenol, clorexidina)	Ruptura da membrana citoplasmática e desnaturação das proteínas
Compostos iodóforos	Agentes oxidantes
Detergentes catiônicos (compostos quaternários de amônia – QUATS – e cloreto de benzalcônio)	Ruptura da membrana citoplasmática
OPA (ortoftaldeído)	Agente alquilante
Ozônio	Agente oxidante
Sabões e detergentes	Agente tensoativo, remoção mecânica (degermantes)
Óleo de pina (contém fenólicos e detergentes)	Desnaturação de proteínas
PCMX	Ruptura da membrana citoplasmática
Octenidina (surfactante catiônico)	Ruptura da membrana citoplasmática

Fonte: Murray *et al.*, 2017; Madigan *et al.*, 2016; Ministério da Saúde, 2012.

MÉTODOS

Ação antimicrobiana de antissépticos

Técnica do experimento da ação antimicrobiana do álcool 70% e sabão

Umedecer um *swab* estéril em meio de cultura líquido BHI, esfregá-lo na palma da mão e inocular na superfície de um quadrante do meio de cultura nutriente ágar (quadrante M).

Umedecer um segundo *swab* estéril em antisséptico álcool 70%, passar na outra palma da mão e aguardar por cinco minutos. A seguir, retirá-lo com um terceiro *swab* estéril umedecido em meio de cultura líquido BHI e inocular na superfície de um quadrante do meio de cultura nutriente ágar (quadrante A).

Repetir o procedimento com sabão líquido (quadrante S). Incubar a placa de nutriente ágar a 35°C na presença de O_2 ambiente por 18 a 24 horas.

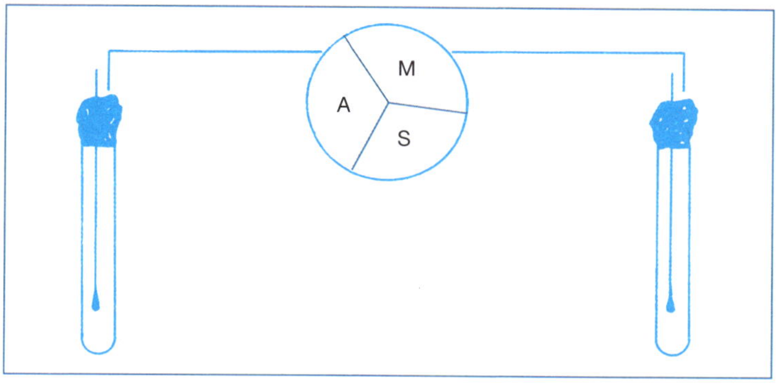

Ação antimicrobiana de saneantes

Técnica do experimento da ação antimicrobiana do hipoclorito de sódio

Preparar culturas em meio de cultura líquido BHI que contenha 10^4 a 10^5 bactérias/mL de *S. aureus, Pseudomonas aeruginosa* e *Salmonella* sp.

Mergulhar três anéis metálicos nas culturas padronizadas das respectivas bactérias-testes e deixar em contato por cinco minutos. A seguir, cada anel é colocado em um tubo de ensaio que contém 10 mL de solução de hipoclorito de sódio a 1% por dez minutos. Após essa exposição, cada anel é transferido a um tubo de ensaio que contém meio de cultura estéril – BHI.

Repetir o experimento com hipoclorito de sódio a 5% por dez minutos. Incubar todos os tubos a 35°C, na presença de O_2 ambiente por 24 horas.

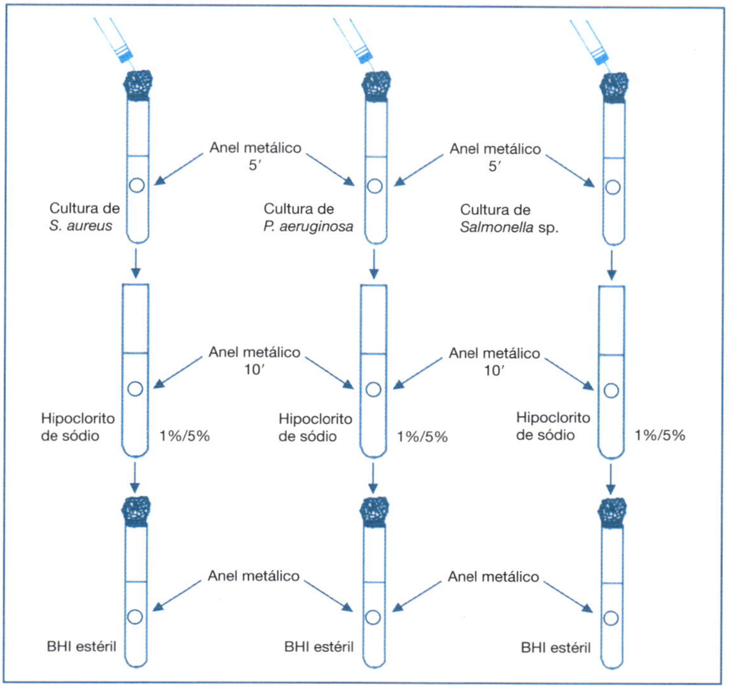

RESULTADOS E INTERPRETAÇÕES

Resultado da ação antimicrobiana de antissépticos

A Figura 10.1 apresenta o resultado da ação de antissépticos sobre o crescimento bacteriano.

Ação dos agentes	Crescimento de colônias
Mão sem antisséptico	
Álcool 70%	
Sabão líquido	

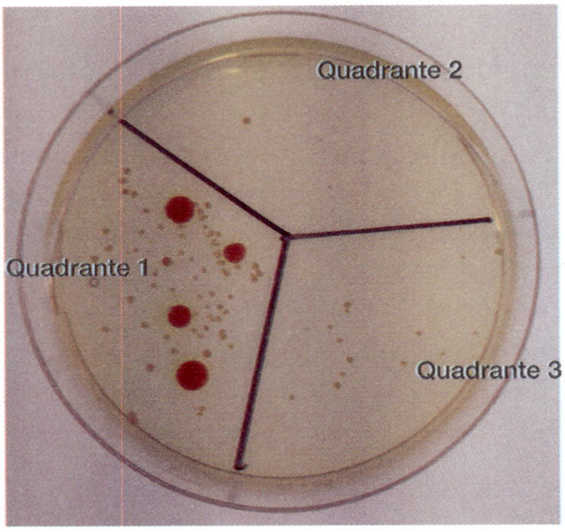

Figura 10.1 – Efeito da ação de antissépticos sobre o crescimento bacteriano. Quadrante 1: crescimento bacteriano sem antisséptico; quadrante 2: crescimento bacteriano com atuação de álcool 70%; quadrante 3: crescimento bacteriano com atuação de sabão.

Interpretações

Ação antimicrobiana de antissépticos

Verifica-se que no quadrante em que não foi utilizado antisséptico, houve o crescimento de grande número de colônias. No quadrante em que se utilizou sabão, houve diminuição no número de colônias em decorrência de o sabão ser um agente tensioativo, o qual atua na permeabilidade da membrana celular. O agente tensioativo reduz a tensão superficial entre as moléculas de um líquido, portanto tem função importante na remoção mecânica dos micro-organismos pela esfregação. A pele tem células mortas, suor e secreções oleosas, então o sabão rompe o filme oleoso ("emulsificação") e, junto com água, remove o óleo emulsificado e os resíduos, levando-os para longe à medida que a pele é lavada. Nesse sentido, são "agentes degermantes", portanto removem a sujidade.

Sabões são sais orgânicos que apresentam 12 a 18 carbonos na estrutura molecular, sendo constituídos de uma parte polar (hidrofílica) e outra apolar (lipofílica). Essas partes permitem que o sabão dissolva tanto em substâncias polares como apolares, e até em ambas ao mesmo tempo. Em virtude de sua estrutura molecular o sabão apresenta ação detergente, facilitando, assim, o processo de limpeza. No processo de ação do sabão, a parte da estrutura apolar da molécula interage com a sujeira (que também apresenta características apolares) e, simultaneamente, a cadeia polar interage com as moléculas de água. Desse modo, o sabão começa a retirada da sujeira da superfície na qual se encontra fixada. As interações da água com a sujeira e com o sabão resultam em formação de estruturas, chamadas micelas, capazes de interagir com sujeira e se dissolver em água. A formação das micelas permite que a sujeira seja eliminada junto com a água durante o processo de limpeza (Figura 10.2).

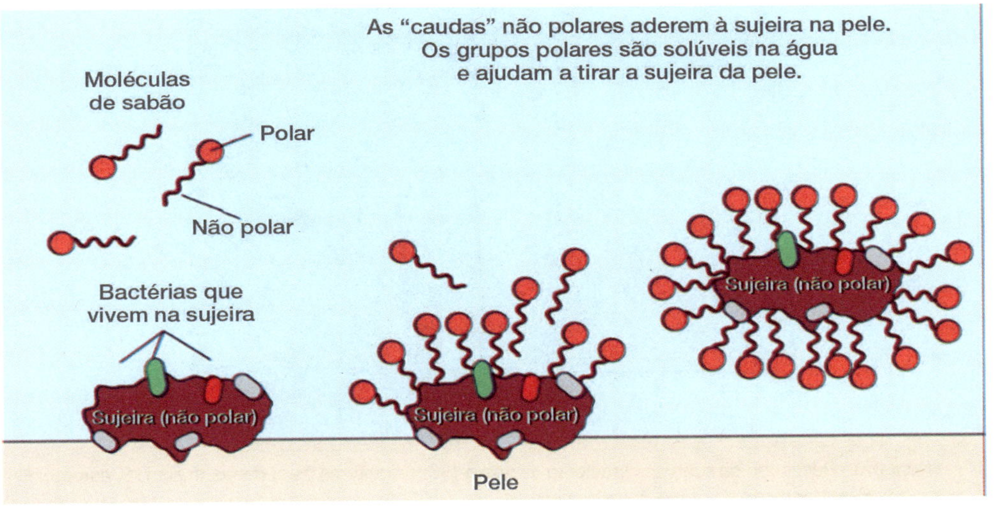

Figura 10.2 – Mecanismo de ação do sabão.
Fonte: <https://www.unesco.org/pt/articles/como-o-sabao-mata-o-covid-19-nas-maos-das-pessoas>. Acesso: 2022.

No quadrante em que foi utilizado o álcool 70%, observou-se ausência ou número muito reduzido de colônias, pois utilizou-se antisséptico/desinfetante de nível intermediário. Os álcoois são agentes bactericidas, pois desnaturam proteínas e também são solventes de lipídios, atuando assim em estruturas lipídicas como membrana celular das bactérias, dos fungos e do envelope de vírus.

Os álcoois etílicos e isopropílico atuam sobre as bactérias na forma vegetativa e sobre os fungos, mas não sobre os endósporos e vírus não envelopados. A presença de água, além de facilitar a desnaturação das proteínas, também ajuda a reduzir a taxa de evaporação da solução, aumentando, com isso, o tempo de atuação. É por esse motivo que o álcool absoluto é menos efetivo.

Tanto o álcool etílico quanto o álcool isopropílico constituem exceções à regra sobre o aumento das concentrações. São mais potentes a 70% do que em concentrações mais altas, embora também sejam efetivos em uma concentração de até 99%.

Resultados da ação antimicrobiana do saneante

A Figura 10.3 mostra o resultado da ação do hipoclorito de sódio 1% nas culturas bacterianas. Para hipoclorito de sódio 5% foi obtido o mesmo resultado.

Diluição	*S. aureus*	*Pseudomonas aeruginosa*	*Salmonella* sp.
Hipoclorito de sódio 1%			
Hipoclorito de sódio 5%			

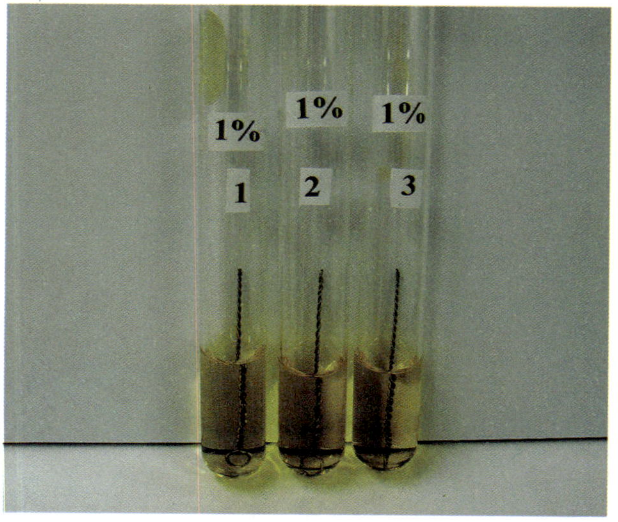

Figura 10.3 – Resultado da ação do hipoclorito de sódio 1% nas culturas bacterianas. Tubo 1: *S. aureus*; tubo 2: *Pseudomonas* sp.; tubo 3: *Salmonella* sp.

Interpretações

Ação do hipoclorito de sódio

O cloro (CL_2) na forma gasosa ou em combinação com outras substâncias químicas é amplamente utilizado. Sua ação microbicida é causada pelo ácido hipocloroso, que se forma quando o cloro é adicionado à água.

O hipoclorito é um forte agente oxidante, que impede o funcionamento de boa parte do sistema enzimático celular. O ácido hipocloroso é a forma mais eficaz de cloro, pois tem carga elétrica neutra e se difunde tão rapidamente quanto a água pela parede celular. Em virtude de sua carga negativa, o íon hipoclorito não pode entrar livremente na célula

O dióxido de cloro tem amplo expectro de atividade contra bactérias e vírus, sendo também efetivo quando empregado em altas concentrações contra cistos e endósporos; em baixas concentrações, pode ser utilizado como antisséptico.

REVISÃO DO CAPÍTULO

Questões a serem exploradas

1. Faça um *padlet* que diferencie QUATS de sabões.
2. Faça um quadro comparativo sobre esterilização por plasma de peróxido de hidrogênio e óxido de etileno.
3. Idealize procedimentos de desinfecção e antissepsia para trabalhar em um laboratório de microbiologia de uma indústria de alimentos.
4 Pesquise sobre saneantes utilizados em indústrias de alimentos e diferencie-os daqueles utilizados em hospitais.
5. Descreva sobre o modo de ação dos agentes químicos: compostos iodóforos, compostos de cloro e compostos fenólicos.

TESTE SEU CONHECIMENTO COM QUESTÕES DE MÚLTIPLA ESCOLHA

Assinale a alternativa correta.

1. **As alternativas abaixo, quanto às características do hipoclorito de sódio estão corretas, exceto: ( )**
   a. Esporocida.
   b. Agente oxidante.
   c. Agente tensioativo.
   d. Desinfetante de nível intermediário.
2. **Os desinfetantes de alto nível podem apresentar as seguintes características: ( )**
   a. São esporocidas e são utilizados em artigos críticos.
   b. São agentes alquilantes e esporocidas.
   c. São agentes que são utilizados em artigos semicríticos.
   d. São utilizados em artigos críticos e não são esporocidas.

3. **Com relação ao álcool etílico, podemos afirmar que: ( )**
   a. Podem ser utilizados como antissépticos, com maior ação se for a 90%, em decorrência da água facilitar a oxidação dos lipídios.
   b. Podem ser utilizados como desinfetantes, com maior atuação se for a 70%, em decorrência da água facilitar a desnaturação das proteínas.
   c. Podem ser antissépticos e desinfetantes em virtude de sua atuação como agentes alquilantes.
   d. Tanto o álcool a 90% como o álcool a 70% são considerados desinfetantes de alto nível.
4. **Quais agentes atuam como agentes oxidantes: ( )**
   a. Paraclorometaxilenol (PCMX) e compostos quaternários de amônia.
   b. Compostos iodóforos e glutaraldeído.
   c. Hipoclorito de sódio e compostos iodóforos.
   d. Glutaraldeído e compostos fenólicos.
5. **Quais agentes químicos listados abaixo são considerados esterilizantes: ( )**
   a. Compostos quaternário de amônia e formaldeído.
   b. Ácido peracético e plasma de peróxido de hidrogênio.
   c. Álcool e compostos de cloro.
   c. Ácido peracético e compostos iodóforos.

11 Teste de Sensibilidade de Micro-organismos a Antimicrobianos

OBJETIVOS DE APRENDIZAGEM

1. Definir teste de sensibilidade de micro-organismos a antimicrobianos.
2. Relacionar antimicrobianos ideais para um teste de sensibilidade de micro-organismo.
3. Diferenciar os métodos diluição e de difusão utilizados nos testes de sensibilidade de micro-organismos a antimicrobianos.
4. Relacionar os fatores que podem interferir nos resultados dos testes de sensibilidade de micro-organismos a antimicrobianos.
5. Realizar testes de sensibilidade de bactérias e leveduras frente a antimicrobianos.

INTRODUÇÃO

O teste de sensibilidade de micro-organismos a agentes antimicrobianos (antibiograma) teve seu início em 1956 com Kirby e Bauer. Esse teste avalia *in vitro* o padrão de sensibilidade de micro-organismos frente a concentrações preestabelecidas de diferentes antimicrobianos. Essa sensibilidade pode mudar com o passar do tempo, principalmente em virtude do contínuo aparecimento de novos mecanismos bacterianos de resistência a antimicrobiano; esse fato tem gerado a produção de um número crescente de novos compostos, tornando a realização dos antibiogramas indispensáveis em decorrência de seus resultados influenciarem diretamente a escolha da terapêutica antimicrobiana.

Esse teste é indicado para qualquer micro-organismo estreitamente relacionado com o processo infeccioso que justifique terapêutica antimicrobiana, cuja sensibilidade a antimicrobianos normalmente empregados no tratamento não seja previsível. Esses micro-organismos podem demonstrar resistência aos agentes antimicrobianos normalmente usados. É o caso das enterobactérias, *S. aureus,* bacilos Gram-negativos não fermentadores etc. Essas bactérias sofrem forte pressão seletiva, já que pela ação dos antimicrobianos há o extermínio das bactérias sensíveis e crescimento das bactérias resistentes, que estavam misturadas na população bacteriana.

O antimicrobiano não induz a resistência, pois é um agente selecionador dos mais resistentes de uma população. A resistência dos micro-organismos aos antimicrobianos pode ser natural ou adquirida. A aquisição de resistência por uma célula de um micro-organismo é sempre em decorrência de uma alteração genética que se expressa fenotipicamente. Os mecanismos de resistência incluem a produção de enzimas que inativam o antimicrobiano, a alteração dos alvos de ação do antimicrobiano, a diminuição da permeabilidade à entrada do antimicrobiano, a síntese de novas enzimas que não sofrem ação do antimicrobiano e a expulsão do antimicrobiano da célula.

A prova de sensibilidade a agentes antimicrobianos é útil, não apenas para orientar o tratamento clínico, mas também para investigação epidemiológica, testes de novos antimicrobianos e identificação preliminar de algumas bactérias.

Para realização do teste de sensibilidade de micro-organismos a antimicrobianos podem ser utilizados os seguintes métodos: *diluição (em tubos ou em placas de ágar)/ microdiluição, difusão em disco/fita impregnados com antimicrobianos e automatizados.*

A escolha do método depende de diversos fatores, sendo a rapidez e a simplicidade os atributos mais procurados em laboratórios de microbiologia. Vários comitês internacionais de padronização estão disponíveis como referências, entre eles Clinical and Laboratory Standards Institute (CLS, Estados Unidos), Société Française de Microbiologie Methodologie (França), Bristish Society for Antimicrobial Chemoterapy Methodology (Inglaterra), Deutsches Institut fur Normung Methodology (Alemanha) e European Commitee on Antimicrobial Susceptibility Testing (EUCAST, Europa). No Brasil os laboratórios adotam a norma do EUCAST-BrCAST (Brazilian Commitee on Antimicrobial Suscepitibility Testing).

Método de diluição (em tubos ou em placas de ágar)/microdiluição

Esse método é utilizado para determinar a *concentração inibitória mínima (CIM),* que é a menor concentração do agente antimicrobiano que inibe o crescimento do micro-organismo, a qual tem efeito microbiostático. Esta é determinada *in vitro* testando-se concentrações padronizadas de micro-organismos contra uma série de diluições do antimicrobiano.

No método de diluição, concentrações variadas do antibiótico, obtidas pela diluição em caldo ou ágar, são inoculadas com o micro-organismo. Esse método é utilizado para medir quantitativamente a atividade *in vitro* de um agente antimicrobiano contra um determinado micro-organismo. A técnica pode ser realizada por macrodiluição e microdiluição em caldo, podendo a microdiluição ser automatizada. Para realizar o teste de diluição em caldo ou ágar, preparam-se vários tubos de ensaio ou placas (podendo ser microplacas) com meio caldo ou ágar, nos quais são acrescentadas diversas concentrações dos agentes antimicrobianos. Posteriormente, os tubos ou as placas são inoculados com uma suspensão padrão do micro-organismo a ser testado. Após incubação em temperatura, tensão de O_2 e tempo adequado a cada tipo de micro-organismo, examinam-se os testes e determina-se a CIM.

O resultado final é influenciado pela metodologia, que deve ser cuidadosamente controlada para se obter resultados confiáveis. Os testes automatizados são métodos comerciais e podem ser extremamente úteis, pois possibilitam a diminuição do tempo do exame; no entanto, a diminuição do tempo de leitura dos testes pode interferir na detecção adequada de tipos específicos de resistência, podendo comprometer o resultado (ver figuras no Capítulo 17).

Esse teste pode ser realizado com vários agentes simultaneamente, utilizando-se diversos conjuntos de tubos ou cavidades em microplacas. O método de diluição proporciona um segundo teste para distinguir entre agentes microbicidas, que matam os micro-organismos e agentes microbiostáticos, que inibem o seu crescimento. Amostras provenientes dos tubos que não apresentam crescimento, mas que podem conter micro-organismos inibidos, podem ser utilizadas para inocular meios que não contenham agente antimicrobiano. Nesse teste, a menor concentração do agente, antimicrobiano que não permitirá nenhum crescimento na segunda inoculação ou subcultura, constitui a *concentração microbicida mínima* (CMM), que é a menor concentração do antimicrobiano capaz de eliminar completamente o micro-organismo (Figura 11.1).

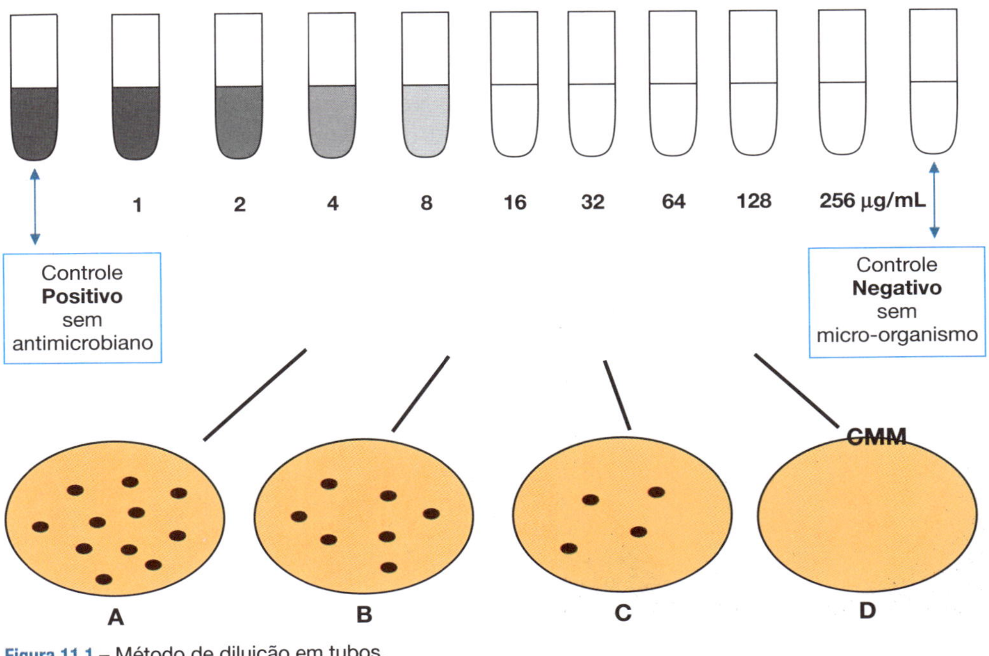

Figura 11.1 – Método de diluição em tubos.
Fonte: https://www.anvisa.gov.br/servicosaude/controle/rede_rm/cursos/atm_racional/modulo2/metodos1.2.htm, https://www.anvisa.gov.br/servicosaude/controle/rede_rm/cursos/boas_praticas/modulo5/tecnicas2.htm. Acesso em: 2022.

Método de difusão em discos/fitas impregnados com antimicrobianos

No método de difusão Kirby-Bauer, discos ou fitas impregnados com concentrações específicas de agentes antimicrobianos são colocados na superfície do meio de cultura com ágar em placa uniformemente semeado com micro-organismo identificado. A cultura com os discos/fitas de antibacterianos é incubada em temperatura, tensão de O_2 e tempo adequado a cada tipo de micro-organismo. Durante a incubação, cada antimicrobiano difunde-se em todas as direções a partir do disco. Os agentes com pesos moleculares menores difundem-se mais rapidamente do que os que apresentam pesos moleculares mais altos. Forma-se, então, um gradiente de concentração pela difusão dos agentes antimicrobianos a partir dos discos/fitas para o ágar, com consequente inibição do crescimento de um micro-organismo sensível; se o micro-organismo for suscetível a um antimicrobiano, uma zona clara aparece ao redor do disco, indicando a inibição do crescimento do micro-organismo – *halo de inibição* (Figura 11.2); o tamanho desse halo depende da sensibilidade do micro-organismo ao antimicrobiano contido no disco/fita e da habilidade de ele difundir-se pelo meio de cultura. Um agente com grande peso molecular poderia ser um poderoso inibidor, embora pudesse difundir-se apenas a uma pequena distância e produzir um pequeno halo de inibição. Desse modo, para verificar a inibição do micro-organismo, deve-se medir o diâmetro do halo e interpretá-lo. A escolha do meio de cultura, do disco/fita de antimicrobiano, a quantidade do inóculo, a metodologia e o controle de qualidade devem ser seguidos de acordo com orientações do Comitê de escolha do laboratório. No Brasil, atualmente, utilizam-se as orientações do BrCAST-EUCAST.

O método de difusão com disco é um teste qualitativo que informa se um micro-organismo é sensível ou resistente a um determinado antimicrobiano. Em virtude da simplicidade, do baixo custo e por poderem ser realizados rapidamente, os métodos de difusão com discos têm preferência sobre os de diluição para os testes de rotina; porém, é indispensável que sejam rigorosamente padronizados.

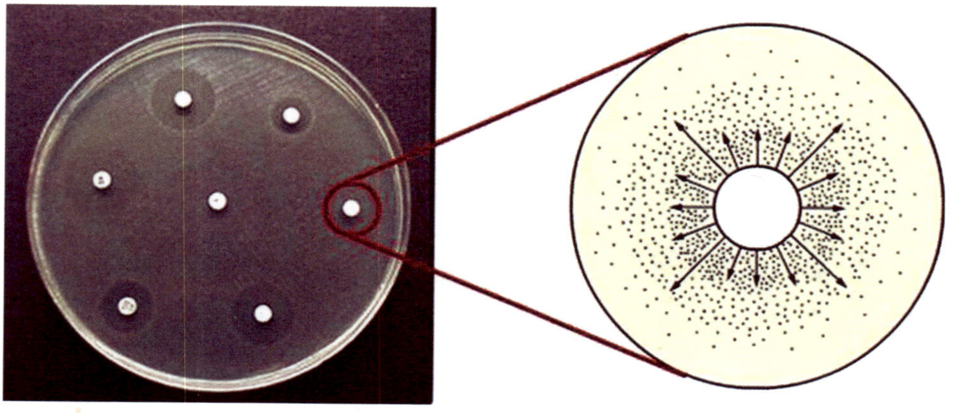

Figura 11.2 – Método de difusão em disco – Kirby Bauer. À esquerda observam-se os diferentes tamanhos de halos de inibição; à direita, verifica-se a difusão do antimicrobiano em todas as direções a partir do disco. Fonte: https://www.anvisa.gov.br/servicosaude/controle/rede_rm/cursos/atm_racional/modulo2/metodos5.htm. Acesso em: 2022.

O método de difusão com fita é um teste comercial que associa o método de diluição ao de difusão, no qual se utilizam fitas impregnadas com diferentes diluições do agente antimicrobiano, as quais são colocadas na superfície de meio de cultura com ágar em placa uniformemente semeado com o micro-organismo, estabelecendo-se um gradiente de difusão da fita para o ágar, verificando-se a CIM após incubação do micro-organismo. (Figura 11.3).

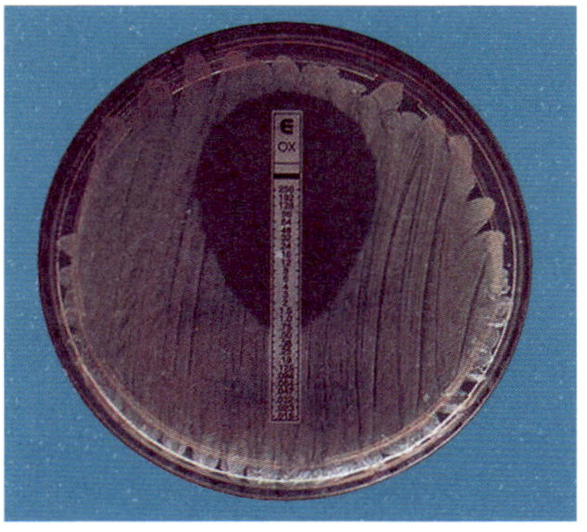

Figura 11.3 – Método de difusão em fita, em que se verifica a sensibilidade do micro-organismo ao antimicrobiano e determina-se a CIM. Fonte: Black *et al.*, 2022.

Métodos automatizados

Para se determinar rapidamente a sensibilidade a antimicrobianos de um grande número de amostras isoladas, utilizam-se os métodos automatizados que proporcionam rapidez e acurácia na liberação dos resultados (Figura 11.4). Esses métodos consistem em um cartão ou painel com múltiplos poços em que cada poço contém o meio de crescimento e um antimicrobiano (Figura 11.5). Os poços são inoculados com a cultura do micro-organismo e uma máquina detecta o crescimento microbiano no poço, pela leitura da densidade óptica, determinando, assim, a sensibilidade do micro-organismo (CIM) para cada antimicrobiano. Os métodos automatizados estão descritos no Capítulo 17.

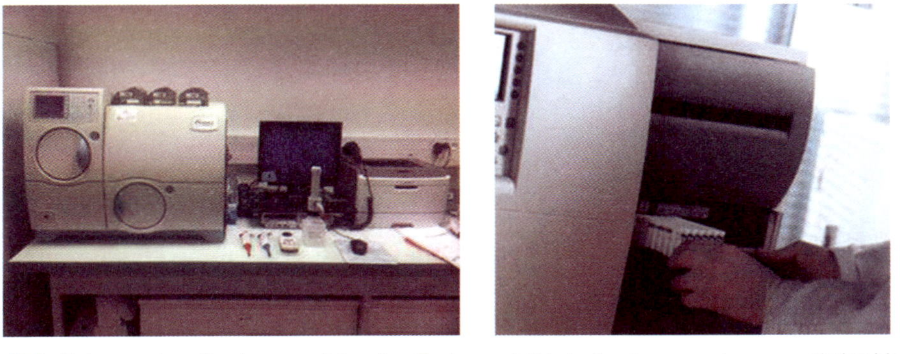

Figura 11.4 – Sistema automatizado para a determinação da sensibilidade de micro-organismos a antimicrobianos. Fonte: https://www.bioteknics.com/en/Listings/836707-used-biomerieux-vitek-2-compact. Acesso em: 2023.

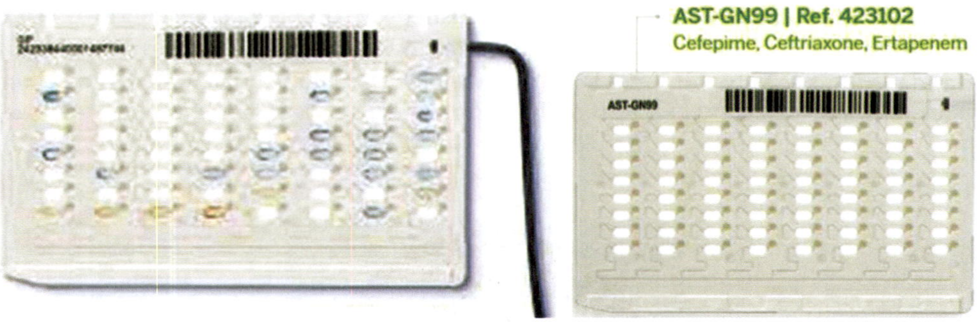

Figura 11.5 – Cartão utilizado em sistema automatizado para a determinação da sensibilidade de micro-organismos a antimicrobianos. Fonte: TM_Joana_Ferreira%20(1).pdf e https://docplayer.com.br/141901839-Testes-manuais-e-automatizados-para-deteccao-de-resistencia-bacteriana-a-antibioticos.html. Acesso em: 2023.

MÉTODOS

Teste de sensibilidade de bactérias a antimicrobianos – método de difusão – Kirby-Bauer

Todos os procedimentos da realização desse teste são padronizados pela BrCAST-EUCAST. A execução da técnica deve ser realizada na zona estéril do bico de Bunsen, conforme descrito no Capítulo 6.

Preparação e armazenamento do meio de cultura

Preparar o ágar Müeller-Hinton (MH) de acordo com as instruções do fabricante. Para micro-organismos fastidiosos deve-se fazer a suplementação como indicado nas orientações do BrCAST-EUCAST.

- *Composição do meio ágar Müeller-Hinton (MH)*:

  Infusão de carne bovina .... 300 g
  Peptona de caseína ácida .... 17,5 g
  Amido .... 1,5 g
  Ágar .... 17 g
  Água destilada........................... 1.000 mL

O meio deve ter uma espessura de 4,0 ± 0,5 mm (aproximadamente 25 mL em uma placa circular de 90 mm de diâmetro).

A superfície do ágar deve estar seca antes do uso. Nenhuma gota de água deve estar visível na superfície do ágar ou no interior da tampa. Se necessário, secar as placas a 20°C a 25°C por uma noite ou a 35°C, com a tampa removida, por 15 minutos. Não secar excessivamente as placas. Armazenar as placas preparadas no laboratório a 4°C a 8°C.

Para placas armazenadas em sacos plásticos ou em recipientes selados, pode ser necessária a secagem antes do uso. Isso é necessário para impedir o excesso de umidade, que pode resultar em halos com bordas distorcidas e/ou névoa no interior dos halos.

Preparação do inóculo

Preparar uma suspensão das colônias de micro-organismos em salina, de modo a obter densidade equivalente ao padrão de turbidez 0,5 da escala McFarland, que corresponde aproximadamente a 1 a 2 × 10^8 UFC/mL para *Escherichia coli*. Para realizar essa preparação, seguir os itens a seguir:

a. Usar alça estéril para preparar a suspensão a partir de um crescimento por uma noite em um meio não seletivo, como caldo MH.

b. Usar várias colônias morfologicamente similares para evitar selecionar variantes atípicas.

c. Suspender as colônias em salina e homogeneizar até obter uma suspensão uniforme.

d. Ajustar a suspensão do inóculo de modo a obter turbidez equivalente ao padrão 0,5 da escala de McFarland adicionando salina ou mais bactéria. Um inóculo mais denso pode resultar em halos menores, e inóculo com menor densidade terá um efeito oposto. Recomenda-se a utilização de um dispositivo fotométrico para ajustar a densidade da suspensão. O fotômetro deve ser calibrado com o padrão 0,5 da escala de McFarland, de acordo com as instruções do fabricante. Alternativamente, a densidade da suspensão pode ser comparada visualmente com a turbidez do padrão 0,5 da escala de McFarland. Para auxiliar, comparar o teste e padrão contra um fundo branco com linhas pretas (Figura 11.6). A suspensão deve ser utilizada, de preferência, em até 15 minutos e obrigatoriamente até 60 minutos após a preparação.

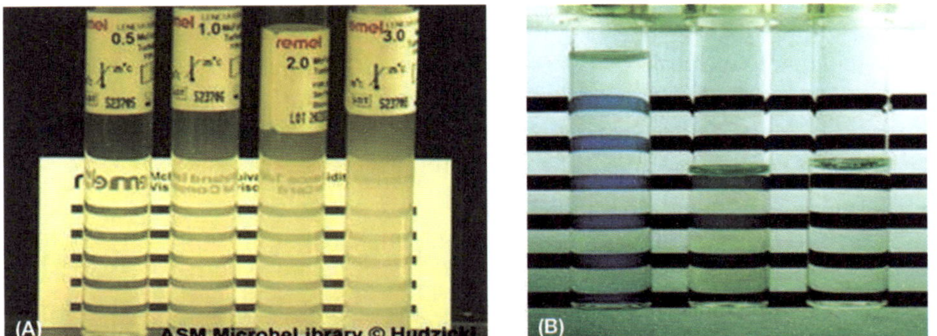

Figura 11.6 – (**A**) Tubos da escala de McFarland posicionados em frente do cartão de Wickerham. (**B**) Comparação da escala 0,5 de McFarland com suspensão bacteriana (*E. coli* ATCC 25922) – (1 a 2 × 10^8 UFC/mL). Fonte: ASM e Laboratório de Microbiologia, PUC-Campinas, 2023.

Seleção de discos de agentes antimicrobianos

Utilizar agentes antimicrobianos para cada micro-organismo a ser testado, os quais incluem agentes de eficácia comprovada, com desempenho aceitável em testes *in vitro*. O conteúdo (potência) dos discos a serem utilizados está descrito nas Tabelas de Pontos de Cortes e de Controle de Qualidade – BrCAST-EUCAST.

A perda de potência dos agentes antimicrobianos contidos nos discos resulta na redução dos diâmetros dos halos e é uma fonte comum de erro. Os cuidados listados a seguir são essenciais:

a. Armazenar os discos, incluindo os que estão em dispensadores, em embalagens fechadas com dessecador (sílica gel) e protegidos da luz (alguns agentes como rifampicina, metronidazol, cloranfenicol e fluoroquinolonas são inativados por exposição prolongada à luz). Especial atenção a refrigeradores e *freezers* com porta de vidro e iluminação interna.
b. Armazenar os discos em estoque de acordo com as instruções do fabricante. Alguns agentes são mais sensíveis que outros (p. ex., amoxicilina-ácido clavulânico, cefaclor e carbapenens) e recomendações específicas dos fabricantes podem estar disponíveis.
c. Armazenar os discos em uso de acordo com as instruções do fabricante. Uma vez os recipientes abertos, os discos devem ser utilizados dentro do prazo especificado pelo fabricante.
d. Descartar os discos na data de expiração da validade indicada na embalagem.
e. Realizar frequentemente o controle de qualidade dos insumos em uso para garantir que os discos de antimicrobianos não percam a potência durante o armazenamento.

Inoculação das placas

Verificar se as placas (MH) estão em temperatura ambiente previamente à inoculação e proceder conforme os itens a seguir:

a. Mergulhar um *swab* de algodão estéril na suspensão do inóculo. Para evitar a inoculação excessiva de micro-organismos Gram-negativos nas placas, remover o excesso de líquido pressionando e girando o *swab* contra a parte interna do tubo, acima do nível da suspensão e, para bactérias Gram-positivas, não pressionar o *swab* contra a parte interna do tubo.
b. Inocular a suspensão espalhando uniformemente em três direções sobre toda a superfície do ágar e assegurar que não haja falhas.

Aplicação dos discos de antimicrobianos

Os discos devem estar em temperatura ambiente antes da abertura dos recipientes. Isso previne a condensação, que leva à rápida deterioração de alguns agentes. Para a aplicação dos discos, proceder conforme os itens a seguir:

a. Aplicar firmemente os discos com uma pinça esterilizada e resfriada na superfície da placa de ágar (MH), dentro de 15 minutos da inoculação. Se as placas inoculadas forem deixadas em temperatura ambiente por períodos prolongados, antes da aplicação dos discos, os micro-organismos podem iniciar o crescimento, resultando em redução errônea do tamanho dos halos de inibição. O contato dos discos com a superfície do ágar deve ser por completo. Os discos não podem ser removidos após a aplicação nas placas, uma vez que a difusão dos agentes antimicrobianos dos discos é muito rápida.

b. O número de discos nas placas deve ser limitado para impedir sobreposição dos halos de inibição e a interferência entre os antimicrobianos. O número máximo de discos varia de acordo com o micro-organismo e a seleção dos discos. Normalmente, o número de máximo de discos é de seis em placas circulares de 90 mm. Para detecção da resistência induzível à clindamicina em estafilococos e estreptococos, os discos de eritromicina e clindamicina devem ser posicionados em uma distância (borda a borda) de 12 mm a 20mm para estafilococos e 12 mm a 16 mm para estreptococos.

Incubação

Inverter as placas e verificar se os discos não se desprendem da superfície do ágar. Incubar em até 15 minutos após a aplicação dos discos. Se as placas forem deixadas em temperatura ambiente após a aplicação dos discos, a pré-difusão pode resultar em halos de inibição erroneamente aumentados.

O empilhamento das placas na incubadora pode alterar os resultados em razão do aquecimento desigual entre elas. A eficiência das incubadoras variam; portanto, o controle da temperatura de incubação, incluindo o número apropriado de placas empilhadas, deve fazer parte do programa de garantia de qualidade do laboratório. Na maioria das incubadoras, deve-se, preferencialmente, empilhar no máximo cinco placas. Incubar as placas de acordo com as condições apresentadas pelo BrCAST-EUCAST.

A incubação além do limite de tempo recomendado não é permitida, uma vez que resulta no crescimento dentro do halo de inibição e resulta em micro-organimos falso-resistentes.

Controle de qualidade

Realizar controle de qualidade conforme orientação do BrCAST-EUCAST utilizando-se micro-organismos referências: *S. aureus* NCTC 12493 ou *S. aureus* CCUG 67181; e *E. coli* ATCC 35218, *E. coli* NCTC 11954, *E. coli* CIP 102181, *E. coli* DSM 5923, *E. coli* CCUG 30600 ou *E. coli* CECT 943.

O controle deve ser realizado para obter-se precisão no teste de sensibilidade, verificando-se, desse modo, o desempenho dos reagentes utilizados no teste e das pessoas que o realizam e fazem a leitura dos resultados.

Técnica do teste de sensibilidade de bactérias a antimicrobianos – método de difusão – Kirby-Bauer

Seguir os procedimentos citados anteriormente e semear o inóculo de *E. coli* na superfície do meio de cultura MH e aplicar os seguintes discos de antimicrobianos: nitrofurantoína, ceftazidima, imipenem, fosfomicina, norfloxacino. Incubar a 35 +/– 1°C em aerobiose por 18 +/– 2 horas, até 15 minutos após a aplicação dos discos.

Repetir o experimento com uma suspensão de *S. aureus;* no entanto, substituir os discos de antimicrobianos por: benzilpenicilina, cefoxitina, ciproflorxacino, vancomicina e eritromicina.

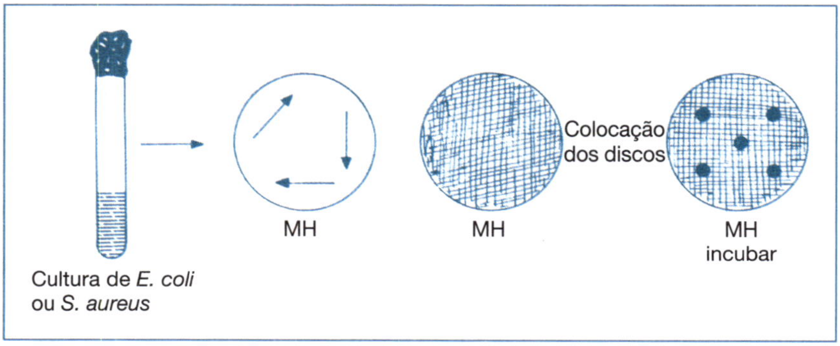

Material complementar

Vídeo 11.1 Método de difusão para teste de sensibilidade de bactérias a antimicrobianos.		Escaneie o QR-CODE ou clique nele para aprender a realizar a técnica.

Teste de sensibilidade de leveduras a antimicrobianos – método de microdiluição

Todos os procedimentos da realização desse teste são padronizados pela BrCAST-EUCAST. A execução da técnica deve ser realizada na zona estéril do bico de Bunsen, conforme descrito no Capítulo 14.

O método de microdiluição é realizado em placas de microdiluição de fundo chato sem tampas de vedação de evaporação, pois estas afetam a concentração de oxigênio, as quais têm capacidade de aproximadamente 300 mL por poço.

Para a maioria das distribuições de CIMs obtidas pelo comitê do EUCAST para determinação de valores de ECOFF (ponto de corte epidemiológico) e pontos de cortes, utilizar placas de microdiluição tratadas para tecidos, que são melhores para produzir valores de CIMs similares.

Preparação e armazenamento do meio de cultura

Preparar o meio RPMI 1640 (com L-glutamina e indicador de pH sem bicarbonato) suplementado com glicose para uma concentração final de 2% (RPMI 2% G). A utilização de 2%, em vez do padrão de 0,2% de glicose, tem mostrado resultados com melhor crescimento e facilidade na determinação do ponto final. O tampão recomendado para ser usado nesse meio é o ácido 3-(N-morfolino) propanosulfônico (MOPS) em concentração final de 0,165 mol/L, pH 7,0.

- *Composição do meio RPMI 2% G – concentrado 2×*

  Água destilada .... 900 mL

  RPMI 1640* .... 20,8 g

  MOPS .... 69,06 g

  Glicose .... 36 g

O meio recomendado RPMI 2% G é preparado com o dobro da concentração (para permitir diluição de 50% [1:1]), no momento da preparação da placa de microdiluição. Desse modo, o meio deve ser preparado conforme descrito a seguir:

a. Adicionar os componentes a 900 mL de água destilada.
b. Agitar até que os componentes estejam completamente dissolvidos; com agitação, ajustar o pH para 7,0°C a 25°C com 1 M de hidróxido de sódio.
c. Adicionar água para um volume final de 1.000 mL.
d. Esterilizar por filtração utilizando filtro com poros de 0,22 μm.
e. Armazenar em temperatura de 4°C ou menor por até 6 meses.

Preparação do inóculo

A padronização do inóculo é essencial para a acurácia e reprodutibilidade dos testes de sensibilidade aos antifúngicos. Para preparar a suspensão da colônia, executar os itens a seguir:

---

*L-arginina (base livre) 0,200 g/L; biotina 0,0002 g/L; L-asparagina (anidra) 0,050 g/L; D-pantotênico 0,00025 g/L, ácido L-aspártico 0,020 g/L; colina, cloreto de 0,003 g/L; L-cistina • 2HCI 0,0652 g/L; ácido fólico 0,001 g/L; L-glutâmico, ácido 0,020 g/L; mioinositol 0,035 g/L; L-glutamina 0,300 g/L; niacinamida 0,001 g/L; glicina 0,010; PABA 0,001 g/L; L-histidina (base livre) 0,015 g/L; piridoxina HCl 0,001 g/L; L-hidroxiprolina 0,020 g/L; riboflavina 0,0002 g/L; L-isoleucina 0,050 g/L; tiamina HCl 0,001; L-leucina 0,050 g/L; vitamina B12 0,000005; L-lisina • HCI 0,040 g/L; nitrato de cálcio • H_2O 0,100; L-metionina 0,015 g/L; cloreto de potássio 0,400 g/L; L-fenilalanina 0,015 g/L; sulfato de magnésio (anidro) 0,04884 g/L; L-prolina 0,020 g/L; cloreto de sódio 6,000 g/L; L-serina 0,030 g/L; fosfato de sódio, dibásico (anidro) 0,800 g/L; L-treonina 0,020 g/L; D-glicose 2,000 g/L; L-triptofano 0,005 g/L; glutationa, reduzida 0,001 g/L; L-tirosina • 2Na 0,02883 g/L; vermelho fenol, Na 0,0053 g/L; L-valina 0,020 g/L.

a. Cultivar a levedura em meio ágar nutritivo não seletivo (ágar Sabouraud dextrose ou ágar batata dextrose) e incubar em temperatura entre 34°C e 37°C por 18 a 48 horas antes do teste.
b. Preparar o inóculo ressuspendendo cinco colônias distintas, ≥ 1 mm de diâmetro de uma cultura de 24 horas, em pelo menos 3 mL de água destilada.
c. Homogeneizar a suspensão por 15 segundos em agitador giratório a aproximadamente 2.000 rpm.
d. Ajustar a densidade celular com a escala 0,5 McFarland, medindo a absorbância em espectrofotômetro em comprimento de onda de 530 nm, e adicionar água destilada necessária. Isso dará uma suspensão de leveduras de 1 a 5×10^6 UFC/mL.
e. Preparar uma suspensão de trabalho para uma diluição de 1 para 10 da suspensão padrão de 1 a 5×10^6 UFC/mL. A densidade celular também pode ser ajustada em um turbidímetro com autocalibração ajustada, assegurando um inóculo com a densidade da escala 0,5 McFarland. A concentração final deve ficar entre $0{,}5 \times 10^5$ e $2{,}5 \times 10^5$ UFC/mL.

Seleção dos agentes antifúngicos

Os pós puros de antifúngicos devem ser adquiridos diretamente de fabricantes ou de fontes comerciais confiáveis. Preparações clínicas não devem ser utilizadas porque podem conter excipientes que podem interferir no teste de sensibilidade. Os pós devem ser fornecidos com o nome genérico do fármaco, número de lote, potência, data de vencimento e condições recomendadas de armazenamento.

Deve-se armazenar os pós em recipientes herméticos a –20°C ou temperatura mais baixa, com dessecante, exceto quando houver outra recomendação do fabricante. Os agentes higroscópicos devem ser dispensados em alíquotas antes do congelamento, de forma que seja usado uma para cada ocasião. Os recipientes devem ser deixados em temperatura ambiente antes de serem abertos, para evitar condensação de água sobre o pó.

Todas as soluções de antifúngicos devem ser preparadas de acordo com as Boas Práticas de Fabricação.

Para a execução da técnica de teste de sensibilidade de leveduras a antimicrobianos, descrita posteriormente, serão utilizados os antifúngicos anfotericina B, fluconazol, itraconazol e caspofungina.

Preparação de soluções estoque dos antifúngicos

As soluções dos antifúngicos devem ser preparadas levando-se em consideração a potência do lote do pó do antifúngico que será utilizado. A quantidade do pó ou diluente necessário para preparar a solução padrão deve ser calculada como na Figura 11.7.

$$\text{Peso (g)} = \frac{\text{Volume (L)} \times \text{Concentração (mg/L)}}{\text{Potência (mg/g)}}$$

$$\text{Volume (L)} = \frac{\text{Peso (g)} \times \text{Potência (mg/g)}}{\text{Concentração (mg/L)}}$$

Figura 11.7 – Fórmula para a preparação da solução padrão dos antifúngicos. Método para determinação de concentração inibitória mínima em caldo dos agentes antifúngicos para leveduras. Documento Definitivo E.DEF. 7.3.2 – abril 2020. Fonte: BrCAST-EUCAST, 2020.

Para a preparação da solução estoque dos antifúngicos, deve-se proceder de acordo com os itens a seguir:

a. Preparar solução estoque do antifúngico em concentrações pelo menos 200 vezes maiores que a maior concentração a ser testada na placa de microdiluição. A maioria dos antifúngicos não é solúvel em água, sendo utilizado, com frequência, para esses antifúngicos, o dimetilsulfóxido (DMSO). Diversos antifúngicos podem ser difíceis de dissolver, resultando em CIMs artificialmente elevadas; para resolver esse problema, colocar o tubo da solução estoque em um agitador por uma hora ou mais antes de continuar o procedimento. É essencial certificar-se de que o antifúngico esteja completamente dissolvido antes do congelamento.
b. Esterilizar as soluções estoque é normalmente desnecessário. Entretanto, se a esterilização for necessária, o procedimento deve ser validado por meios apropriados (p. ex., amostras antes e após filtração devem ser testadas) para certificar-se de que o antifúngico não tenha sido adsorvido (p. ex., em um filtro estéril) ou degradado durante o processo.
c. Armazenar as soluções em pequenos volumes em frascos de polipropileno ou polietileno a –70°C ou abaixo, a menos que outra maneira seja indicada pelo fabricante. Os antifúngicos podem ser armazenados a –70°C por pelo menos seis meses sem perda significativa de atividade. As equinocandinas foram previamente consideradas instáveis a –70°C; entretanto, elas mantiveram-se estáveis por pelo menos seis meses a essa temperatura.
d. Remover os frascos do *freezer* –70°C e usar no mesmo dia que forem descongelados. Deterioração significativa do antifúngico irá refletir nos resultados dos testes de sensibilidade das cepas de controle de qualidade (disponíveis no *website* do EUCAST, http://www.EUCAST.org). Se necessário, o antifúngico pode ser testado para determinar a potência.

Preparação das soluções de antifúngicos

A variação das concentrações testadas irá depender do micro-organismo e do antifúngico a serem testados. A variação das concentrações deve incluir o ponto de corte, se este existir, bem como os resultados esperados para as cepas de controle de qualidade.

Séries de diluições de 2× baseadas em 1 mg/L são preparadas em RPMI 2% G, 2× concentrado. O meio RPMI 2% G usado nas placas é preparado com o dobro da concentração final para permitir uma diluição de 50%, uma vez que o inóculo será adicionado. Essa abordagem permite que o inóculo seja preparado em água destilada. As diluições devem ser preparadas de acordo com o ISO de recomendações.

Para preparação das soluções de trabalho (2 × concentração final) de séries com concentrações finais de 0,125 a 64 mg/L, deve-se proceder de acordo com os itens a seguir.

a. Retirar um tubo da solução estoque do antifúngico do *freezer* –70°C. Vários antifúngicos podem ser difíceis de dissolver, resultando em CIMs elevadas e artificiais.
b. Dispensar volumes apropriados do solvente DMSO para os antifúngicos anfotericina B, itraconazol e caspofungina e, para fluconazol à água, conforme tabela BrCAST-EUCAST descrita na Tabela 11.1.
c. Seguir os passos descritos na Tabela 11.1 para processar as séries de diluições a 200× a concentração final.
d. Dispensar 9,9 mL do meio RPMI 2% G com o dobro da concentração em 10 tubos.
e. Retirar 100 μL de cada tubo com 200× a concentração final do fármaco antifúngico em solvente e transferir para 10 tubos com 9,9 mL do meio de cultura (diluição 1:100). A concentração do solvente dentro dos tubos com o meio de cultura é 1% e a concentração dos agentes antifúngicos é 2× a concentração final.

Tabela 11.1. Preparação das séries de diluição dos antifúngicos com concentrações finais de 0,125 mg/L a 64 mg/L

Etapa	Concentração (mg/L)	Fonte	Volume do antifúgico (μL)	Volume do solvente[a] (μL)	Concentração intermediária (mg/L)	Concentração (mg/L) após diluição 1:1.000 com meio RPMI 2% G (2× concentrado)[b]
1	12.800[c]	Estoque	200	0	12.800	128
2	12.800	Estoque	100	100	6.400	64
3	12.800	Estoque	50	150	3.200	32
4	12.800	Estoque	50	350	1.600	16
5	1.600	Etapa 4	100	100	800	8
6	1.600	Etapa 4	50	150	400	4
7	1.600	Etapa 4	50	350	200	2
8	200	Etapa 7	100	100	100	1
9	200	Etapa 7	50	150	50	0,5
10	200	Etapa 7	25	175	25	0,25

[a]O solvente mais utilizado para diluir os antifúngicos é DMSO.
[b]Diluição 1:1 com suspensão do inóculo resulta em concentrações finais à metade daquelas indicadas na tabela.
[c]Para diluição em série com a mais alta concentração de 16 mg/L ou 8 mg/L, iniciar com as concentrações estoques de 3.200 mg/L e 1.600 mg/L, respectivamente.

Preparação das placas de microdiluição

Para a preparação das placas de microdiluição, deve-se proceder de acordo com os itens a seguir:

a. Usar plásticos estéreis (evitando os plásticos de alta ligação), descartáveis, placas de microdiluição com 96 poços, com poços de fundo chato, sem tampas de evaporação, com capacidade de aproximadamente 300 µL por poço.
b. Dispensar 100 µL de cada tubo que contém a concentração correspondente (2× a concentração final) do agente antifúngico nos poços de 1 a 10 de cada coluna da placa de microdiluição.
c. Dispensar 100 µL do meio RPMI 2% G com o dobro da concentração para cada poço das colunas 11 e 12.

Assim, cada coluna de 1 a 10 conterá 100 µL de 2× a concentração final do antifúngico em meio RPMI 2% G com o dobro da concentração e com 1% do solvente. As colunas 11 e 12 conterão o dobro da concentração do meio RPMI 2% G.

Estoque das placas de microdiluição

As placas podem ser seladas com filme plástico ou folha de alumínio e estocadas a –70°C ou abaixo por até seis meses ou a –20°C por no máximo um mês sem perda da potência do antifúngico.

Uma vez que as placas forem descongeladas, não devem ser recongeladas. As placas devem ser usadas imediatamente quando forem retiradas do *freezer*.

Inoculação das placas de microdiluição

As placas de microdiluição devem ser inoculadas dentro de 30 minutos da preparação da suspensão do inóculo a fim de manter a concentração de células viáveis.

Para inoculação das placas de microdiluição, deve-se proceder de acordo com os itens a seguir:

a. Agitar a suspensão do inóculo e colocar 100 µL dessa suspensão de leveduras 1 a 5 × 10^5 UFC/mL padronizadas em água destilada estéril nos poços de 1 a 11 da placa de microdiluição, sem tocar no conteúdo do poço. Esse procedimento dará a concentração do antifúngico, a densidade do inóculo requerido (inóculo final = 0,5 a 2,5 × 10^5 UFC/mL) e o controle de crescimento (coluna 11 – contendo 100 µL de meio estéril livre de antifúngico, com 100 µL da mesma suspensão do inóculo).
b. Preencher a coluna 12 da placa de microdiluição com 100 µL de água estéril, como controle de esterilidade (coluna 12 – contendo 100 µL de meio estéril livre de antifúngico e 100 µL de água estéril).
c. Realizar contagem de viabilidade para controle de qualidade da quantidade de levedura que há nos poços (1 a 5 × 10^5 UFC/mL) do seguinte modo:
    - ☐ Homogeneizar uma suspensão do inóculo com um agitador giratório a 2.000 rpm.

- Cultivar 10 μL da suspensão na superfície do ágar (como ágar Sabouraud dextrose ou ágar cromogênico), e incubar por 24 a 48 horas ou até que as colônias possam ser verificadas quanto à pureza.
- Cultivar na superfície do ágar outra diluição de 50 μL da suspensão em 4,95 mL de água destilada estéril homogeneizada e 10 μL da suspensão para proporcionar uma contagem opcional/adicional – 10 a 50 colônias seria esperado. Recomenda-se que seja realizado o procedimento completo para todos os isolados quando o laboratório estiver padronizando o teste, quando o teste for raramente/periodicamente realizado ou quando os resultados forem incoerentes (a ser definido localmente dependendo da necessidade).

Incubação das placas de microdiluição

Incubar as placas de microdiluição sem agitação em temperatura 35 ± 2°C por 24 ± 2 horas em tensão de oxigênio ambiente.

Controle de qualidade

A qualidade dos resultados dos testes é monitorada pelo uso de cepas controles.

- *Cepas controles*

As cepas controles recomendadas (disponíveis no *website* EUCAST, http://www.EUCAST.org) foram selecionadas de acordo com um estudo recente, o qual indica que as duas cepas controles comumente usadas, *C. parapsilosis* ATCC 22019 e *C. krusei* ATCC 6258, não são suficientemente sensíveis na detecção da variação da potência da caspofungina, e que *C. albicans* ATCC 64548 ou C. *albicans* ATCC 64550 são superiores para esse propósito.

As CIMs para as cepas controles devem estar próximo às situadas no meio do intervalo das concentrações de uma série 1:2, e o padrão de sensibilidade aos antifúngicos deve ser estável.

Cepas controles devem ser obtidas de fontes confiáveis como American Type Culture Collection (ATCC), National Collection for Pathogenic Fungi (NCPF), Central Bureau voor Schimmelcultures (CBS) ou fornecedores comerciais que oferecem garantia de qualidade similar.

- *Estoque das cepas controles*

Leveduras isoladas podem ser estocadas como liofilizadas ou congeladas a –60°C ou inferior. Culturas podem ser estocadas em curto tempo (menos de 2 semanas) sobre Sabouraud dextrose ou ágar batata dextrose inclinados a 2°C a 8°C.

- *Uso de rotina das cepas controles*

Culturas recentes devem ser preparadas a partir de cultura em ágar inclinado, ou congeladas ou liofilizadas pela inoculação sobre um ágar de meio nutritivo e não seletivo (p. ex., ágar Sabouraud dextrose ou ágar batata dextrose).

Observações:

- Pelo menos uma cepa controle deve ser incluída por teste, e as CIMs devem estar dentro do intervalo esperado (disponível no *website* EUCAST, http://www.EUCAST.org). Se mais de um em 20 testes estiver fora do intervalo esperado, a fonte do erro deverá ser investigada.
- Cada teste deve incluir um poço de meio sem antifúngico para demonstrar crescimento da levedura teste e produzir a turbidez controle para as leituras do ponto final.
- Realizar a subcultura do inóculo sobre um meio adequado (preferencialmente um meio cromogênico) para garantir a pureza e para produzir colônias jovens se o teste for repetido.
- Testar cada novo lote de meio RPMI 1640 2% G e placas de microdiluição com pelo menos duas cepas controles (disponível no *website* EUCAST, http://www.EUCAST.org) para garantir que as CIMs estejam dentro dos intervalos esperados.

Técnica de realização do teste de sensibilidade de levedura a antimicrobianos – método de microdiluição

Seguir os procedimentos citados anteriormente e utilizar como inóculo a levedura *Candida albicans* e os antifúngicos anfoterina B, fluconazol, itraconazol e caspofungina. Incubar a 35 ± 2°C por 24 ± 2 horas em tensão de oxigênio ambiente.

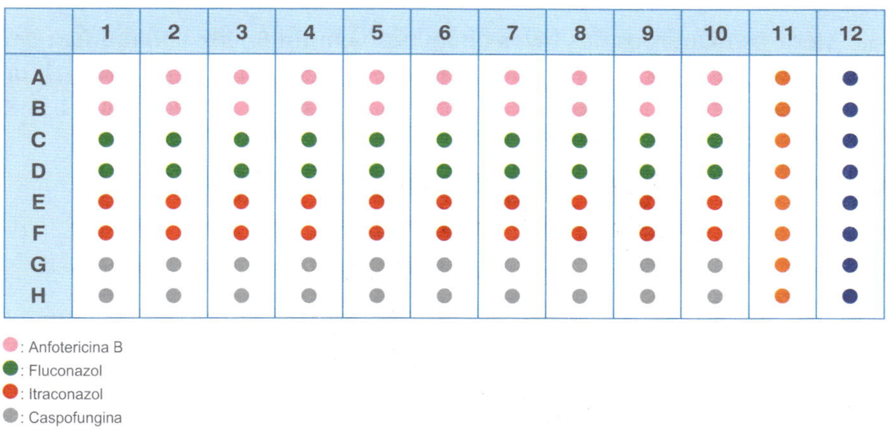

Esquema da inoculação da placa de microdiluição para teste de sensibilidade de levedura a antifúngicos.
As colunas de 1 a 10 contêm 100 μL de 2× a concentração final do antifúngico no meio RPMI 2% G (dobro da concentração) e com 1% do solvente + 100 μL do inóculo de levedura.
A coluna 11 é o controle de crescimento das leveduras (controle positivo) que contém 100 μL do meio estéril e 100 μL do inóculo.
A coluna 12 é o controle de esterilidade do meio de cultura (controle negativo) que contém 100 μL de água estéril e 100 μL do meio livre de antifúngico.

Material complementar

Vídeo 11.2 Método de microdiluição para teste de sensibilidade de levedura a antifúngicos.		Escaneie o QR-CODE ou clique nele para aprender a realizar a técnica.

RESULTADOS E INTERPRETAÇÕES

Resultados do teste de sensibilidade de bactérias a antimicrobianos

Após incubação, avaliar das placas:

a. Verificar se houve crescimento confluente do inóculo nas placas; se forem observadas colônias isoladas, o teste deve ser repetido.

b. Verificar se os diâmetros dos halos de inibição das cepas de controle de qualidade estão dentro dos limites aceitáveis (*website* BrCAST-EUCAST).

c. Realizar a leitura das placas pelo seu fundo, observando-se as bordas dos halos no ponto de completa inibição de crescimento, visto a olho nu, com a placa posicionada a cerca de 30 cm dos olhos, com luz refletida contra um fundo escuro. Segurar a placa em um ângulo de 45 graus com relação à bancada de trabalho pode facilitar a leitura, quando as bordas dos halos forem difíceis de definir.

d. Aferir os diâmetros dos halos de inibição em milímetros com uma régua ou paquímetro calibrado. Se um leitor de halo automatizado for utilizado, ele deverá ser calibrado utilizando-se como referência a leitura manual (Figura 11.8).

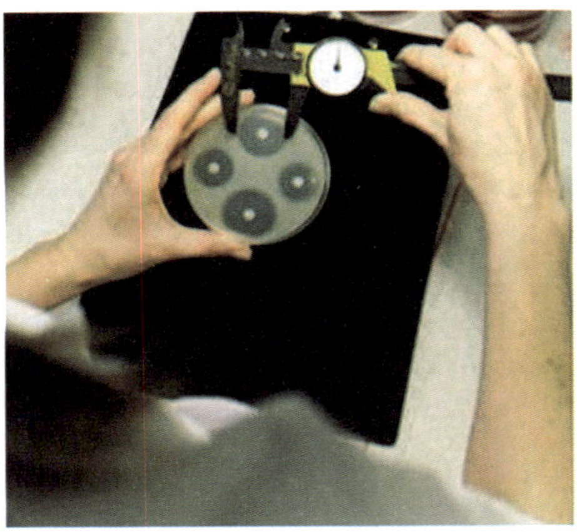

Figura 11.8 – Leitura dos halos de inibição. Teste de sensibilidade aos antimicrobianos – Método de disco-difusão. Fonte: BrCAST-EUCAST, 2021.

Observações:

- Em caso de halo duplo ou colônias isoladas dentro do halo de inibição, verificar a pureza e repetir o teste, se necessário. Se a cultura estiver pura, as colônias dentro do halo devem ser consideradas (Figura 11.9).

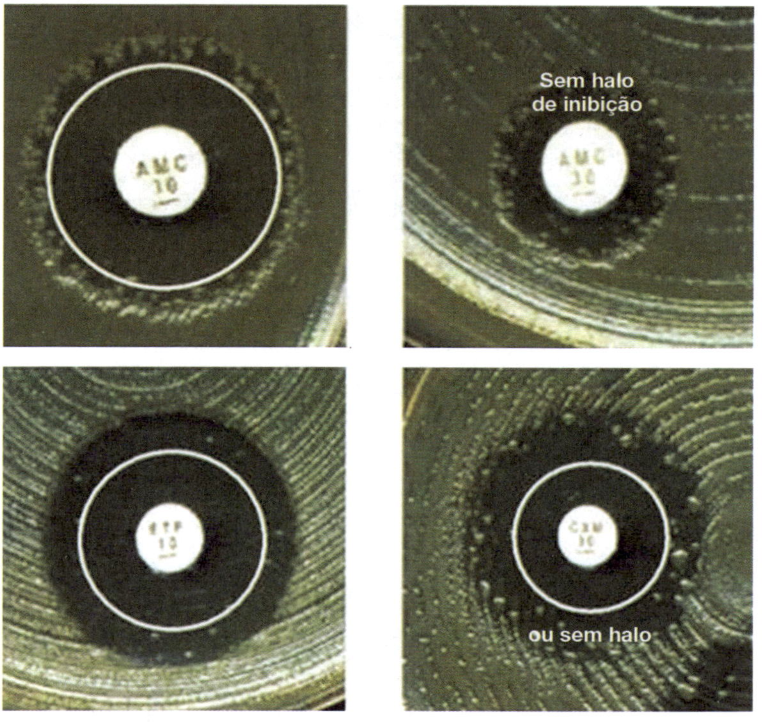

Figura 11.9 – Exemplos de colônias de bactérias dentro do halo de inibição. Caso haja colônia dentro do halo de inibição, subcultivar as colônias, verificar a pureza do isolado e, se necessário, repetir o teste. Colônias que não forem contaminadas devem ser levadas em consideração na leitura do halo de inibição. Teste de sensibilidade aos antimicrobianos – Método de difusão. Fonte: BrCAST-EUCAST, 2021.

- Para sulfametoxazol-trimetoprima ou trimetoprima, pode aparecer um crescimento reduzido dentro do halo de inibição até o disco, em virtude da presença de antagonistas no meio. Esse crescimento deve ser ignorado e o diâmetro do halo aferido na borda mais nítida do halo (Figura 11.10).
- Para *Enterobacteriales*, ao se testar ampicilina, ampicilina-sulbactam e amoxicilina-ácido clavulânico, ignorar o crescimento que possa aparecer como uma fina película produzida no interior do halo em alguns lotes de ágar Müeller-Hinton (Figura 11.11).
- Para *Escherichia coli*, ao se testar fosfomicina, não considerar as colônias isoladas dentro do halo de inibição e efetuar a leitura na borda externa do halo (Figura 11.12).

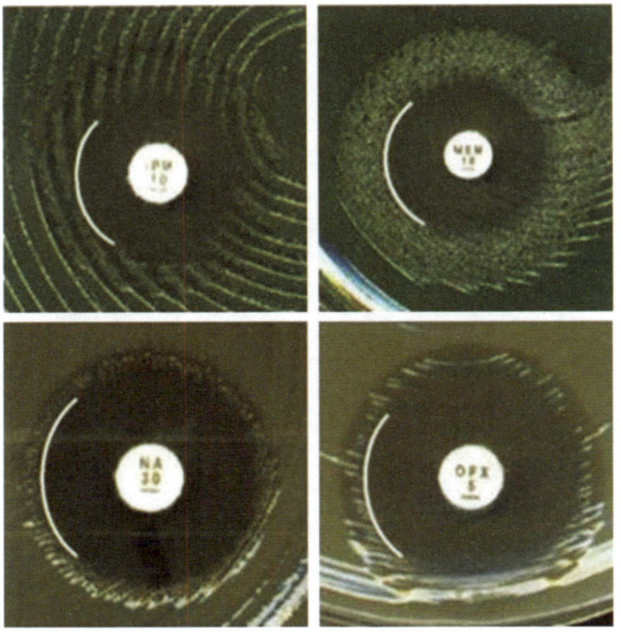

Figura 11.10 – Exemplos de halos de inibição duplos. Verificar a pureza do isolado e repetir o teste, se necessário. Colônias que não são contaminadas devem ser consideradas quando for feita a leitura do halo de inibição. Teste de sensibilidade aos antimicrobianos – Método de difusão. Fonte: BrCAST-EUCAST, 2021.

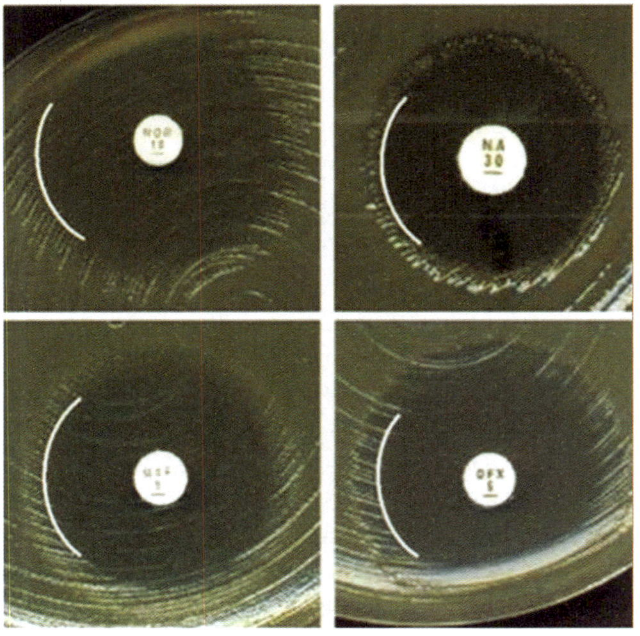

Figura 11.11 – Halo de inibição com bordas difusas/mal definidas de *Enterobacteriales.* Teste de sensibilidade aos antimicrobianos – Método de difusão. Fonte: BrCAST-EUCAST, 2021.

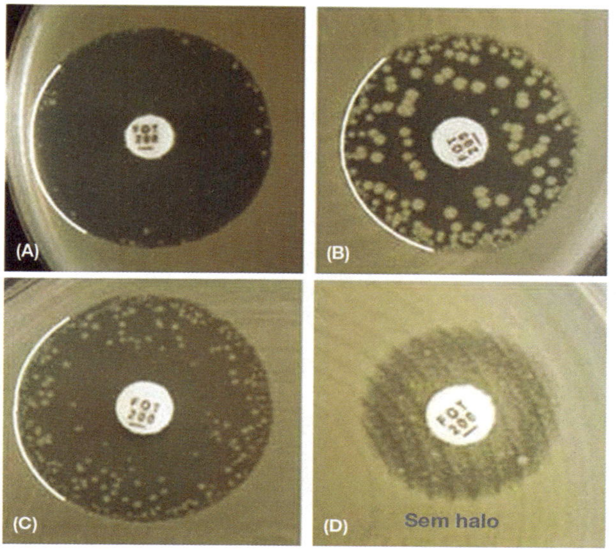

Figura 11.12 – Exemplos de halos de inibição de *E. coli* com fosfomicina. (**A** a **C**) Ignorar todas as colônicas e ler a borda mais externa do halo. (**D**) Registrar como ausência de halo de inibição. Teste de sensibilidade aos antimicrobianos – Método de difusão. Fonte: BrCAST-EUCAST, 2021.

- Para *Staphylococcus aureus*, ao se testar cefoxitina para detecção da resistência à oxacilina (meticilina), aferir o halo evidente e examinar os halos de inibição cuidadosamente contra a luz para detectar colônias dentro do halo. Isso pode ocorrer em decorrência de uma mistura de micro-organismos ou expressão de resistência heterogênea à oxacilina (meticilina) (Figura 11.13).

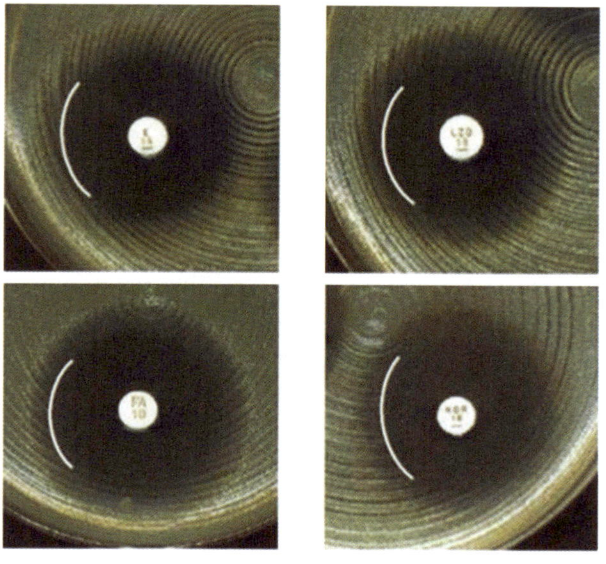

Figura 11.13 – Halo de inibição com bordas difusas/mal definidas de Estafilococos. Teste de sensibilidade aos antimicrobianos – Método de difusão. Fonte: BrCAST-EUCAST, 2021.

- Para *Staphylococcus aureus*, ao se testar benzilpenicilina, examinar a borda do halo com a placa voltada contra a luz (luz transmitida). Isolados com valores de diâmetro do halo de inibição maior ou igual aos valores de ponto de corte de sensibilidade, mas com bordas bem definidas, devem ser reportados como resistentes à benzilpenicilina (Figura 11.14).

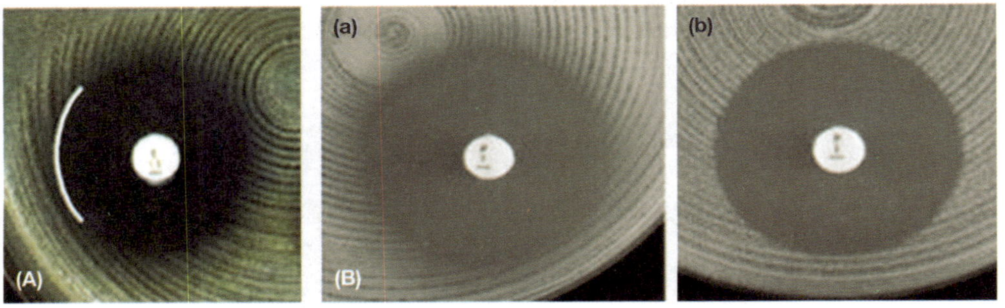

Figura 11.14 – Halo de inibição. (**A**) *S. aureus* com eritromicina. (**B**) *S. aureus* com benzilpenicilina. (**a**) bordas do halo mal definidas (irregulares) e diâmetro do halo de inibição ≥ 26 mm (reportar como sensível); (**b**) bordas do halo bem definidas e diâmetro do halo de inibição ≥ 26 mm (reportar como resistente). Teste de sensibilidade aos antimicrobianos – Método de difusão. Fonte: BrCAST-EUCAST, 2021.

- Vários exemplos de figuras mostrando a leitura dos diâmetros dos halos de inibição estão disponíveis no *website* BrCAST-EUCAST.

Os resultados de sensibilidade das bactérias *Echerichia coli* e *Staphylococcus aureus* pelo método de difusão podem ser visualizados na Figura 11.15. Registrar o diâmetro de cada halo nos quadros que se encontram a seguir.

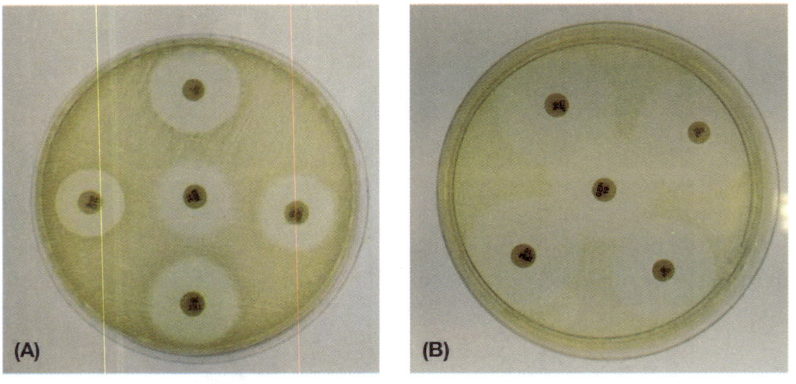

Figura 11.15 – Resultado de sensibilidade de bactérias pelo método de difusão. (**A**) *Staphylococcus aureus*; (**B**) *Echerichia coli*.

Bactéria utilizada: *Echerichia coli*

Antimicrobiano	Diâmetro do halo (mm)	Interpretação
Nitrofurantoína		
Ceftazidima		
Imipenem		
Fosfomicina		
Norfloxacino		

Bactéria utilizada: *Staphylococcus aureus*

Antimicrobiano	Diâmetro do halo (mm)	Interpretação
Benzilpenicilina		
Cefoxitina		
Ciproflorxacino		
Vancomicina		
Eritromicina		

Interpretações

Interpretar os diâmetros dos halos de inibição de acordo com valores de pontos de corte contidos nas Tabelas de Pontos de Corte no *website* do BrCAST-EUCAST. Certifique-se de que os valores de pontos de corte utilizados estão de acordo com a última versão da tabela dos valores de corte do BrCAST-EUCAST.

Os pontos de corte do BrCAST-EUCAST são utilizados para categorizar os resultados em três categorias de sensibilidade:

- **S** – *Sensível, dose padrão*: um micro-organismo é categorizado como sensível, dose padrão quando há alta probabilidade de sucesso terapêutico utilizando-se o regime de dose padrão do agente.
- **I** – *Sensível, aumentando exposição*: um micro-organismo é categorizado como sensível, aumentando exposição (é uma função de como o modo de administração, dose, intervalo entre as doses, tempo de infusão assim como a distribuição, metabolismo e excreção do antimicrobiano influenciam o micro-organismo no local de infecção) quando há alta probabilidade de sucesso terapêutico em virtude do aumento da exposição ajustando-se o regime de dosagem ou sua concentração no local de infecção.
- **R** – *Resistente*: um micro-organismo é categorizado como resistente quando há alta probabilidade de falha terapêutica mesmo quando ocorre aumento da exposição.

Observação: Para *Escherichia coli* ao se testar fosfomicina, e *Staphylococcus aureus* ao se testar benzilpenicilina, é crucial seguir as instruções de leitura específicas para a interpretação correta do teste de disco-difusão. Seguir Guia de Leitura do BrCAST-EUCAST.

Resultados do teste de sensibilidade de levedura a antifúngicos

O resultado é determinado pela concentração inibitória mínima (CIM), que é definida como menor concentração do antifúngico que não permite o crescimento visível do micro-organismo.

As placas de microdiluição deverão ser lidas em um leitor de placas de microdiluição. O comprimento de onda recomendado para determinar a absorbância da placa é de 530 nm, embora outros possam ser utilizados, como, p. ex., 405 nm ou 450 nm. O valor do branco da amostra deverá ser subtraído das leituras dos outros poços.

A CIM da anfotericina B é a menor concentração que leva à inibição ≥ 90 % de crescimento quando comparado com controle de crescimento livre de antifúngico, ao passo que a CIM dos agentes azólicos e equinocandinas é a menor concentração que leva à inibição ≥ 50 % de crescimento, quando comparado com controle de crescimento livre de antifúngico.

Levedura utilizada: *Candida albicans*

Antimicrobiano	**CIM**	**Interpretação**
Anfotericina B		
Fluconazol		
Itraconazol		
Caspofungina		

Interpretações

A tabela dos valores de corte do BrCAST-EUCAST tem estabelecido os valores de pontos de corte dos compostos ativos para a maioria das leveduras e espécies de *Candida* sp.

Orientações para a leitura das tabelas de pontos de corte para os antifúngicos encontram na tabela de ponto corte para a interpretação das CIMs dos antifúngicos. Os pontos de corte do BrCAST-EUCAST são utilizados para categorizar os resultados em categorias de sensibilidade:

- **S** – *Sensível, dose padrão*: um micro-organismo é classificado como sensível, dose padrão quando há alta probabilidade de sucesso terapêutico utilizando-se o regime de dose padrão do agente.

- **I** – *Sensível, aumentando exposição*: um micro-organismo é classificado como sensível, aumentando exposição (é uma função de como o modo de administração, dose, intervalo entre as doses, tempo de infusão assim como distribuição, metabolismo e excreção do antimicrobiano influenciam o micro-organismo no local de infecção), quando há uma alta probabilidade de sucesso terapêutico em virtude do aumento da exposição, ajustando-se o regime de dosagem ou sua concentração no local de infecção.
- **R** – *Resistente*: um micro-organismo é classificado como resistente quando há alta probabilidade de falha terapêutica, mesmo quando há aumento da dosagem.

A categoria **I** não está listada, mas é interpretada como os valores entre os pontos de cortes **S** e **R**. Se os pontos de corte **S** e **R** tiverem o mesmo valor, não haverá categoria **I**.

REVISÃO DO CAPÍTULO

Questões a serem exploradas

1. O uso indiscriminado de antimicrobianos em rações de animais que são utilizados na alimentação de humanos tem selecionado micro-organismos resistentes. Faça uma pesquisa bibliográfica sobre esse tema.
2. Como um profissional de um laboratório de microbiologia pode verificar a sensibilidade/resistência de um micro-organismo a antimicrobianos? Idealize um fluxograma demostrando as etapas.
3. Os mecanismos de resistências de bactérias a antimicrobianos são semelhantes aos de fungos? Faça um *padlet* demonstrando esses mecanismos.
4. Descreva o mecanismo de ação dos antimicrobianos utilizados nos experimentos deste capítulo.
5. Observa-se que a indústria farmacêutica produz mais antibacterianos do que antifúngicos. Reflita sobre esse tema.

TESTE SEU CONHECIMENTO COM QUESTÕES DE MÚLTIPLA ESCOLHA

Assinale a alternativa correta:

1. **Com relação ao teste de sensibilidade de bactérias aos antimicrobianos – método de microdiluição, podemos afirmar que: ( )**
   a. Esse método é utilizado para determinar a concentração inibitória mínima (CIM), que é a menor concentração do agente antimicrobiano que inibe o crescimento do micro-organismo, a qual tem efeito microbicida.
   b. Esse método é utilizado para medir quantitativamente a atividade *in vitro* de um agente antimicrobiano frente a um determinado micro-organismo.
   c. Esse teste pode ser realizado com vários agentes simultaneamente, utilizando-se diversos conjuntos de tubos ou cavidades em microplacas.
   d. Há duas alternativas corretas.
2. **O teste de sensibilidade de bactérias a antimicrobianos – método de difusão pode ser caracterizado por: ( )**
   a. Ser um teste qualitativo informando se um micro-organismo é sensível ou resistente a um determinado antimicrobiano.
   b. Apresentar halos de inibição do micro-organismos por ação de antimicrobianos.
   c. Apresentar como resultado positivo halos de inibição que, quanto maior seu tamanho, melhor é ação inibitória do antimicrobiano sobre o micro-organismo.
   d. Somente uma alternativa está errada.
3. **A escolha do método do teste de sensibilidade de micro-organismos a antimicrobiano depende de diversos fatores e são padronizados por comitês internacionais. No Brasil os laboratórios adotam a norma do BrCAST–EUCAST. Entre os fatores podemos citar: ( )**
   a. Rapidez e a simplicidade do teste.
   b. O tipo de micro-organismo a ser testado.
   c. Os tipos de antimicrobianos a serem utilizados.
   d. Todas as alternativas estão corretas.

4. **O controle de qualidade dos testes de sensibilidade dos micro-organismos a antimicrobianos é orientado pelos diferentes Comitês, o qual deve conter: ( )**
   a. Uso de cepas padronizadas.
   b. Utilização de meios de cultura e reagentes padronizados.
   c. Qualificação das pessoas que realizam o teste.
   d. Todas as alternativas estão corretas.
5. **Os fatores que interferem na realização de um teste de sensibilidade são: ( )**
   a. Quantidade do inóculo.
   b. Composição do meio de cultura.
   c. Antimicrobianos para bacterias iguais aos dos fungos.
   d. Há duas alternativas corretas.

12

Estrutura e Morfologia Microscópica de Fungos

OBJETIVOS DE APRENDIZAGEM

1. Verificar as características estruturais e morfológicas dos fungos.
2. Visualizar estruturas vegetativas de fungos filamentosos.
3. Observar estruturas de reprodução dos fungos filamentosos.
4. Visualizar a forma das leveduras.
5. Analisar os esporos formados por multiplicação vegetativa das leveduras e fungos filamentosos.
6. Identificar cápsulas das leveduras.
7. Conhecer colorações utilizadas para exame microscópico de fungos.

INTRODUÇÃO

Os fungos pertencem ao domínio *Eukarya* e são distinguidos dos outros eucariotos em virtude de, principalmente, apresentarem uma parede celular rígida composta, sobretudo, de quitina e glucanas, e membrana citoplasmática constituída por ergosterol em vez de colesterol. Os demais componentes são de uma célula eucariótica que contém núcleo com membrana nuclear e citoplasma com retículo endoplasmático, complexo de Golgi, mitocôndrias, ribossomos e vacúolos; algumas leveduras podem apresentar plasmídeo.

A taxonomia clássica dos fungos baseia-se, principalmente, na morfologia e características de reprodução. No entanto, os aspectos ultraestruturais, bioquímicos e as características moleculares têm sido utilizados de forma cada vez mais frequente, alterando, em alguns fungos, a taxonômica original.

Esses organismos podem ser unicelulares ou multicelulares; considerando-se a morfologia, são caracterizados como *leveduras* ou *fungos filamentosos (bolores e cogumelos)*. Alguns fungos, na dependência de condições nutricionais e temperatura do ambiente de seu crescimento, apresentam *dimorfismo*, que se expressa na forma filamentosa na temperatura entre 22° a 28°C e leveduriforme, entre 33° a 37°C. Por exemplo, *Paracoccidioides* spp.

As leveduras são usualmente unicelulares, têm formas arredondadas, ovoides ou alongadas e se reproduzem por brotamento ou por fissão. Algumas leveduras, em determinadas condições de cultivo, reproduzem-se por brotamento sucessivo em cadeia, formando filamentos semelhantes aos bolores, chamados *pseudo-hifas*.

Os fungos filamentosos (bolores) são multicelulares, formam estruturas tubulares chamadas *hifas*, as quais podem ser cenocíticas, ocas e multinucleadas; ou *septadas*, divididas por septos ou paredes transversais, os quais apresentam poros que permitem a passagem do citoplasma e dos núcleos entre as células.

O conjunto de hifas é denominado *micélio* e, quanto à função, classifica-se em *vegetativo* e *reprodutor*. As hifas do micélio vegetativo crescem sobre ou por entre a superfície do meio de cultura; e as do micélio reprodutor, projetam-se por sobre a superfície do meio, chamadas de *hifas aéreas*.

Para se observar a morfologia microscópica dos bolores, deve-se analisar os micélios vegetativo e reprodutor.

No micélio vegetativo deve-se analisar a hifa, verificando-se o seu diâmetro, a presença ou ausência de septos e pigmento. Deve-se também observar a existência de estruturas diferenciadas na hifa como, p. ex., rizoides (estruturas semelhantes à raiz), gavinhas (hifas enroladas), esporos (propágulos) formados por reprodução assexuada (clamidoconídio e artroconídio).

No micélio reprodutor, deve-se analisar os esporos (propágulos) que têm origem assexuada ou sexuada, se são internos (esporangiósporos e ascósporos) ou externos (conídios e basidiósporos), como também analisar a forma, o tamanho e a cor desses esporos. Deve-se ainda analisar as hifas ou estruturas especializadas que originam esses propágulos, como: os conidióforos, que produzem conídios; os esporangióforos, que produzem os esporangiósporos; os ascos, os quais podem ser produzidos em ascostroma ou corpos de frutificação e produzem os ascósporos; e os basídios, que produzem os basidiósporos.

Com relação às leveduras, deve-se observar as características da célula vegetativa, verificando-se forma, tamanho (2 a 5 μm até 15 a 60 μm), presença ou ausência de cápsula e pseudo-hifas. Deve-se observar, também, as estruturas de reprodução assexuada, como brotamento (blastoconídio), clamidoconídio e artroconídio, e reprodução sexuada, como ascósporos formados em ascos simples, e basidiósporos formados em basídios simples.

MÉTODOS

Observar a morfologia microscópica de bolores e de leveduras coradas com lactofenol azul de algodão, tintura da China (cápsula) ou sem coloração (prova de filamentação), utilizando-se microscópio óptico.

As lâminas preparadas são realizadas com esfregaços fixados (coloração de Gram), montagem úmida, semelhante a um exame a fresco ou com cultivo em lâmina.

RESULTADOS E INTERPRETAÇÕES

Resultados

Esquematizar a estrutura e morfologia dos fungos visualizados no microscópio óptico comum.

Lâmina nº 1
Hifa não septada espessa

Lâmina nº 2
Hifa septada delgada e hialina

Lâmina nº 3
Hifa septada demácea

Lâmina nº 4
Rizoide

Lâmina nº 5
Esporangióforo

Lâmina nº 6
Conidióforo com vesícula

Lâmina nº 7
Conidióforo em pincel

Lâmina nº 8
Conídio circular

Lâmina nº 9
Conídio em gota

Lâmina nº 10
Macroconídio em foice

Lâmina nº 11
Macroconídio em fuso

Lâmina nº 12
Levedura circular

Lâmina nº 13
Levedura oval

Lâmina nº 14
Levedura capsulada

Lâmina nº 15
Levedura em brotamento – Coloração de Gram

Lâmina nº 16
Artroconídio de levedura

Lâmina nº 17
Pseudo-hifa com blastoconídio

Lâmina nº 18
Pseudo-hifa/hifa com clamidoconidio

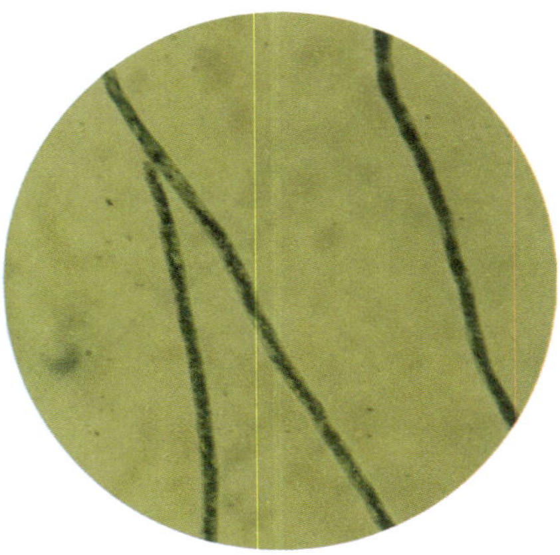

Figura 12.1 – Hifa não septada espessa.

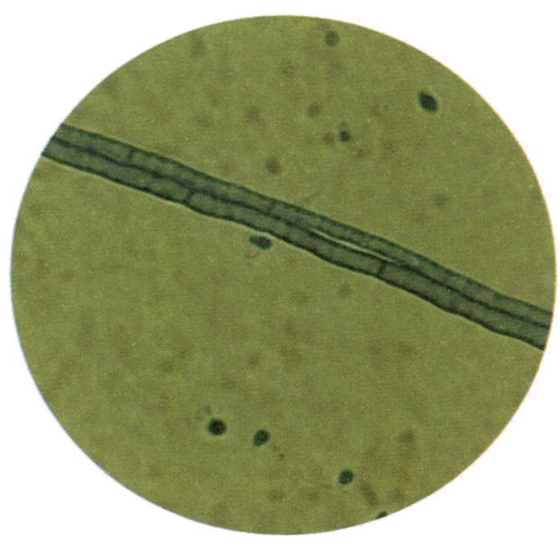

Figura 12.2 – Hifa septada delgada e hialina.

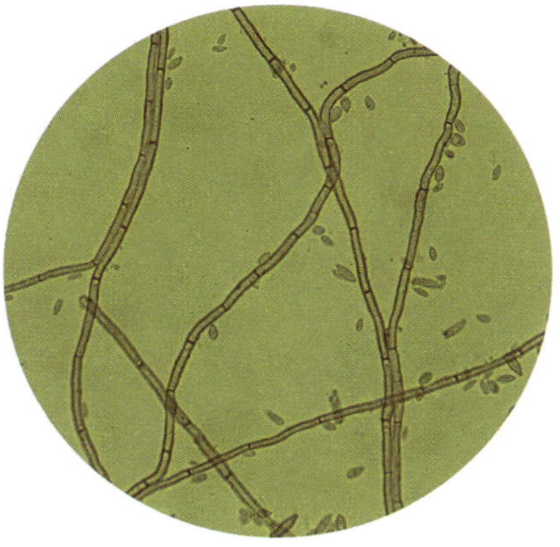

Figura 12.3 – Hifa septada demácea.

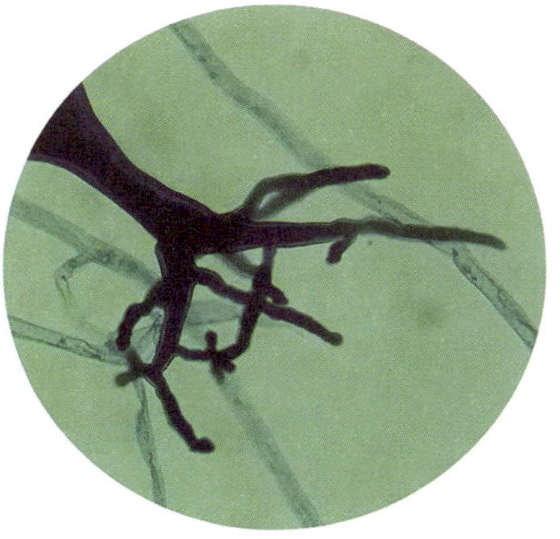

Figura 12.4 – Rizoide.

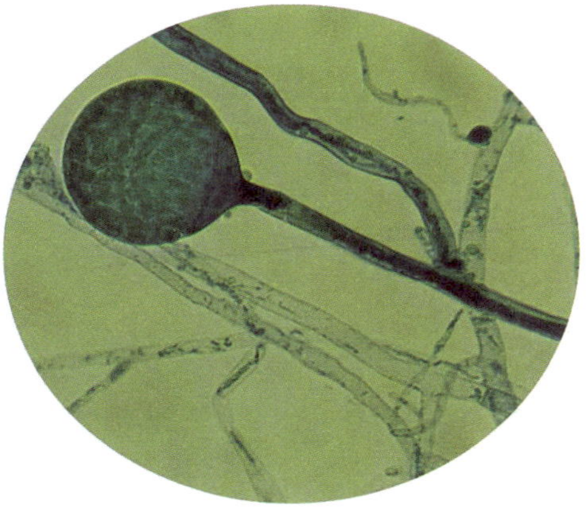

Figura 12.5 – Esporangióforo.

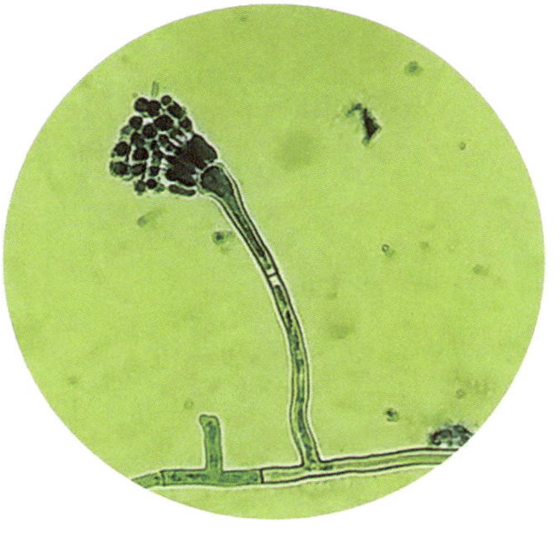

Figura 12.6 – Conidióforo com vesícula.

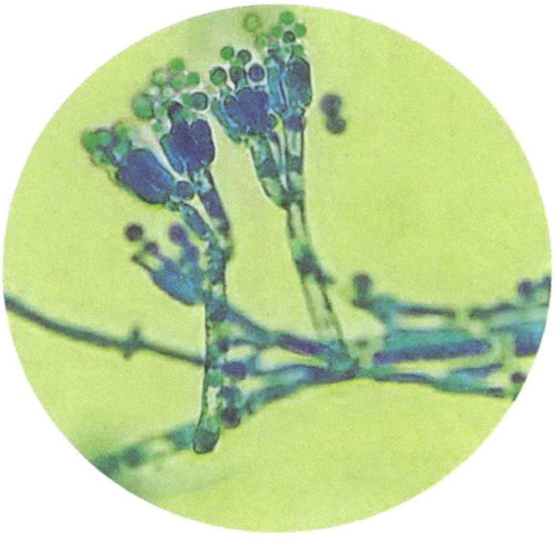

Figura 12.7 – Conidióforo em pincel.

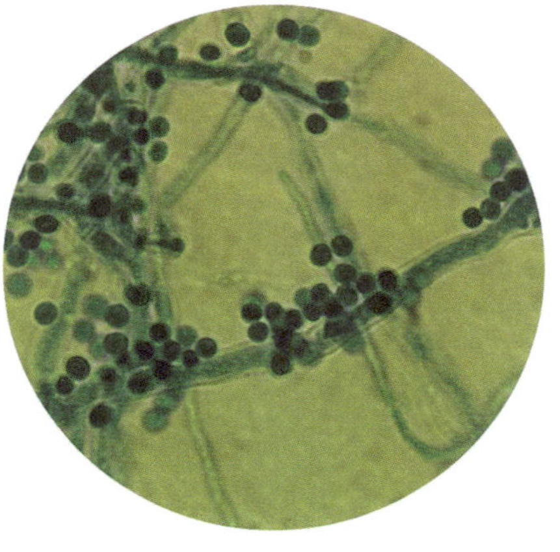

Figura 12.8 – Conídio circular.

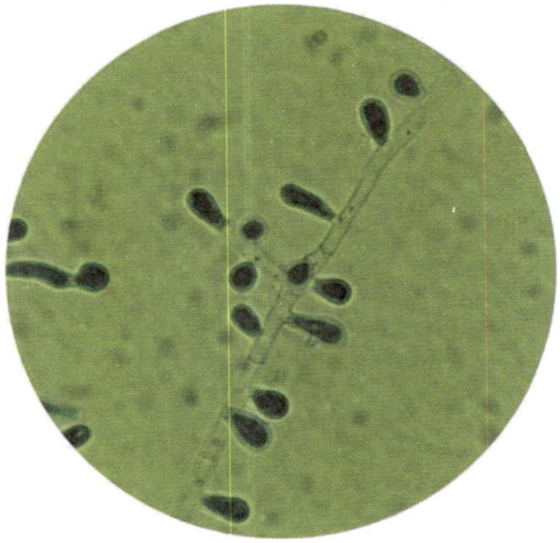

Figura 12.9 – Conídio em gota.

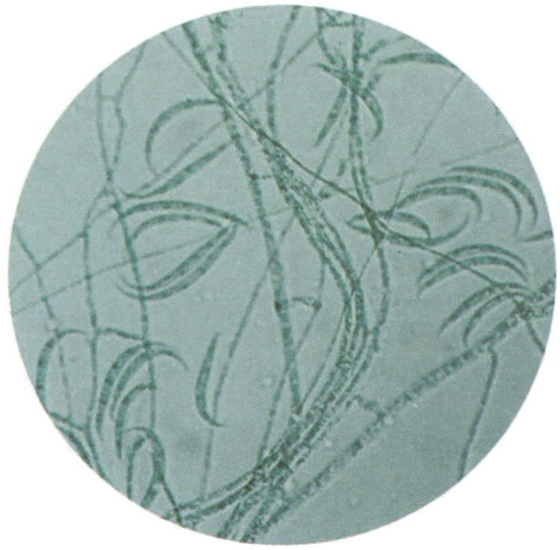

Figura 12.10 – Macroconídio em foice.

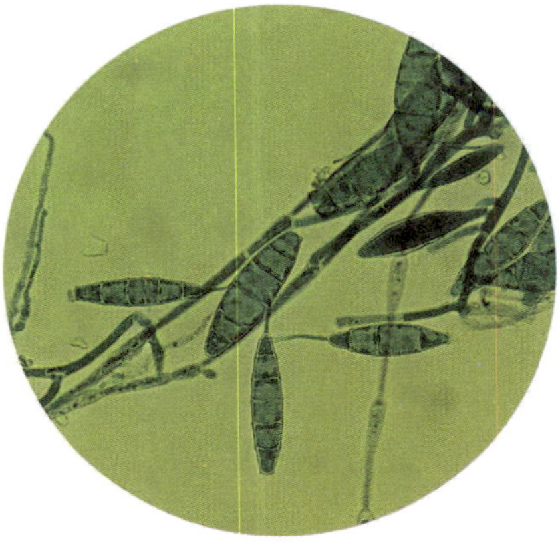

Figura 12.11 – Macroconídio em fuso.

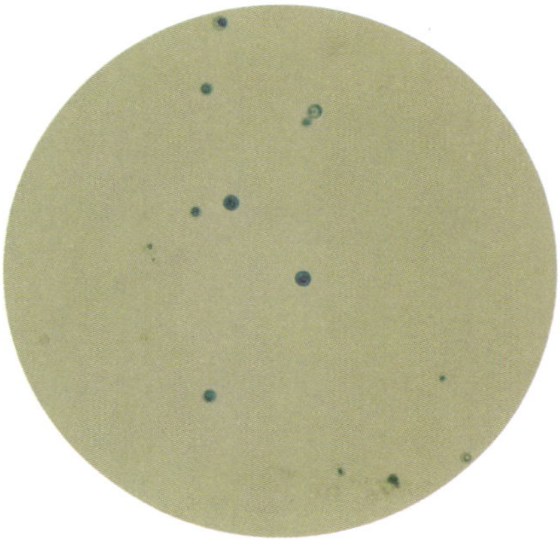

Figura 12.12 – Levedura circular.

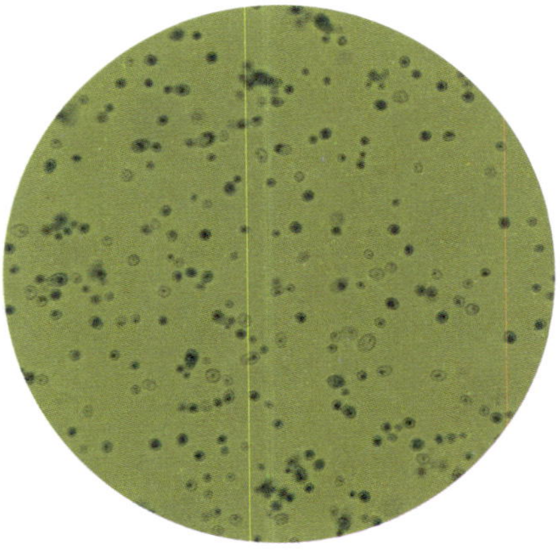

Figura 12.13 – Levedura oval.

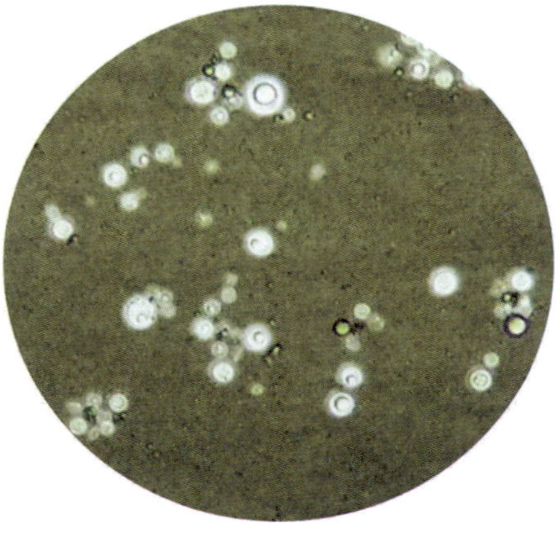

Figura 12.14 – Levedura capsulada.

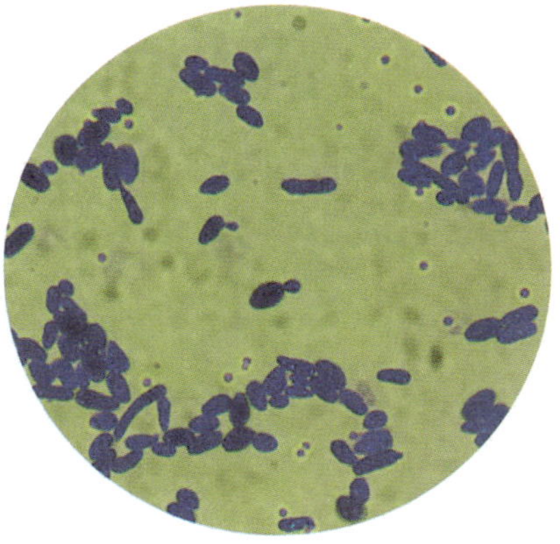

Figura 12.15 – Levedura em brotamento. Coloração de Gram.

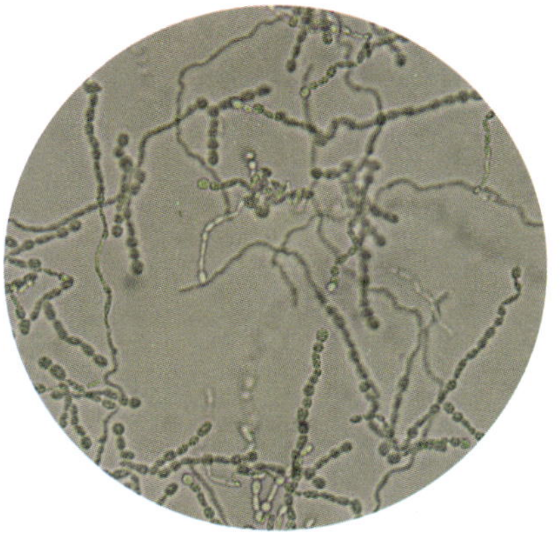

Figura 12.16 – Artroconídio de levedura.

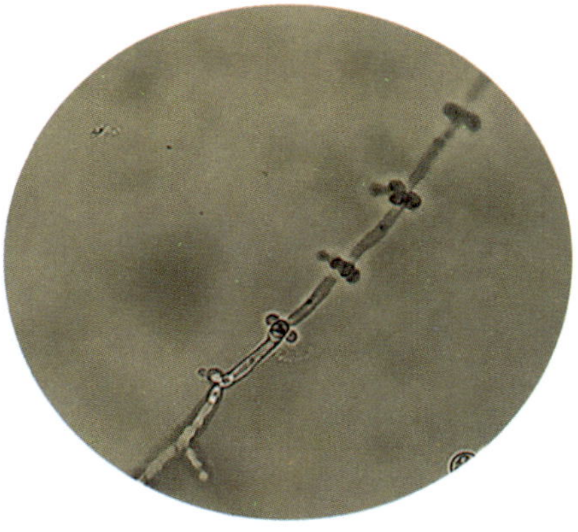

Figura 12.17 – Pseudo-hifa com blastoconídio.

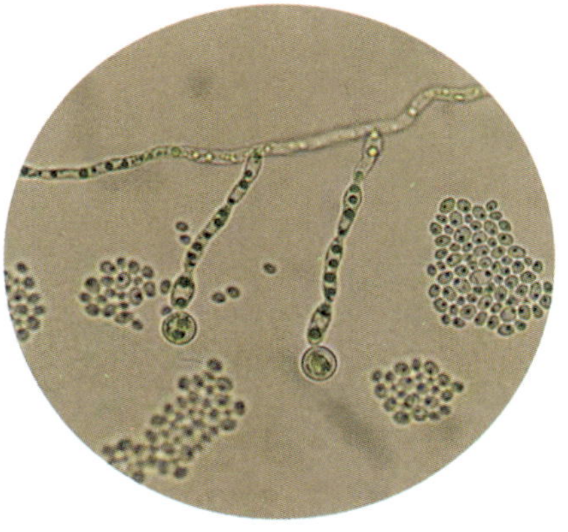

Figura 12.18 – Pseudo-hifa/hifa com clamidoconídio.

Interpretações

A micromorfologia de um fungo é de fundamental importância para sua identificação, tanto a análise de suas estruturas vegetativas como as de reprodução. O tamanho, o formato e alguns aspectos de desenvolvimento dos esporos (propágulos) são usados para identificar os fungos em gênero e espécie.

Para a visualização das estruturas dos fungos, utiliza-se com mais frequência a coloração com lactofenol azul de algodão. Para observar as leveduras capsuladas, utiliza-se a tintura da China, que é uma coloração negativa, visualizando-se, portanto, o *Cryptococus neoformans* circundado por um halo que representa a cápsula. As técnicas das colorações serão descritas no Capítulo 13 – Preparação para Estudo Microscópico de Fungos.

As lâminas que contêm clamidoconídios, blastoconídios e pseudo-hifas foram preparadas a partir de microcultivo, o qual será descrito no Capítulo 13 – Preparação para Estudo Microscópico de Fungos. As leveduras coradas pela coloração de Gram fixaram o cristal violeta e tornaram-se roxas; as células-filhas formadas por brotamento também foram visualizadas.

REVISÃO DO CAPÍTULO

Questões a serem exploradas

1. Você estudou a estrutura organizacional das bactérias e dos fungos. Faça um quadro que mostre as diferenças entre esses organismos, quanto a:
   a. Tipo de célula.
   b. Composição da membrana celular.
   c. Composição da parede celular.
   d. Função dos esporos.
2. Faça uma pesquisa sobre dois bolores e duas leveduras com relação à sua futura área de atuação, seja ela microbiologia clínica médica humana ou veterinária; ou ainda microbiologia ambiental ou microbiologia de alimentos. Mostre a atuação benéfica e os danos que podem ser causados por esses micro-organismos.
3. Apresente os tipos de reprodução assexuada e sexuada dos bolores e das leveduras.
4. O que é dimorfismo de fungos? Exemplifique um fungo que cause infecção em humanos.
5. Qual a importância do estudo das estruturas de reprodução para identificação dos fungos? Explique sua resposta.

TESTE SEU CONHECIMENTO COM QUESTÕES DE MÚLTIPLA ESCOLHA

Para responder às questões 1, 2, e 3 utilize o esquema:

a. 1, 3, 4 e 5 d. 1, 2, 3 e 4
b. 3, 4, 5 e 6 e. 2, 3, 4 e 6
c. 2, 3, 4 e 5.

1. Quais afirmações a respeito das leveduras são corretas? ( )

1. As leveduras são eucarióticas.
2. A maioria das leveduras são fungos unicelulares.
3. As leveduras podem formar pseudo-hifas.
4. As leveduras se reproduzem por brotamento.
5. Todas as leveduras são dimórficas.
6. As leveduras são unicelulares e procarióticas.

2. **Quais afirmações a respeito dos bolores são corretas? ( )**
   1. Os bolores são multicelulares e eucarióticos.
   2. Os conídios não auxiliam na identificação do bolor porque são todos morfologicamente iguais.
   3. As hifas septadas são características dos bolores e auxiliam na identificação do fungo.
   4. Os conidióforos podem ter características morfológicas distintas, as quais auxiliam na identificação dos bolores.
   5. Esporangiósporos são esporos endógenos.
   6. Rizoides são características do micélio reprodutor dos fungos filamentosos.
3. **Quais afirmações a respeito das colorações utilizadas para exame microscópico de fungos são corretas? ( )**
   1. Os fungos filamentosos são visualizados a partir da coloração de Gram no aumento de 50× ou 100×.
   2. A coloração de Gram é favorável para visualizar leveduras no aumento de 1.000×.
   3. Para visualizar a cápsula de leveduras pode-se utilizar a coloração tintura da China e visualizá-la no aumento de 100× a 400×.
   4. A microscopia dos fungos filamentosos pode ser visualizada com a coloração lactofenol azul de algodão utilizando-se o microscópio óptico comum.
   5. A coloração lactofenol azul de algodão é utilizada para corar fungos, mas não é ideal para visualizar a microscopia de bolor, pois não se observam nitidamente as hifas septadas.
   6. Para visualizar nitidamente os blastoconídios e clamidoconídios de leveduras utilizam-se lâminas preparadas a partir de microcultivo.
4. **Qual alternativa descreve corretamente as características microscópicas das leveduras? ( )**
   a. Algumas leveduras apresentam forma circular e outras têm forma oval.
   b. Algumas leveduras apresentam esporangiósporos que são esporos internos ao esporângio.
   c. Algumas leveduras são visualizadas com a coloração tintura da China que evidencia as pseudo-hifas e artroconídios.
   d. Algumas leveduras apresentam clamidoconídios que são visualizados quando corados pela coloração de Gram.

5. Qual alternativa descreve corretamente as características microscópicas dos bolores? ( )

a. Os esporangiósporos são esporos exógenos ao esporângio.

b. Os conidióforos podem se apresentar em forma de pincel ou com formação de vesícula.

c. Os macroconídios são todos semelhantes, portanto não são utilizados na identificação dos bolores.

d. A visualização dos conídios só é possível na objetiva de imersão utilizando-se coloração de lactofenol azul de algodão.

13 Preparação para Estudo Microscópico de Fungos

COLORAÇÃO COM LACTOFENOL AZUL DE ALGODÃO

OBJETIVOS DE APRENDIZAGEM

1. Realizar a técnica da Coloração com lactofenol azul de algodão.
2. Analisar as estruturas dos micélios vegetativo e reprodutor dos bolores.
3. Diferenciar as características microscópicas dos bolores.
4. Visualizar as diferentes formas das leveduras e algumas características de reprodução.

INTRODUÇÃO

A visualização da estrutura e morfologia microscópica dos fungos é uma metodologia utilizada na identificação desses micro-organismos. A técnica com lactofenol azul de algodão é usada para preparar exame microscópico de colônias de fungos; permite visualizar o micélio vegetativo e reprodutor de um bolor, bem como as características da célula vegetativa e reprodução de leveduras.

MÉTODOS

Realizar a Coloração com lactofenol azul de algodão a partir das culturas dos fungos *Aspergillus* sp., *Rhizopus* sp., *Cryptococus* sp. e *Sacharomyces cerevisiae*.

Realizar a técnica de Coloração com lactofenol azul de algodão. Seguir os passos:

a. Colocar uma gota de lactofenol azul de algodão sobre a lâmina.
b. Retirar pequeno fragmento da cultura do bolor com alça em "L", previamente esterilizada ou uma alíquota da cultura de levedura com alça em anel, previamente esterilizada.
c. Colocar o fragmento da cultura ou a alíquota de levedura sobre a gota de lactofenol.
d. Cobrir com lamínula e visualizar em microscópio óptico, em aumento de 100× a 400×.

Material complementar

Vídeo 13.1 Coloração com lactofenol azul de algodão.

Escaneie o QR-CODE ou clique nele para aprender a realizar a técnica.

RESULTADOS E INTERPRETAÇÕES

Resultados

Visualizar e esquematizar os fungos existentes nas lâminas.

Lâmina nº 1
Aspergillus sp.

Lâmina nº 2
Rhizopus sp.

Lâmina nº 3
Cryptococus sp.

Lâmina nº 4
Sacharomyces cerevisiae

Interpretações

Na Coloração com lactofenol azul de algodão foi possível observar que existem dois tipos morfológicos de fungos microscópicos: as leveduras e os bolores. Nas preparações a partir de leveduras observou-se levedura *Cryptococus* sp. na forma esférica e *Sacharomoyces cerevisiae* na forma oval.

Na preparação com fungo filamentoso *Aspergillus* sp. visualizou-se micélio vegetativo com hifas delgadas, septadas, conidióforo com vesícula e conídios dispersos. A lâmina preparada com o fungo filamentoso *Rhizopus* sp. apresentou hifas vegetativas espessas, não septadas, com presença de rizoide; esporangióforos com esporângio e esporangiósporos.

A vantagem dessa técnica é que sua preparação é fácil e rápida, porém há dificuldade para conservar a continuidade entre os esporos, esporóforos e hifas.

TÉCNICA DA FITA ADESIVA

OBJETIVOS DE APRENDIZAGEM

1. Realizar a técnica da Fita Adesiva.
2. Visualizar as microestruturas dos bolores.
3. Diferenciar as estruturas de reprodução assexuada dos fungos filamentosos.

INTRODUÇÃO

O aspecto microscópico dos bolores é de grande valia na sua identificação; deste modo, é muito importante a realização de colorações que buscam visualizar detalhes da sua estrutura.

A técnica da Fita Adesiva foi idealizada para facilitar a visualização do micélio aéreo e os esporos (propágulos) endógenos (esporangiósporos) e exógenos (conídios) desses fungos. Apresenta como vantagem a fixação e a conservação da posição original dos esporos nas hifas do micélio reprodutor. Contudo, tem valor limitado no estudo de colônias com superfície lisa (leveduras) e de alguns bolores que produzem macroconídios (p. ex., *Histoplasma capsulatum*), nos quais se observa somente fragmentos de hifas.

MÉTODOS

Realizar a técnica da Fita Adesiva a partir de uma cultura de *Aspergillus* sp. inoculada pela técnica da colônia gigante. Seguir os passos:

a. Colocar em uma lâmina limpa uma gota de corante lactofenol azul de algodão.

b. Cortar um fragmento de 4 cm de uma fita adesiva transparente e prendê-la entre os dedos indicador e polegar, de modo que o lado adesivo fique para fora.
c. Pressionar o lado adesivo da fita sobre a superfície do cultivo de *Aspergillus* sp. Nesse momento, o micélio aéreo adere à superfície adesiva da fita e separa-se da cultura.
d. Depositar a fita na superfície da gota do corante que foi colocada na lâmina (item a).
e. Descartar a luva em um recipiente de resíduo infectante do Grupo A.
e. Visualizar a lâmina ao microscópio óptico em aumento de 100× a 400×.

Material complementar

Vídeo 13.2 Técnica da Fita Adesiva.

Escaneie o QR-CODE ou clique nele para aprender a realizar a técnica.

RESULTADOS E INTERPRETAÇÕES

Resultados

Visualizar e esquematizar as microestruturas do bolor *Aspergillus* sp.

Lâmina nº 1
Aspergillus sp.

Observar nessa preparação que as hifas são septadas, e no micélio reprodutor encontram-se conidióforos com vesícula, fiálides e conídios esféricos.

Interpretação

A realização da técnica da Fita Adesiva permite a visualização das microestruturas bem separadas e intactas; desse modo, foi possível o estudo detalhado da micromorfologia do *Aspergillus* sp. Essa técnica é útil na identificação de bolores, pois é rápida e não ocorre destruição das estruturas dos fungos.

MICROCULTIVO

OBJETIVOS DE APRENDIZAGEM

1. Executar um cultivo de bolor em lâmina.
2. Realizar análise microscópica dos bolores.

INTRODUÇÃO

Entre as técnicas utilizadas para visualizar estruturas microscópica de bolores, essa é a mais trabalhosa. O sucesso do procedimento será garantido levando-se em conta a preparação da placa de microcultivo e sua esterilização em autoclaves para impedir contaminantes e obter o crescimento do bolor pesquisado.

O método de Microcultivo é usado para visualizar com mais detalhes a estrutura e morfologia microscópica do micélio vegetativo e reprodutor de bolores.

MÉTODOS

Realizar o Microcultivo com os fungos *Aspergillus* sp., *Penicilium* sp., *Rhizopus* sp. e *Fusarium* sp. Seguir os passos:

a. Preparar uma placa de microcultivo, a qual deve conter papel de filtro no fundo e sobre este um bastão de vidro em "U", junto com uma lâmina e lamínula (Figura 13.1). Posteriormente, esterilizar em autoclave a 121°C por 15 minutos.

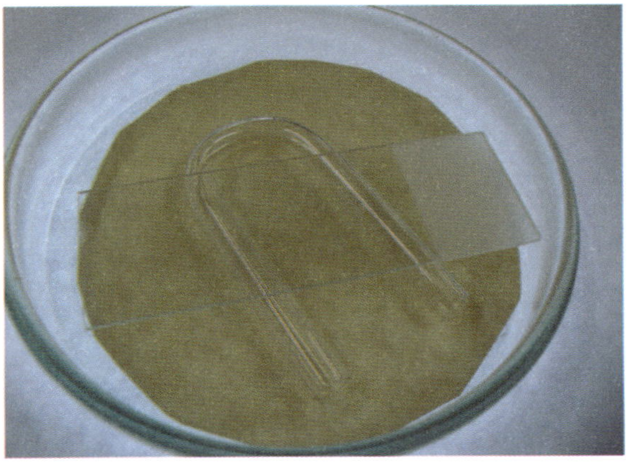

Figura 13.1 – Placa de microcultivo.

b. Cortar um quadrado de 5 mm de ágar Saboraud e transportá-lo, com uma alça em anel esterilizada, sobre a lâmina.

c. Retirar pequenas porções de colônia e semear em dois lados do quadrado de ágar Saboraud.

d. Cobrir esse cultivo com uma lamínula.

e. Umedecer o papel de filtro com água destilada estéril. A placa funcionará como uma câmara úmida.

f. Identificar a placa e deixá-la em temperatura ambiente por período de 5 a 7 dias; observar diariamente o desenvolvimento da cultura.

g. Quando o crescimento for suficiente, retirar a lamínula e observar a lâmina para que o quadrado não deslize (Figura 13.2). O quadrado fica aderido à lâmina ou lamínula; por isso, deve ser retirado com uma pinça e colocado em um recipiente com desinfetante ou em local que possa ser esterilizado.

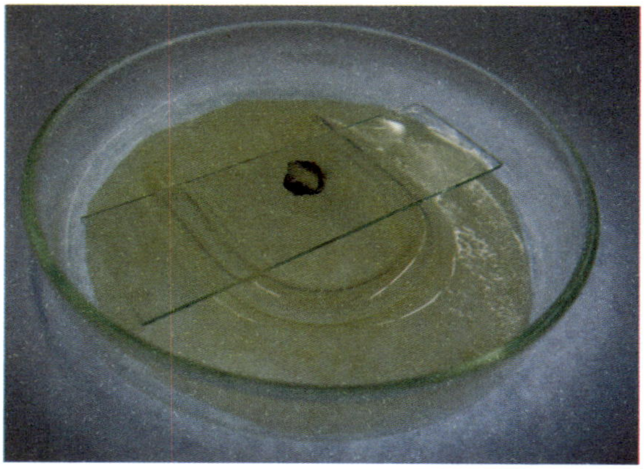

Figura 13.2 – Placa de microcultivo inoculada com fungo *Aspergillus* sp.

h. As faces da lâmina ou lamínula que estavam em contato com o quadrado devem ser fixadas por álcool a 70% e secar ao ar livre.

i. Montar a lâmina e a lamínula separadamente em lactofenol azul de algodão ou outro corante.

j. Fechar com esmalte incolor e visualizar em microscópio óptico, em aumento de 100× a 400×.

Vídeo 13.3 Técnica de Microcultivo.		Escaneie o QR-CODE ou clique nele para aprender a realizar a técnica.

A seguir alguns itens esquematizados mais detalhadamente.

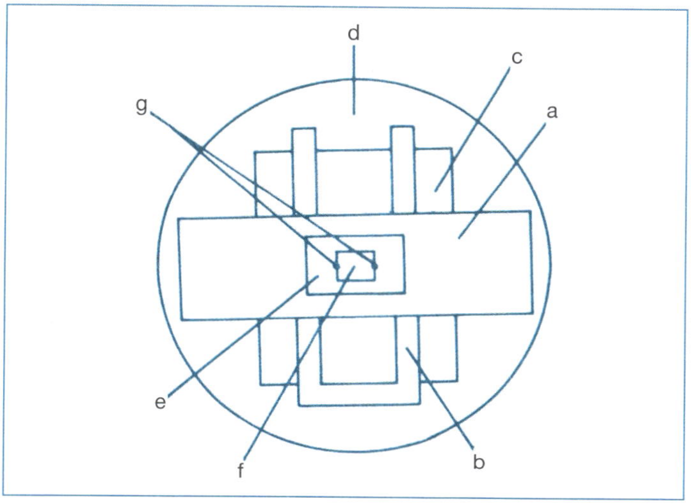

a. Lâmina para microscopia com meio de cultura após inoculação do fungo.
b. Bastão de vidro encurvado em forma de “U”.
c. Papel de filtro embebido em água destilada estéril.
d. Placa de Petri.
e. Lamínula.
f. Meio de cultura.
g. Bolor.

RESULTADOS E INTERPRETAÇÕES

Resultados

Visualizar e esquematizar os bolores presentes nas lâminas.

Lâmina nº 1
Aspergillus niger

Lâmina nº 2
Penicilium sp.

Lâmina nº 3
Rhizopus sp.

Lâmina nº 4
Fusarium sp.

Observar nessa preparação o tipo de hifa, a presença de conidióforo ou esporangióforo, a presença de esporos e suas principais características. Realizar as anotações no quadro a seguir:

Características dos bolores	*Aspergillus niger*	*Penicilium* sp.	*Rhizopus* sp.	*Fusarium* sp.
Hifa septada/não septada				
Presença de conídios				
Conidióforo/ esporangióforo				
Presença de esporangiósporo				

Interpretações

A cultura cresce na lâmina e lamínula, aparecendo as estruturas bem separadas e intactas quando se retira o quadrado de ágar, permitindo, assim, o estudo detalhado da micromorfologia dos bolores. A desvantagem dessa técnica é ser mais demorada que a coloração com lactofenol azul de algodão e a técnica da Fita Adesiva.

Observa-se que os bolores apresentam estruturas diferenciadas, e as principais características microscópicas são:

- *Aspergillus niger*: hifa septada, conidióforo com vesícula globosa, fiálide e conídios globosos de cor marrom.
- *Penicilium* sp.: hifa septada, conidióforo ramificado em métula, semelhante a um pincel, presença de fiálide e conídio circular.
- *Rhizopus* sp.: hifa não septada ou com poucos septos, presença de rizoides na hifa vegetativa, esporangióforo com esporângio e esporangiósporos de forma oval de coloração escura.
- *Fusarium* sp.: hifa septada, presença de macroconídios septados, em forma de foice, e microconídios ovais isolados ou em cachos. O conidióforo pode ser ramificado.

COLORAÇÃO DE CÁPSULA

OBJETIVOS DE APRENDIZAGEM

1. Executar a Coloração de cápsula de leveduras.
2. Visualizar aspecto microscópico de leveduras capsuladas.
3. Relacionar a técnica utilizada (coloração negativa) com a visualização da levedura capsulada.

INTRODUÇÃO

A coloração negativa é utilizada para pesquisar a presença de cápsula nas leveduras. É uma técnica de grande valia para identificação de *Cryptococcus* sp. e *Rodotorulla* sp. Essas leveduras formam células únicas, esféricas e encontram-se envoltas pela cápsula, camada externa à parede celular, constituída de polissacarídeos que são considerados antígenos de superfície.

MÉTODOS

Realizar a Coloração de cápsula a partir de cultura da levedura *Rodotorulla* sp. Seguir os passos:

a. Colocar uma gota de tintura da China (1:1 em água destilada) sobre a lâmina.
b. Coletar a levedura com alça em anel esterilizada.
c. Cobrir com lamínula e visualizar em microscópio óptico, em aumento de 100× a 400×.

Material complementar

Vídeo 13.4 Técnica de Coloração de Cápsula.

Escaneie o QR-CODE ou clique nele para aprender a realizar a técnica.

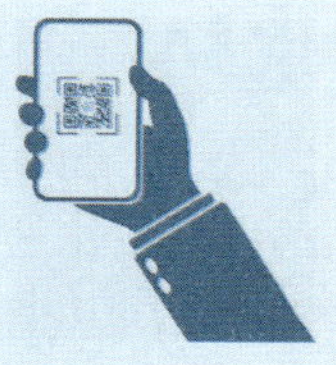

RESULTADOS E INTERPRETAÇÕES

Resultados

Visualizar e esquematizar as leveduras existentes na lâmina. A visualização é feita observando-se o fundo escuro da lâmina e um halo sem coloração ao redor da levedura.

Lâmina nº 1
Rodotorulla sp.

Interpretações

A coloração utilizada para visualizar a cápsula é uma coloração negativa, pois essa estrutura é difícil de corar. A cápsula do *Rodotorulla* sp. é detectável com a técnica de contraste utilizando-se a tinta da China que cora a lâmina e a levedura, exceto a espessa cápsula de polissacarídeos. Assim, ela é vista como um halo claro ao redor da levedura.

PROVA DA FILAMENTAÇÃO

OBJETIVOS DE APRENDIZAGEM

1. Executar a técnica da Filamentação de leveduras.
2. Analisar células de reprodução das leveduras.
3. Visualizar a morfologia das leveduras.
4. Verificar a presença de pseudo-hifas/hifas e os esporos (propágulos) produzidos pelas leveduras.

INTRODUÇÃO

A Prova da Filamentação é um método a ser realizado quando se necessita pesquisar o aspecto morfológico detalhado, as características da célula vegetativa, como também da formação de pseudo-hifas/hifas e dos esporos por multiplicação vegetativa (clamidoconídio, artroconídio e blastoconídio).

Este método é utilizado na identificação de leveduras em gêneros/espécies.

MÉTODOS

Realizar a Prova da Filamentação com as leveduras *Candida albicans*, *Saccharomyces cerevisiae*, *Rhodotorula* sp. e *Trichosporon beigelii*.

A técnica de Prova da Filamentação é semelhante ao microcultivo. Seguir os passos:

a. Preparar uma placa de microcultivo.
b. Fundir meio de cultura ágar-fubá com *tweem* 80.
c. Pipetar o meio de cultura sobre a lâmina da placa de Microcultivo até cobri-la (cuidado para não ocorrer formação de bolhas).
d. Deixar solidificar.
e. Semear com uma alça em anel esterilizada uma ou duas estrias finas das culturas de leveduras.

f. Umedecer o papel de filtro com água destilada estéril.
g. Incubar a 25°C a 30°C por 24 a 48 horas ou até cinco dias.
h. Retirar a lâmina da placa de microcultivo e visualizar ao microscópio óptico em aumento de 100× a 400×.

Material complementar

Vídeo 13.5 Prova da Filamentação.		Escaneie o QR-CODE ou clique nele para aprender a realizar a técnica.

RESULTADOS E INTERPRETAÇÕES

Resultados

Visualizar e esquematizar as leveduras presentes nas lâminas.

Lâmina nº 1
Candida albicans

Lâmina nº 2
Saccharomyces cerevisiae

Lâmina nº 3
Rhodotorula sp.

Lâmina nº 4
Trichosporon beigelii

Observar nessa preparação a morfologia da levedura, a presença de pseudo-hifas/hifas, brotamento (blatoconídios), clamidoconídeos e artroconídeos. Realizar as anotações no quadro a seguir:

Características das leveduras	*Candida albicans*	*Saccharomyces cerevisiae*	*Rhodotorula* sp.	*Trichosporon beigelii*
Morfologia				
Presença de pseudo-hifas				
Presença de hifas				
Presença de blastoconídeos				
Presença de clamidoconídeos				
Presença de artroconídeos				

Interpretações

Por meio da microscopia pode-se identificar pseudomicélio, células de reprodução assexuada por brotamento (blastoconídios), células de reprodução por fragmentação de hifas (artroconídios) e clamidoconídios, que são células de resistência formadas pelo espessamento da parede celular. A seguir, as principais características de cada levedura visualizada:

- *Candida albicans:* forma oval, presença de pseudo-hifas e hifas verdadeiras com blastoconídios e clamidoconídios terminais.
- *Saccharomyces cerevisiae:* forma oval, leveduras em brotamento e raramente apresenta pseudo-hifas.
- *Rhodotorula* sp.: forma circular ou oval e ocasionalmente contêm pseudo-hifas.
- *Trichosporon beigelii:* forma oval, contém pseudo-hifas, hifas verdadeiras, blastoconídios e artroconídios.

REVISÃO DO CAPÍTULO

Questões a serem exploradas

1. Relacione o nome das leveduras: *Rhodotorula* sp., *Trichosporon beigelii*, *Candida albicans* e *Sacharomyces cerevisiae* com os itens citados a seguir:
   a. Clamidoconídio terminal.
   b. Artroconídio.
   c. Pseudo-hifa.
   d. Forma circular.

2. Cite o nome das estruturas esquematizadas a seguir e sugira o nome de dois fungos que apresentam essas características.

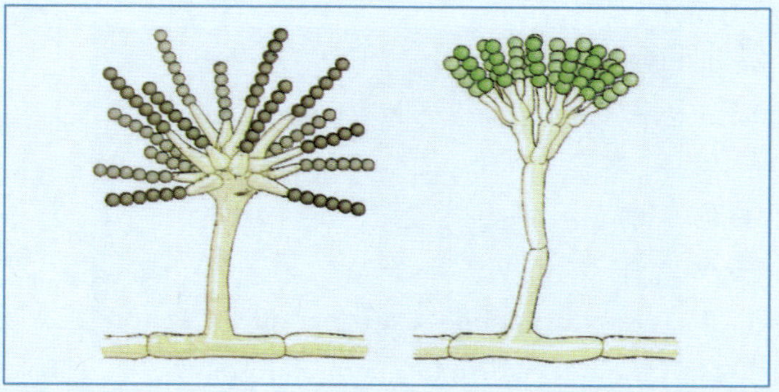

3. Quais são os tipos de reprodução realizadas pelos fungos? Descreva-as sucintamente.

4. Explique como se originam as estruturas visualizadas nas fotos inseridas a seguir e mostre suas funções.

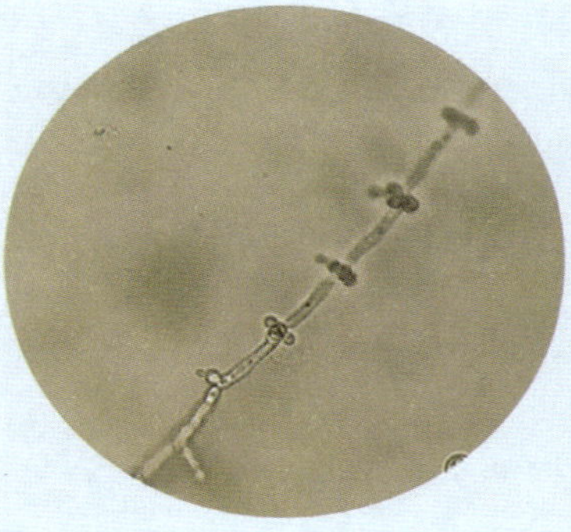

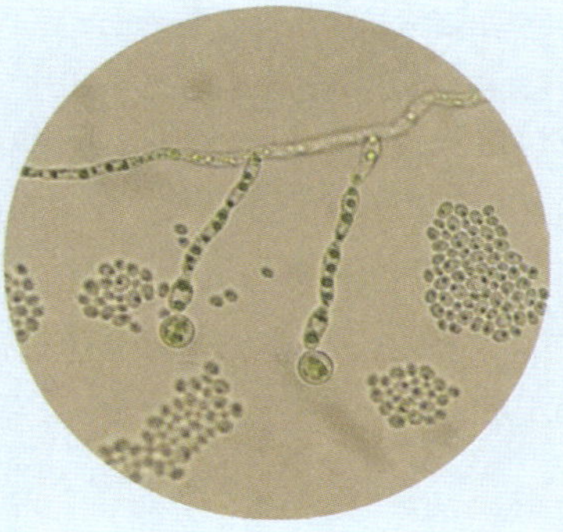

5. Faça um quadro que relacione o nome das técnicas usadas na identificação microscópica de fungos com as características citadas nos itens a seguir:
   a. Visualização detalhada de micélio reprodutor e hifas, diferenciando as septadas das não septadas.
   b. Visualização de leveduras que apresentam uma densa camada de polissacarídeos externa à parede celular.
   c. Técnica fácil de ser realizada, porém as lâminas preparadas não são duradouras e apresentam fragmentos de hifas.
   d. Técnica que mostra os detalhes de diferentes leveduras.

6. Idealize um *padlet* que apresente o nome de três leveduras e de três bolores com papel de destaque na sua futura profissão e mostre a atuação deles.

TESTE SEU CONHECIMENTO COM QUESTÕES DE MÚLTIPLA ESCOLHA

Assinale a alternativa correta:

Utilize as alternativas a seguir para responder às questões:

a. 1, 3, 5, 6
b. 3, 4, 5, 6
c. 2, 3, 4, 5.
d. 1, 2, 3, 4
e. 2, 3, 4, 6

1. Com relação às leveduras pode-se afirmar que: ( )

1. São organismos que podem formar pseudo-hifas.
2. São fungos que formam esporos assexuadamente que se chamam esporangiósporos.
3. Algumas leveduras formam brotos que não se separam da célula parental, os quais originam as pseudo-hifas.
4. *Candida albicans* é uma levedura que apresenta clamidoconídio e artroconídio.
5. *Saccharomyces cerevisiae* é uma levedura que, predominantemente, não forma filamentos de pseudo-hifas.
6. *Rhodotorula* sp. são leveduras que não apresentam clamidoconídios e artroconídios.

2. Na técnica de Microcultivo de fungos filamentosos visualizam-se estruturas típicas, como: ( )

1. Macroconídios septados são característicos de *Rhizopus* sp.
2. *Aspergillus niger* apresenta hifa septada e conidióforo com vesícula globosa.
3. *Rhizopus* sp. contém esporos endógenos que se chamam esporangiósporos.
4. *Fusarium* sp. são bolores que podem apresentar conidióforo ramificado com microconídeos e macroconídeos.
5. Presença de esporângio, hifas demáceas e não septadas, são aspectos microscópicos de *Fusarium* sp.
6. Micélio septado, com conidióforo ramificado em métula, semelhante a um pincel, são características microscópicas típicas de *Penicilium* sp.

3. **A Prova da Filamentação realizada no experimento deste capítulo teve como objetivo: ( )**
   1. Visualizar a presença de conidióforo em pincel e presença de conídios circulares.
   2. Verificar a presença de pseudo-hifas e esporos produzidos por leveduras.
   3. Diferenciar clamidoconídio e artroconídio de leveduras.
   4. Analisar morfologias distintas das leveduras inoculadas na técnica do Microcultivo.
   5. Analisar as características microscópicas distintas entre a *Rhodotorula* sp. e *Trichosporon beiguelli.*
   6. Diferenciar as características macroscópicas entre a *Rhodotorula* sp. e *Trichosporon beiguelli.*
4. **Um laboratorista ao realizar a coloração de leveduras com tinta da China, tem como objetivo: ( )**
   1. Ter o resultado final da identificação da levedura que está sendo investigada.
   2. Verificar se a cápsula da levedura que está sendo pesquisada apresenta polissacarídeos no envoltório externo à parede celular.
   3. Realizar um teste complementar para auxiliá-lo na identificação final da levedura.
   4. Executar uma coloração negativa para que a levedura fique da cor do corante, realizando um contraste com a presença de cápsula.
   5. Visualizar leveduras capsuladas.
   6. Verificar um halo transparente ao redor da levedura, que caracteriza a presença da cápsula.
5. **Comparando a técnica da Fita Adesiva com a Coloração lactofenol azul de algodão, podemos afirmar que: ( )**
   1. A Coloração lactofenol azul de algodão é melhor do que a técnica da Fita Adesiva para visualizar o micélio vegetativo de fungos filamentosos.
   2. Uma das vantagens da técnica da Fita Adesiva sobre a Coloração lactofenol azul de algodão é a conservação da posição original dos esporos nas hifas do micélio reprodutor.
   3. A Coloração lactofenol azul de algodão e a técnica da Fita Adesiva permitem visualizar o micélio reprodutor de fungos filamentosos.
   4. A Coloração lactofenol azul de algodão é a técnica preferencial para estudo de leveduras em brotamento.
   5. A técnica da Fita Adesiva é limitada para estudo das leveduras; no entanto, a Coloração com lactofenol azul de algodão não é limitada.
   6. Ambas as técnicas são de difícil realização, em virtude da utilização de placa de microcultivo.

14 Cultivo de Fungos

OBJETIVOS DE APRENDIZAGEM

1. Realizar técnicas de inoculação de fungos em meio de cultura líquido e sólido.
2. Analisar o crescimento fúngico nos meios de cultura inoculados.
3. Visualizar as características macromorfológicas dos fungos inoculados.
4. Verificar as necessidades nutricionais dos fungos.

INTRODUÇÃO

As exigências nutritivas dos fungos são semelhantes às das bactérias quimiorganotróficas: necessitam de uma fonte de carbono e nitrogênio, água, sais minerais e fatores de crescimento; exigem, de preferência, carboidratos simples como D-glicose; no entanto, outros carboidratos como sacarose, maltose e fontes de carbono mais complexas como amido e celulose também podem ser utilizados.

Algumas espécies são halofílicas e desenvolvem-se em ambiente com elevada concentração de sal. Porém, quanto aos fatores ambientais, estes diferem-se na exigência à tensão de oxigênio, pois a maioria é aeróbia, sendo alguns anaeróbios facultativos.

Quanto à temperatura, a maioria é mesófila, preferindo 20°C a 30°C. O teor de umidade tem grande importância no crescimento dos fungos; a umidade relativa do ar ótima para seu desenvolvimento encontra-se na faixa de 75% a 95%, mas os fungos também suportam uma ampla variação de umidade, conseguindo desenvolver-se em ambientes com teores extremamente baixos.

A maioria dos fungos tolera uma faixa ampla de pH; no entanto, o pH ótimo é próximo de 5, os bolores crescem numa faixa de 1,5 a 11 e as leveduras não toleram pH alcalino.

Em cultivo que apresentam requisitos ideais quanto aos aspectos nutricionais, físico-químicos e ambientais, os fungos iniciam a multiplicação e o crescimento, em que população é contada em intervalos de tempo regulares, representados na *curva de crescimento,* semelhantemente à das bactérias.

Em meio de cultura sólido, o crescimento do micélio dos fungos filamentosos (bolores) geralmente é circular, formando colônias típicas que caracterizam cada espécie, ao passo que, em meio de cultura líquido, quando submergido e com agitação, o micélio forma enovelados miceliais (*pellets*), em decorrência da necessidade de oxigênio.

As leveduras, em meio de cultura sólido, dividem-se e o aumento do número de células produzem colônias similares às colônias de bactérias; desse modo, são analisadas seguindo os mesmos critérios. No meio de cultura líquido, a análise de crescimento segue os mesmos critérios utilizados para as bactérias.

MÉTODOS

O procedimento utilizado para inoculação dos fungos em meios de cultura, deve ser semelhante ao descrito no Capítulo 6 – Cultivo de Bactérias.

Técnica de semeadura de fungos em meio de cultura líquido

Semear as culturas da levedura *Candida* sp. e do bolor *Aspergillus* sp., separadamente, em dois tubos de Saboraud dextrose líquido (SDL), utilizando-se a alça em anel para levedura e a alça em "L" para o bolor.

- *Composição do meio Saboraud dextrose líquido (SDL):*

  Dextrose .... 40 g
  Peptona .... 10 g
  Água .... 1.000 mL

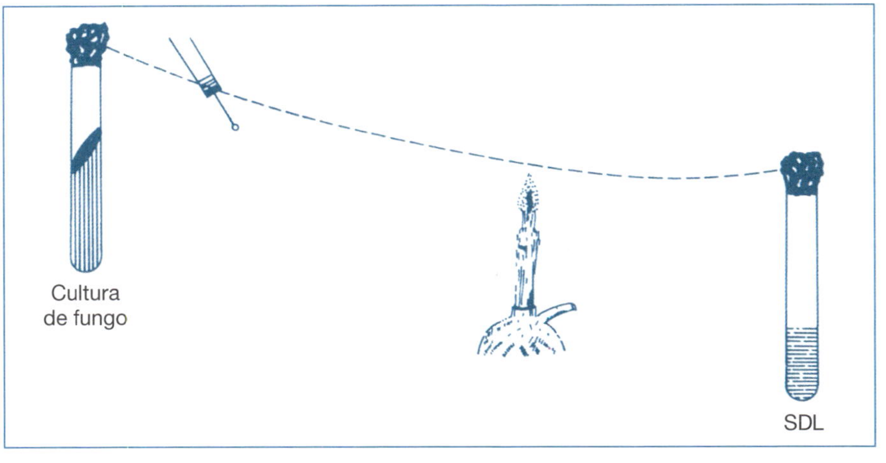

Material complementar

Vídeo 14.1 Cultivo de bolor em meio líquido		Escaneie o QR-CODE ou clique nele para aprender a realizar a técnica.

Para realizar o cultivo de levedura em meio de cultura líquido, visualize o Vídeo 6.1 do Capítulo 6 – Cultivo de Bactérias.

Técnica de semeadura de fungos em meio de cultura sólido inclinado

Inocular as culturas da levedura *Candida* sp. e do bolor *Aspergillus* sp., separadamente, em dois tubos que contêm meio Saboraud dextrose sólido inclinado (SDA); a levedura deverá ser inoculada com a alça em anel fazendo estrias na superfície de ágar, e o bolor com alça em "L", colocando-se um fragmento da colônia no centro da superfície de ágar.

A composição do meio Saboraud dextrose ágar (SDA) é semelhante à citada anteriormente, acrescentando-se 15 g de ágar.

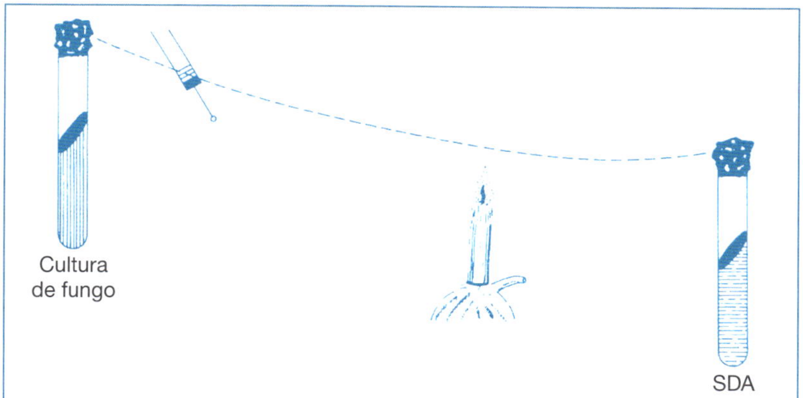

Material complementar

Vídeo 14.2 Cultivo de bolor em meio de cultura sólido inclinado.		Escaneie o QR-CODE ou clique nele para aprender a realizar a técnica.

Para realizar o cultivo de levedura em meio de cultura sólido inclinado, visualize o Vídeo 6.2 do Capítulo 6 – Cultivo de Bactérias.

Técnica de semeadura do bolor em meio de cultura sólido em placa

Utilizar a técnica da colônia gigante para análise macroscópica (colônia) do bolor e a técnica de esgotamento, descrita no Capítulo 6 – Cultivo de Bactérias, para realizar o cultivo de levedura.

Técnica da colônia gigante

Semear pequena porção da cultura de *Aspergillus* sp. com a alça em "L", no centro da superfície do SDA, a qual deve ficar bem aderida ao meio de cultura.

Repetir o experimento para os bolores *Penicilium* sp., *Rhizopus* sp. *e Fusarium* sp.

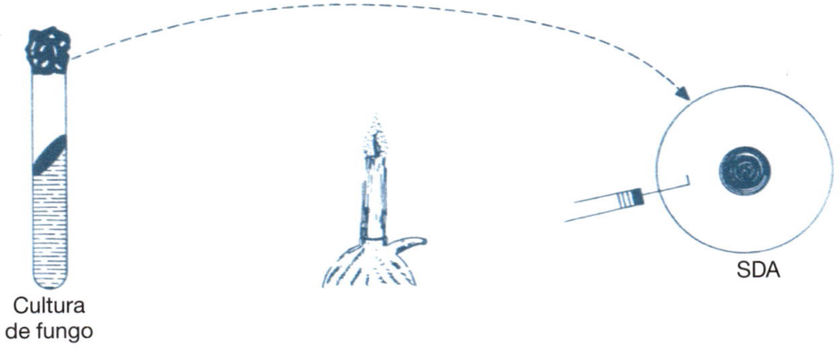

Material complementar

Vídeo 14.3 Cultivo de bolor em meio de cultura sólido em placa – Colônia gigante.	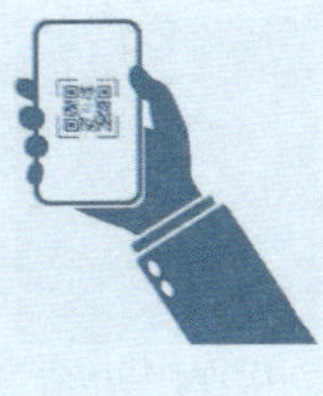	Escaneie o QR-CODE ou clique nele para aprender a realizar a técnica.

Técnica de esgotamento

Semear a cultura de *Candida* sp. na superfície da placa de SDA, seguindo as considerações descritas no Capítulo 6 – Cultivo de Bactérias.

Repetir o experimento para as leveduras *Saccharomyces cerevisiae*, *Rhodotorula* sp. e *Trichosporon beigelii.*

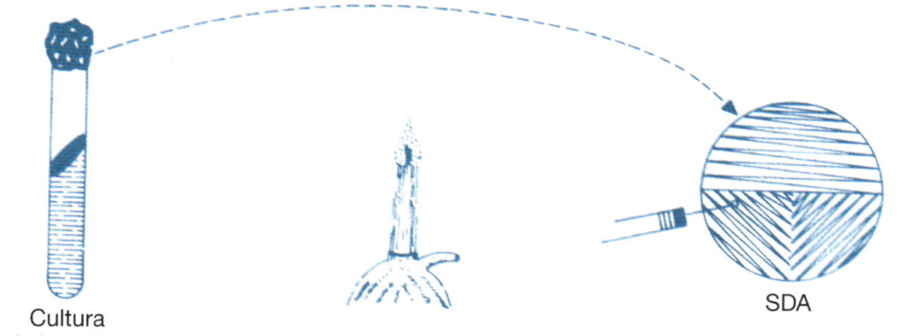

Para aprender a realizar a técnica de cultivo das leveduras, visualize o Vídeo 6.4 do Capítulo 6 – Cultivo de Bactérias.

Condições de incubação

Após a inoculação, os fungos deverão ser incubados em tensão de oxigênio ambiente e na temperatura de 25°C a 30°C.

O período de incubação para as leveduras semeadas no experimento é de 24 a 48 horas; o dos bolores é entre 48 horas a cinco dias.

RESULTADOS E INTERPRETAÇÕES

Resultado da semeadura de fungos em meio de cultura líquido

Para realizar a leitura dos resultados dessa técnica, devem-se observar os seguintes itens:

- *Distribuição de crescimento no meio de cultura*: pode ter crescimento uniformemente distribuído (nitidamente turvo); crescimento confinado à superfície do meio como uma espuma ou filme (película); ou crescimento acumulado como sedimento, que pode ser granular ou viscoso.
- *Odor*: pode ser pútrido, aromático ou desprezível.

Os resultados do crescimento da levedura e do bolor podem ser visualizados na Figura 14.1.

Registrar os resultados no quadro a seguir:

Itens analisados	Levedura	Bolor
Distribuição de crescimento		
Odor		

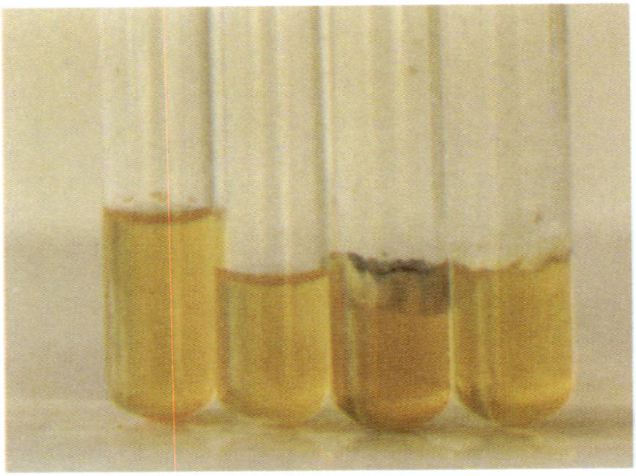

Figura 14.1 – Fungos em meios de cultura líquido (Saboraud dextrose). Os dois tubos da esquerda foram inoculados com leveduras e apresentam turvação; os dois tubos da direita foram inoculados com bolores e apresentam película na superfície.

Interpretações

O meio líquido utilizado nesse experimento propicia um bom desenvolvimento de bolor e levedura, pois é rico em dextrose. Observou-se que a levedura realizou turvação do meio, mostrando que é anaeróbia facultativa; e o bolor desenvolveu-se somente na superfície, pois é aeróbio.

Resultados do crescimento do fungo em meio de ágar inclinado

Para avaliar a leitura dos resultados dessa técnica, deve-se observar os seguintes itens:

- *Consistência da massa de crescimento da levedura*: pode ser butírica ou de consistência semelhante à de manteiga, facilmente removível com a alça; viscosa ou mucoide; seca ou quebradiça.
- *Aspecto do crescimento do bolor*: a colônia pode ser cotonosa (aspecto de algodão), pulvurulenta (como talco ou farinha), granulosa (como areia fina), velutina (aveludada), glabra (membranosa e/ou coriácea), lanosa (lã).
- *Cromogênese ou pigmentação*: pode ser branca, creme ou com diferentes pigmentos.

Os resultados do crescimento da levedura e do bolor podem ser visualizados na Figura 14.2.

Observar essas características e anotar no quadro a seguir.

Itens	Levedura	Bolor
Consistência da massa de crescimento/aspecto		
Cromogênese ou pigmentação		

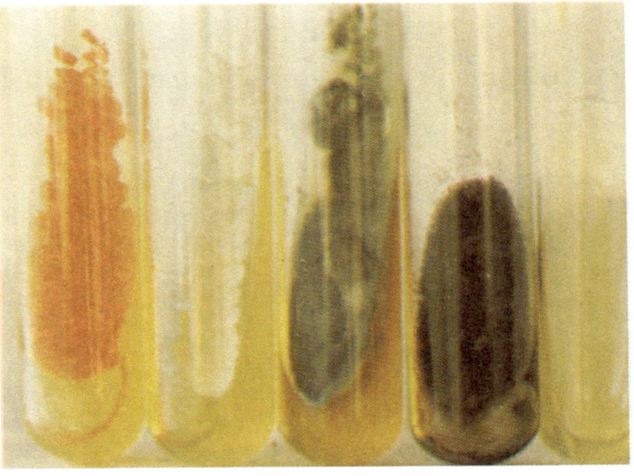

Figura 14.2 – Fungos em meio de cultura sólido inclinado. O tubo da direita está com um meio estéril (Saboraud dextrose ágar), os tubos centrais são bolores e os dois tubos à esquerda são leveduras. Todos apresentam diferentes aspectos e pigmentações.

Interpretações

Nesse experimento observa-se uma grande diferença quanto ao aspecto das colônias de leveduras e de bolores; a de leveduras é semelhante à de bactérias, isto é, a maioria é cremosa (butírica), e a de bolores tem características macroscópicas bem diferentes, como já descritas.

Resultado do crescimento do bolor em meio de cultura sólido em placa

Verificar as características das colônias quanto aos itens descritos a seguir e anotar no quadro.

- *Tamanho das colônias*: normalmente são de tamanho médio a grande.
- *Bordos da colônia*: os bordos das colônias podem ser inteiros, ondulados ou ciliados/franjados.
- *Topografiado do verso e anverso*: pode apresentar dobras, sulcos etc.
- *Cromogênese ou pigmentação do verso e anverso*: pode apresentar diversas pigmentações.

- *Forma*: as colônias podem ser circulares ou irregulares.
- *Aspecto*: as colônias podem apresentar a superfície com característica cotonosa (aspecto de algodão), pulvurulenta (aspecto de farinha ou talco), granulosa (aspecto de areia fina), velutina (aveludada), glabrosa (aspecto membranoso ou coriáceo), lanosa (aspecto de lã).
- *Velocidade de crescimento*: pode ser lento (mais que 10 dias), médio (5 a 10 dias) ou rápido (3 a 5 dias).

Os resultados do crescimento dos bolores podem ser visualizados nas Figuras 14.3 a 14.6.

Características da superfície da colônia	***Aspergillus* sp.**	***Penicilium* sp.**	***Rhizopus* sp.**	***Fusarium* sp.**
Tamanho da colônia				
Bordas da colônia				
Topografia do verso e anverso				
Cromogênese do verso e anverso				
Forma				
Aspecto				
Velocidade de crescimento				

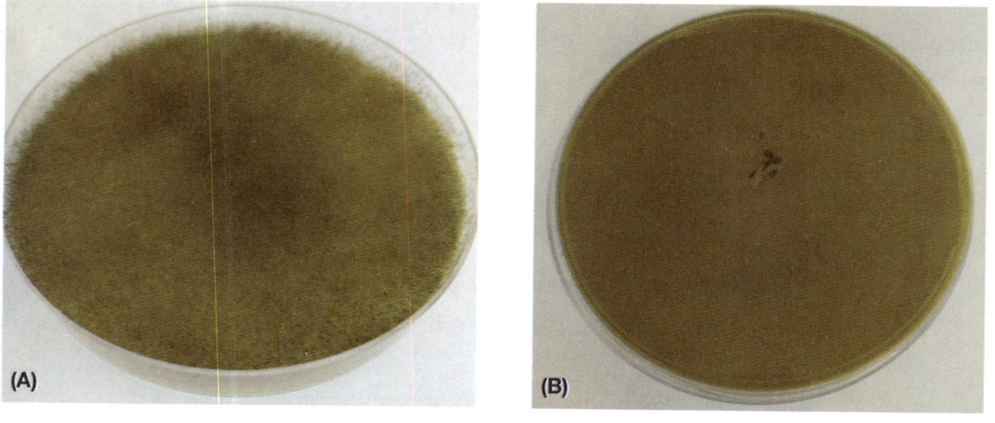

Figura 14.3 – Bolor *Rhizopus* sp. inoculado em placa de Saboraud dextrose ágar (técnica da colônia gigante). (**A**) Superfície da colônia e (**B**) Anverso da colônia.

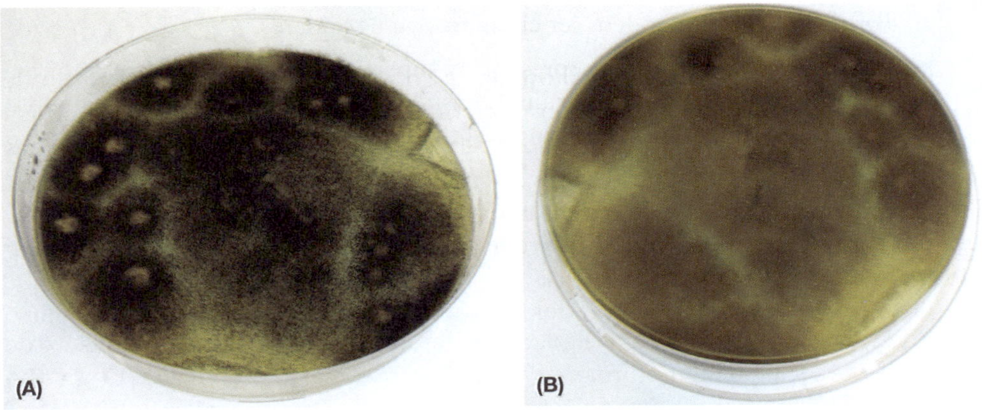

Figura 14.4 – Bolor *Aspergillus* sp. inoculado em placa de Saboraud dextrose ágar (técnica da colônia gigante). (**A**) Superfície da colônia e (**B**) Anverso da colônia.

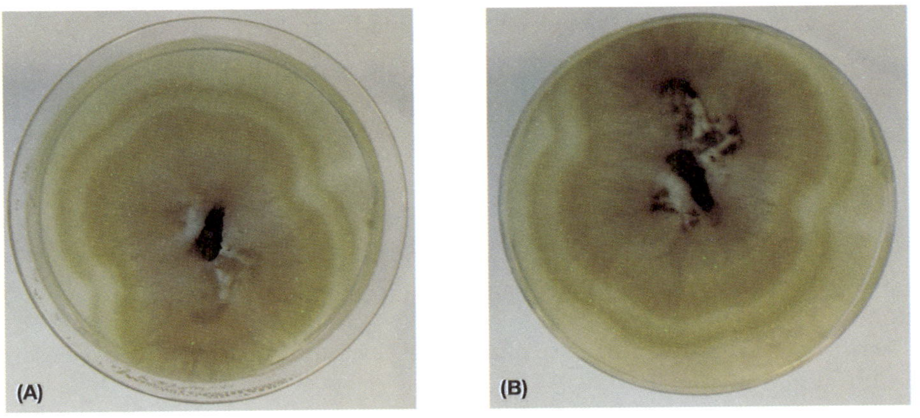

Figura 14.5 – Bolor *Fusarium* sp. inoculado em placa de Saboraud dextrose ágar (técnica da colônia gigante). (**A**) Superfície da colônia e (**B**) Anverso da colônia.

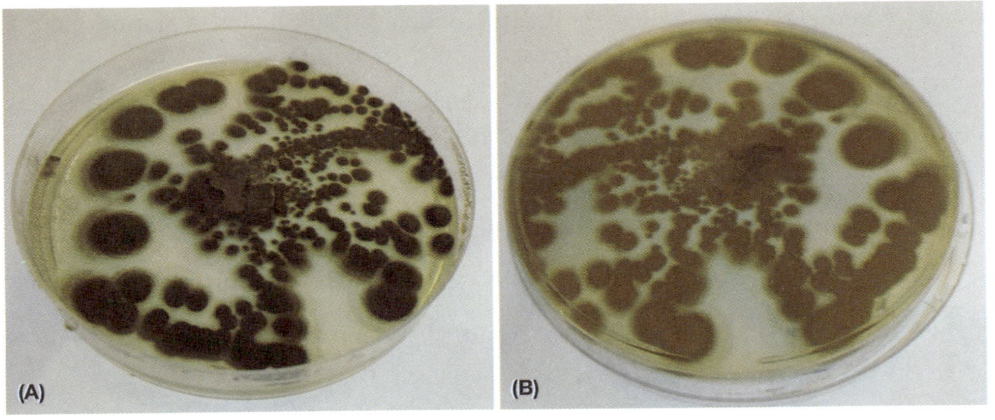

Figura 14.6 – Bolor *Penicillim* sp. inoculado em placa de Saboraud dextrose ágar (técnica da colônia gigante). (**A**) Superfície da colônia e (**B**) Anverso da colônia.

Interpretações

O meio de cultura SDA tem alto teor de glicose e apresenta pH em torno de 5,8, o qual atua como agentes seletivos para fungos. Nesse meio, foi possível observar que as colônias de bolores analisadas nesse capítulo apresentam características macromorfológicas diferentes, as quais são importantes na identificação dos fungos. Todos os bolores analisados apresentaram velocidade de crescimento rápido, pois levaram cerca de 3 a 5 dias para atingirem a fase de crescimento exponencial ou log e formarem colônias. As características dos bolores analisados nesse capítulo são:

- *Aspergillus* sp.: colônia aveludada ou cotonosa ou granulosa. No início é de cor branca, podendo tornar-se amarela, verde, marrom ou negra. O anverso da colônia é branco amarelado.
- *Penicilium* sp.: colônia, inicialmente, apresenta coloração branca, tornando-se verde acinzentada, com bordos branco e com aspecto pulvurulento. O anverso da colônia, frequentemente, é branco amarelado.
- *Rhizopus* sp.: colônia com aspecto cotonoso. No início tem pigmentação branca; depois, torna-se cinza/negra. O anverso da colônia é branco.
- *Fusarium* sp.: colônia com micélio aéreo denso, geralmente branco e cotonoso. O anverso das colônias é, frequentemente, de coloração rosa ou violeta.

Resultado de crescimento da levedura em meio de cultura sólido em placa

Verificar as características das colônias das leveduras quanto aos itens descritos a seguir e anotar no quadro.

- *Tamanho das colônias*: podem variar desde 5 mm a 10 mm de diâmetro, consideradas de tamanho médio a grande.
- *Bordos da colônia*: podem ser inteiros, ondulados ou ciliados. A grande maioria das colônias das leveduras apresenta bordos inteiros.
- *Topografia de superfície*: pode apresentar dobras, sulcos etc. A maioria das colônias das leveduras apresenta elevação convexa lisa.
- *Cromogênese* ou *pigmentação*: pode apresentar diversas pigmentações.
- *Forma*: as colônias podem ser circulares ou irregulares.
- *Consistência*: as colônias podem apresentar aspecto cremoso, mucoide ou seco.

Os resultados do crescimento das leveduras podem ser visualizados nas Figuras 14.7 a 14.10.

Características da colônia	***Candida* sp.**	***Saccharomyces cerevisiae***	***Rhodotorula* sp.**	***Trichosporon beigelii***
Tamanho				
Bordos				
Topografia de superfície				
Pigmentação				
Forma				
Consistência				

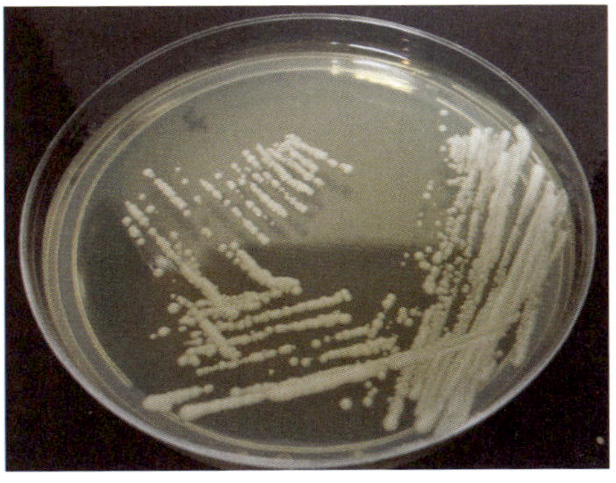

Figura 14.7 – Levedura *Candida* sp. inoculada em placa de Saboraud dextrose ágar (técnica de esgotamento).

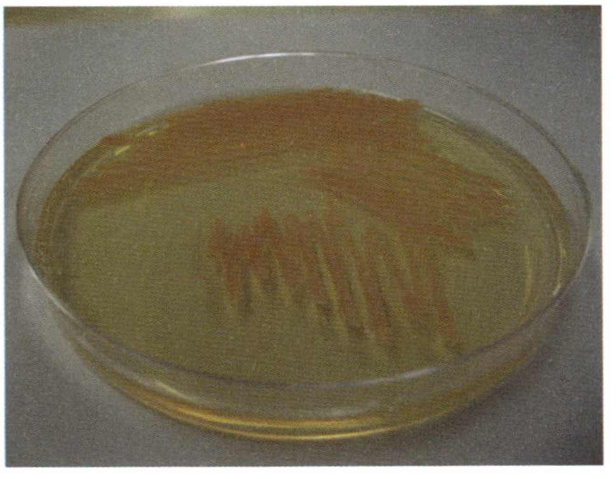

Figura 14.8 – Levedura *Rodotorulla* sp. inoculada em placa de Saboraud dextrose ágar (técnica de esgotamento).

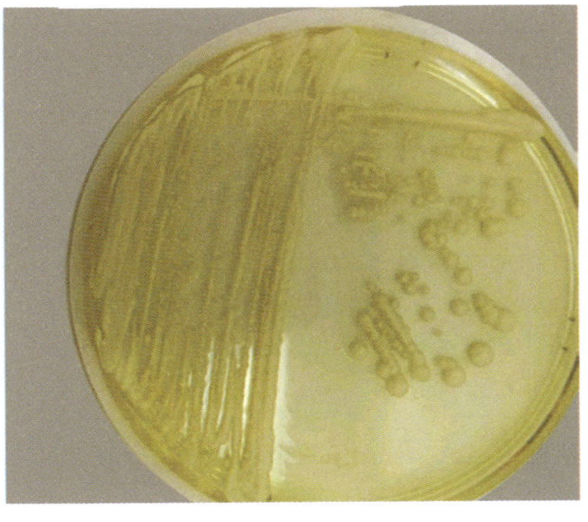

Figura 14.9 – Levedura *Saccharomyces cerevisiae* inoculada em placa de Saboraud dextrose ágar (técnica de esgotamento).

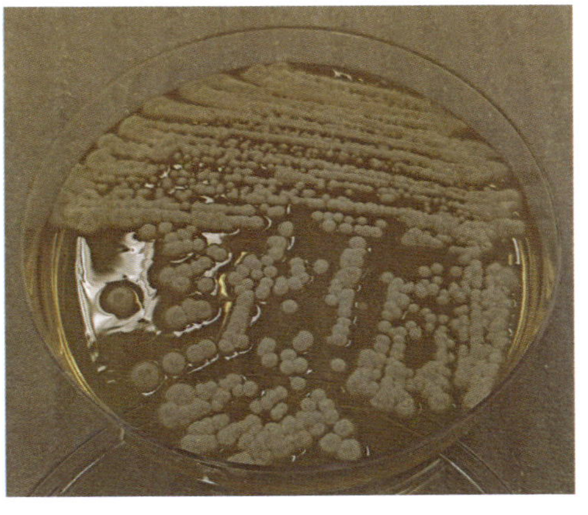

Figura 14.10 – Levedura *Trichosporon beigelii* inoculada em placa de Saboraud dextrose ágar (técnica de esgotamento).

Interpretações

Nesse meio, as colônias leveduriformes, em geral, apresentam tamanho médio, são circulares, convexas, bordas lisas, consistência pastosas ou cremosas e apresentam pigmentos de diferentes tonalidades. As características das leveduras analisadas nesse capítulo são:

- *Candida* sp. e *Saccharomyces cerevisiae*: pigmentação branca amarelada (creme) e de consistência cremosa.
- *Rhodotorula* sp.: tem pigmentação rosa ou coral, podendo ser laranja vermelha ou amarela, e é de consistência cremosa.
- *Trichosporon beigelii*: inicialmente apresenta coloração creme e de consistência macia (cremosa) depois torna-se amarela acinzentada e de consistência seca.

Todas as leveduras analisadas apresentaram velocidade de crescimento rápido, pois levaram cerca de 24 a 48 horas para atingirem a fase de crescimento exponencial ou log e formarem as colônias.

De acordo com os resultados obtidos foi possível observar detalhadamente as diferenças macromorfológicas entre uma levedura e um bolor.

REVISÃO DO CAPÍTULO

Questões a serem exploradas

1. Considere que você isolou um organismo unicelular. Como você verificaria que se trata de um fungo e não de uma bactéria?
2. Os bolores utilizados nos experimentos podem ser patogênicos, causar respostas alérgicas ou manifestações de intoxicações alimentares induzidas por micotoxinas. Faça uma relação entre os fungos e as manifestações clínicas citadas nessa questão.
3. Pesquise sobre a atuação de *Saccharomyces cerevisiae* e *Rhodotorula* sp. na produção de alimentos.
4. Sabe-se que a levedura *Candida albicans* é um fungo oportunista. Mostre quais são os fatores predisponentes que levam o indivíduo a desenvolver candidíase e descreva a manifestação clínica dessa doença.

5. A seguir há uma lista de fungos. Categorize cada tipo de micose como cutânea, oportunista, superficial ou sistêmica e o local preferencial da infecção.

Gênero	Sitio de infecção	Tipo de micose
Microsporum sp.		
Aspergillus sp.		
Thichosporon sp.		
Histoplasma sp.		

TESTE SEU CONHECIMENTO COM QUESTÕES DE MÚLTIPLA ESCOLHA

Assinale a alternativa correta:

1. **Qual alternativa descreve característica afirmativa a respeito das leveduras? ( )**
   a. As leveduras são sempre fungos filamentosos.
   b. As leveduras são aeróbias estritas.
   c. As leveduras formam colônias semelhantes às das bactérias.
   d. As leveduras são cultivadas apenas em meios de cultura sólidos.
2. **Qual dos seguintes eventos segue as normas de cultivo de fungos. ( )**
   a. Formação de colônia gigante é decorrente do crescimento de bolores em meio de cultura sólido em ágar inclinado.
   b. Formação de colônia gigante é decorrente do crescimento de bolores em meio de cultura sólido em placa.
   c. Formação de colônia gigante é decorrente do crescimento de leveduras em meio de cultura sólido em ágar inclinado.
   d. Formação de colônia gigante é decorrente do crescimento de leveduras em meio de cultura líquido.
3. **Utilize seu conhecimento para assinalar a alternativa correta. ( )**
   a. A maioria dos fungos é mesófila, fato que dificulta seu cultivo.
   b. Os fungos não suportam alto teor de umidade durante seu cultivo em meios de cultura.
   c. Os meios de cultura que contêm pH alcalino são considerados ideais para cultivar bolores.
   d. Os meios de cultura sólidos em placa que contêm ágar são utilizados para visualizar as características macromorfológicas dos bolores.

4. **Uma mistura de culturas da bactéria *E. coli* e do fungo *Penicillium* sp. é inoculada sobre meios de cultura. Assinale em qual meio de cultura você espera que cada um cresça. ( )**
   a. *Penicillium* sp. cresce, preferencialmente, em meio de pouca dextrose, enquanto *E. coli* cresce em meio de cultura com alta concentração de sal.
   b. *E. coli* cresce, preferencialmente, em meio de pouca dextrose, enquanto *Penicillium* sp. cresce em meios de cultura com pH alcalino.
   c. *Penicillium* sp., preferencialmente, cresce em meios de cultura com pH ácido, enquanto *E. coli* prefere crescer em meios de cultura com alta concentração de dextrose.
   d. *E. coli* cresce, preferencialmente, em meio de pouca dextrose, enquanto *Penicillium* sp. cresce em meios de cultura com pH ácido.
5. **Utilize seu aprendizado para assinalar a alternativa correta ( )**
   a. O método de esgotamento é ideal para obter colônias isoladas de bactérias ou leveduras inoculadas em meios de cultura que contêm ágar.
   b. A técnica de inoculação de fungo em meios de cultura líquido tem como objetivo visualizar sua macromorfologia.
   c. A técnica de inoculação de fungos em meios de cultura sólido inclinado tem como objetivo verificar a presença de colônias isoladas na superfície do ágar.
   d. O método de esgotamento é usado, preferencialmente, para realizar contagem de colônias de leveduras a partir de uma amostra inoculada em meio sólido em placa.

15

Investigação da Atividade Metabólica de Fungos

OBJETIVOS DE APRENDIZAGEM

1. Verificar o metabolismo de carboidratos das leveduras.
2. Descrever alterações produzidas pelas leveduras nos meios de cultura.
3 Interpretar as provas de fermentação realizadas por leveduras.
4. Interpretar as provas de assimilação de fontes de carbono e nitrogênio realizadas por leveduras.
5. Analisar outras reações bioquímicas realizadas por leveduras.

INTRODUÇÃO

Todos os micro-organismos podem ser classificados metabolicamente de acordo com seus padrões nutricionais e a fonte de energia. Os fungos são semelhantes às bactérias heterotróficas quimiorganotróficas.

Na respiração, o fungo pode realizar a oxidação da glicose, processo essencial para obtenção de energia, sendo, nessas condições, a via da hexose monofosfato responsável por 30% da glicólise. Sob condições anaeróbicas, a via clássica usada pela maioria das leveduras é a de Embden-Meyerhof, que resulta na formação de piruvato. Estudos de fermentação e assimilação de carboidratos pelas leveduras são de grande valia para sua identificação.

Neste capítulo analisam-se as funções metabólicas de leveduras, observando-se a fermentação dos carboidratos (zimograma), com a produção de ácidos orgânicos e CO_2, a verificação da assimilação de fonte de carbono e de nitrogênio (auxonograma) e a hidrólise da ureia, que determina a presença da enzima urease.

MÉTODOS

As normas de procedimento de inoculação das leveduras nos experimentos a seguir, seguem as descritas no Capítulo 6 – Cultivo de Bactérias.

Prova de fermentação dos carboidratos – zimograma

Semear *Candida albicans,* utilizando-se a alça em anel esterilizada, na série de carboidratos que compõem o zimograma (glicose, sacarose, lactose, galactose e maltose). Repetir o experimento para as leveduras *Saccharomyces cerevisiae, Rhodotorula* sp. e *Trichosporon beigelii.*

- *Composição do meio*

  Peptona .... 0,5 g
  Extrato de levedura .... 0,5 g
  Água destilada .... 100 mL
  Carboidrato .... 2 g
  Púrpura de bromocresol .... 0,018 g
  Água destilada .... 1.000 mL

- *Indicador de pH*: púrpura de bromocresol

  Ácido: amarelo, pH – 5,2
  Neutro a básico: púrpura, pH – 6,8

Esse meio de cultura é colocado em tubos de ensaio que contêm tubo de Durhan em seu interior com a função de coletar os gases produzidos pelas leveduras

Material complementar

Para realizar a técnica de cultivo de levedura nos meios de cultura de fermentação de carboidratos, visualize o Vídeo 6.1 do Capítulo 6 – Cultivo de Bactérias.

Condições de incubação

Após a semeadura das respectivas leveduras incuba-se em temperatura de 25°C a 30°C, com oxigênio ambiente, por até cinco dias.

Prova de assimilação de fontes de carbono e nitrogênio – auxonograma

Assimilação de fontes de carbono

Preparar uma suspensão de *Candida albicans* em 1 mL de água destilada esterilizada, sendo a turvação correspondente ao tubo 5 da escala de Mac Farland, e inocular em meio quimicamente definido (meio Wickerhans para fonte de carbono) em profundidade (*pour plate*). Após solidificação, colocar discos de papel que contêm os carboidratos (glicose, maltose, sacarose, galactose e lactose). Repetir o experimento para as leveduras *Saccharomyces cerevisiae, Rhodotorula* sp. e *Trichosporon beigelii.*

- *Meio Wickerhans (auxonograma) para fonte de carbono*

$(NH_4)_2SO_4$ .... 5 g
KH_2PO_4 .... 1 g
$MgSO_4.7H_2O$ .... 0,5 g
Ágar .... 15 g
Água destilada .... 1.000 mL

Assimilação de fonte de nitrogênio

Preparar uma suspensão de *Candida albicans* em 1 mL de água destilada esterilizada, sendo a turvação correspondente ao tubo 5 da escala de Mac Farland e inocular em meio quimicamente definido (meio Wickerhans para fonte de nitrogênio) em profundidade (*pour plate*). Após solidificação, colocar disco de papel que contém a fonte de nitrogênio nitrato de potássio.

Repetir o experimento para as leveduras *Saccharomyces cerevisiae*, *Rhodotorula* sp. e *Trichosporon beigelii.*

- *Meio Wickerhans (auxonograma) para fonte de nitrogênio*

Dextrose .... 20 g
KH_2PO_4 .... 1 g
$MgSO_4.7H_2O$ .... 0,5 g
Ágar .... 15 g
Água destilada .... 1.000 mL

Material complementar

Vídeo 15.1 Realização de auxonograma.

Escaneie o QR-CODE ou clique nele para aprender a realizar a técnica.

Condições de incubação

Após a semeadura das respectivas leveduras incuba-se em temperatura de 25°C a 30°C, em tensão de oxigênio ambiente, por 24 a 48 horas.

Prova de hidrólise da ureia

O princípio, as bases bioquímicas e a composição do meio de cultura ureia ágar base foram descritas no Capítulo 8 – Investigação da Atividade Metabólica de Bactérias.

Semear *Candida albicans* com alça em anel esterilizada, realizar estrias na superfície desse meio de cultura ágar inclinado. Incubar a 25°C a 30°C, com tensão de oxigênio ambiente, por 72 horas.

Repetir o experimento para as leveduras *Saccharomyces cerevisiae*, *Rhodotorula* sp. e *Trichosporon beigelii*.

Material complementar

Para realizar a técnica de cultivo das leveduras em ágar inclinado, visualize o Vídeo 6.2 do Capítulo 6 – Cultivo de Bactérias.

RESULTADOS E INTERPRETAÇÕES

Resultado do zimograma

Observar a coloração do meio de cultura e a presença de bolhas no interior do tubo de Durhan. A composição do meio de cultura contém o indicador púrpura de bromocresol que, ao realizar a viragem de pH neutro para pH ácido, altera a cor de púrpura para amarelo (Figura 15.1). Completar o quadro a seguir com os resultados obtidos da fermentação realizada por cada levedura inoculada no zimograma.

Carboidratos	*Candida albicans*	*Saccharomyces cerevisiae*	*Rhodotorula* sp.	*Trichosporon beigelii*
Glicose				
Lactose				
Galactose				
Maltose				
Sacarose				

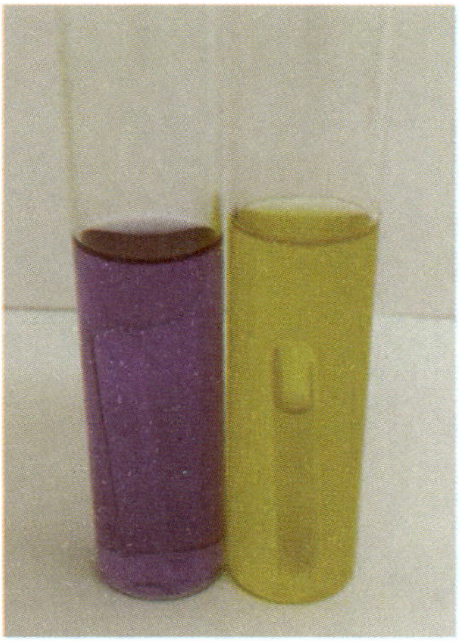

Figura 15.1 – Zimograma – fermentação de carboidratos. Resultado positivo: levedura fermentadora do carboidrato produtora de ácido e gás (amarelo e bolha no tubo de Durhan); resultado negativo: levedura não fermentadora do carboidrato (púrpura e ausência de bolha no tubo de Dhuran).

Interpretações

A levedura que tem a capacidade de fermentar o respectivo carboidrato libera ácidos e CO_2 (gás), portanto há a viragem do indicador de pH e visualização de bolhas no tubo de Durhan. Esse teste é realizado para identificação de leveduras, as quais podem ser classificadas em espécies.

Resultado do auxonograma

Observar a assimilação da fonte de carbono pela formação de halo de crescimento ao redor de cada disco de carboidrato. Esse procedimento também deve ser realizado para cada fonte de nitrogênio (Figura 15.2). Completar o quadro a seguir com os resultados obtidos para cada levedura inoculada no auxonograma.

	Candida albicans	*Saccharomyces cerevisiae*	*Rhodotorula* sp.	*Trichosporon beigelii*
Fontes de carbono				
Glicose				
Lactose				
Sacarose				
Maltose				
Galactose				
Fonte de nitrogênio				
Nitrato de potássio				

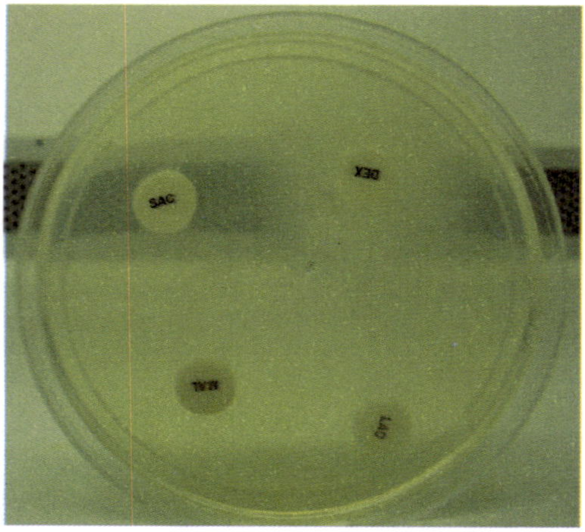

Figura 15.2 – Auxonograma – assimilação de fontes de carbono. Resultado positivo: presença de halo de crescimento ao redor do disco; resultado negativo: ausência de halo de crescimento ao redor do disco.

Interpretações

A levedura que tem a capacidade de assimilar a fonte de carbono/nitrogênio pode ser verificada pela presença do halo de crescimento ao redor de cada fonte. Esses testes são realizados para identificação de leveduras, as quais podem ser classificadas em espécies.

Resultado da hidrólise da ureia

Observar a hidrólise da ureia pela mudança de cor que ocorreu no meio de cultura (Figura 15.3).

Resultados	Cor do meio	Interpretação
Positivo	Rosa	Meio alcalino
Negativo	Amarelo	Ácido

Completar o quadro a seguir com os resultados obtidos para cada levedura.

Candida albicans	*Saccharomyces cerevisiae*	*Rhodotorula* sp.	*Trichosporon beigelii*

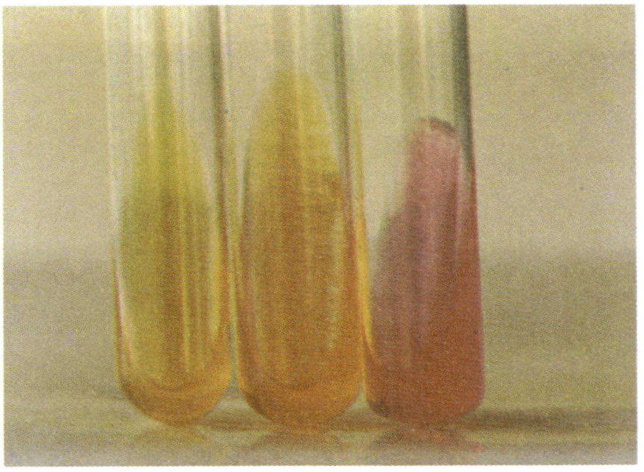

Figura 15.3 – Teste da hidrólise da ureia. Resultado positivo: levedura que contém a enzima urease (rosa); resultado negativo: levedura que não contém a enzima urease (amarelo); meio não inoculado (amarelo).

Interpretações

O teste positivo significa que a levedura contém a enzima urease, que hidrolisa a ureia em amônia, alcalinizando o meio, com consequente viragem do indicador de pH vermelho de fenol, o qual apresenta a cor amarela em pH ácido e a cor rosa em pH alcalino. Esse teste auxilia a identificação de leveduras em gênero e espécies.

REVISÃO DO CAPÍTULO

Questões a serem exploradas

1. Relatou-se que as bactérias e os fungos, quanto à descrição do metabolismo, são seres heterotróficos quimiorganotróficos.
   a. Explique o que essa definição significa.
   b. Utilizam as mesmas vias metabólicas?
2. Pesquise sobre a relação entre cepas recombinantes de *Saccharomyces cerevisiae* e o processo biotecnológico cervejeiro.
3. Idealize um fluxograma que tenha todas as etapas para a identificação de uma levedura, seu aspecto microscópico, característica de colônia e atividade metabólica.
4. Faça uma pesquisa sobre o papel da *Rhodotorula* sp. na recuperação ambiental do solo.
5. Pesquise por que *Trichosporon beigelii*, que é um agente etiológico de micose superficial, pode causar uma micose sistêmica.

TESTE SEU CONHECIMENTO COM QUESTÕES DE MÚLTIPLA ESCOLHA

Assinale a alternativa correta:

1. **Quais das seguintes afirmativas a respeito dos testes que investigam a atividades metabólicas das leveduras são verdadeiras. Utilize as alternativas a seguir para responder à questão: ( )**

   a. 1, 3, 5, 6
   b. 3, 4, 5, 6
   c. 2, 3, 4, 5.
   d. 1, 2, 3, 4
   e. 2, 3, 4, 6

   1. O zimograma é um teste utilizado na identificação das leveduras.
   2. A capacidade de hidrolisar a ureia pode ser útil na identificação das leveduras.
   3. O zimograma tem como objetivo verificar a capacidade das leveduras em fermentar os carboidratos.
   4. O auxonograma tem como objetivo verificar a assimilação de fonte de carbono e de nitrogênio pelas leveduras.
   5. O auxonograma tem como objetivo analisar as características fermentativas das leveduras.
   6. No zimograma, verificar como resultado positivo o pH alcalino e a ausência de bolhas nos tubos de Durhan.

2. **Com relação ao zimograma, podemos afirmar que: ( )**

   a. É uma prova de assimilação de fontes de carbono e nitrogênio das leveduras.
   b. É um teste muito utilizado para pesquisar atividades metabólicas de alguns bolores.
   c. É uma prova para a determinação da hidrólise da ureia pelas leveduras.
   d. É análise de produtos de fermentação de carboidratos pelas leveduras.

3. **Com relação ao auxonograma, podemos afirmar que: ( )**

   a. É uma prova de assimilação de fontes de carbono e nitrogênio realizada pelas leveduras.
   b. É um teste muito utilizado para pesquisar atividades metabólicas de alguns bolores.
   c. No teste positivo observa-se que a levedura tem a enzima urease.
   d. É uma prova de fermentação dos carboidratos pelas leveduras.

4. **Qual afirmativa a respeito do comportamento das leveduras utilizadas no experimento é verdadeira? ( )**
   a. *Candida albicans* fermenta a glicose com produção de ácido e gás.
   b. *Trichosporon beigelii* fermenta a lactose com produção de ácido e gás.
   c. *Saccharomyces cerevisiae* fermenta a sacarose com produção de ácido e gás.
   d. Há dois itens corretos.

5. **Qual afirmativa a respeito das vias metabólicas da *Rhodotorula* sp. é verdadeira? ( )**
   a. Essa levedura fermenta a glicose com produção de ácido e não produz gás.
   b. Ela é uma levedura que assimila a glicose como fonte de carbono.
   c. Esse fungo é capaz de assimilar a sacarose como fonte de carbono.
   d. Há dois itens corretos.

16 Cultivo de Bacteriófagos

OBJETIVOS DE APRENDIZAGEM

1. Realizar cultura de bacteriófagos.
2. Visualizar a atuação de bacteriófagos sobre as bactérias parasitadas.
3. Realizar análise qualitativa e quantitativa de uma cultura de bacteriófagos.

INTRODUÇÃO

Os vírus são desprovidos de núcleo, organelas ou citoplasma; não têm estrutura celular. Quando invadem células hospedeiras suscetíveis, exibem algumas propriedades dos organismos vivos, de modo que parecem estar situados na fronteira entre os seres vivos e os não vivos. Atualmente, sabe-se que as características que realmente distinguem os vírus estão relacionadas com a sua organização estrutural simples e com os mecanismos de multiplicação. Os vírus podem se multiplicar somente no interior de uma célula hospedeira viva. Por essa razão, são denominados *parasitas intracelulares obrigatórios.*

Em 1917, o pesquisador Félix d'Herelle denominou os vírus que parasitam bactérias de bacteriófagos, ou simplesmente fagos, termo que significa "comedores de bactérias".

Os bacteriófagos apresentam forma relativamente simples ou complexa, medem cerca de 65 nm por 200 nm, com estruturas especializadas como *cabeça poliédrica*, na qual se localiza o genoma, que carrega a informação genética necessária para a replicação de novas partículas do fago, e é formado por ácido nucleico, que pode ser de DNA ou RNA, de fita dupla ou simples; *bainha da cauda* retrátil, que sofre retração de modo que o genoma possa se mover da cabeça do fago para o citoplasma da célula hospedeira; *placa basal* e *fibras da cauda*, que fixam o fago a sítios receptores específicos na parede celular de uma bactéria hospedeira susceptível (Figura 16.1).

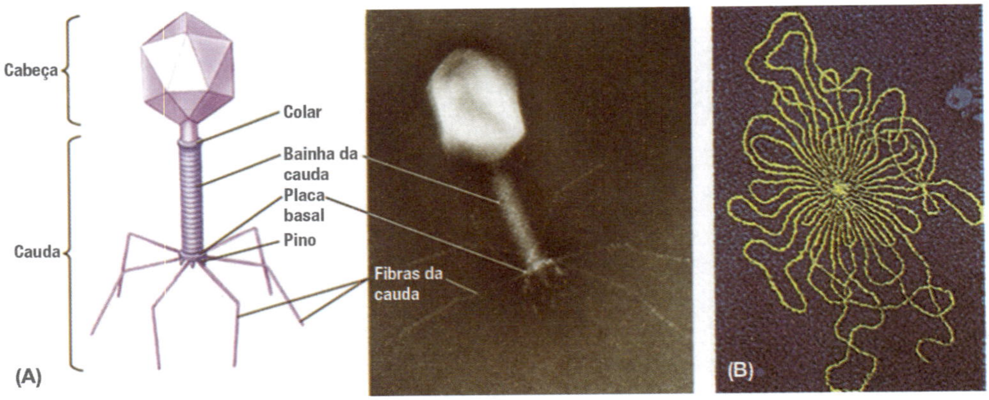

Figura 16.1 – Bacteriófagos. (**A**) Estrutura e micrografia eletrônica de um bacteriófago T pares (T4) (191.500×). (**B**). O DNA é normalmente acondicionado na cabeça do fago. A lise osmótica liberou o DNA desse fago, mostrando a grande quantidade de DNA que precisa ser acondicionada dentro de um fago (ou no interior de um vírus de animal ou de planta; 72.038×). Fonte: Black *et al.*, 2021.

Os bacteriófagos podem ser classificados como: *fagos líticos*, que são virulentos e destroem a bactéria hospedeira; e *fagos temperados*, que apresentam *lisogenia*, uma relação estável e duradoura entre o fago e seu hospedeiro, em que o ácido nucleico do fago incorpora-se ao ácido nucleico da célula hospedeira, e nem sempre realizam o ciclo lítico.

A replicação dos fagos líticos, *fagos T pares* designados como T2, T4 e T6 (T para "tipo"), são fagos não envelopados, complexos, que contêm dsDNA como material genético. Dentre esses fagos, destaca-se o fago T4, um parasita obrigatório da bactéria *Escherichia coli*, cuja infecção e replicação de novos fagos T4 ocorrem nas etapas: adsorção, penetração, síntese, maturação e liberação (Figura 16.2).

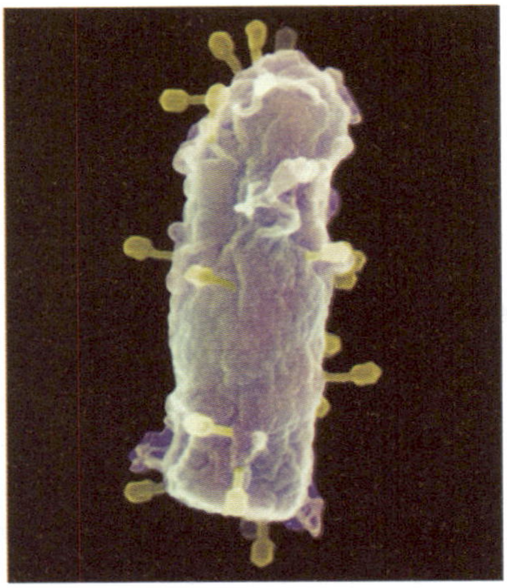

Figura 16.2 – *Escherichia coli* sob ataque de bacteriófagos. Fonte: Black *et al.*, 2021.

Denomina-se *tempo de liberação viral* (*burst time*), o tempo decorrido entre a adsorção e a liberação; esse tempo varia de 20 a 40 minutos para diferentes fagos. O número de novos vírions, liberados de cada célula hospedeira bacteriana, representa a *produção viral* ou o *tamanho da população liberada (burst size)*. Nos fagos como o T4, podem ser liberados de 50 a 200 novos fagos a partir de uma bactéria infectada.

A replicação do fago e a determinação do número de fagos podem ser descritas por uma *curva de replicação*, que normalmente é baseada em observações das bactérias infectadas por um fago em culturas de laboratório. A curva de replicação de um fago inclui um *período de eclipse*, que se estende da penetração à biossíntese, durante o qual os vírus maduros não podem ser detectados nas células hospedeiras; *o período de latência*, que se estende da penetração até a fase de liberação dos fagos, é mais longo e inclui o período de eclipse. O número de vírus por célula hospedeira infectada aumenta após o período de eclipse e, por fim, se estabiliza (Figura 16.3).

Um dos fagos lisogênicos mais estudados é o lambda (λ) de *Escherichia coli* (Figura 16.4). Os fagos lambda aderem às células bacterianas e inserem o seu DNA linear no interior do citoplasma da bactéria. Uma vez no citoplasma, o DNA do fago torna-se circular e, em seguida, integra-se ao cromossomo circular da bactéria em um local específico. Esse DNA viral dentro do cromossomo da bactéria chama-se *prófago*.

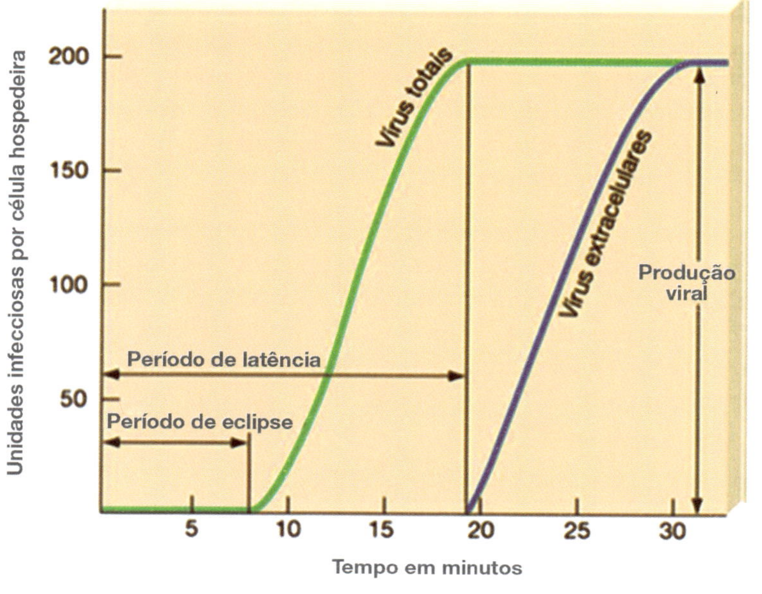

Figura 16.3 – Curva de crescimento de um bacteriófago. O período de eclipse representa o tempo levado após a penetração até a biossíntese de fagos maduros. O período de latência representa o tempo desde a penetração até a liberação de fagos maduros. O número de vírus por célula infectada é a produção viral ou o tamanho da população liberada. Fonte: Black *et al.*, 2021.

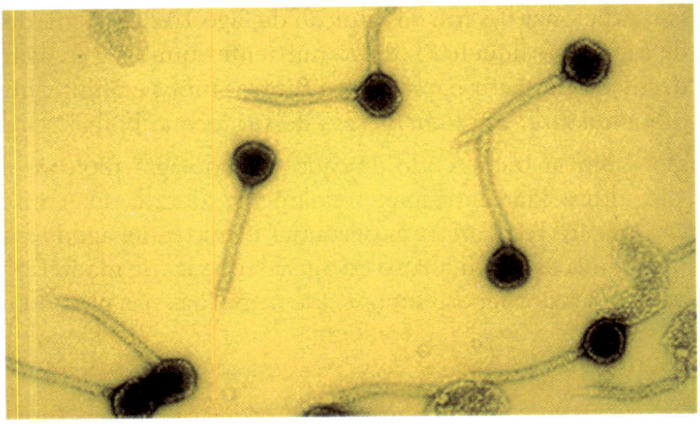

Figura 16.4 – MET artificialmente colorida do fago lambda temperado (85.680×). Esse vírus infecta a bactéria *Escherichia coli*. Fonte: Black *et al.*, 2021.

MÉTODOS

Esse método tem por finalidade estimar o número de fagos presentes em uma amostra por meio de *ensaio de placa*. Para isso, deve-se realizar uma suspensão com grande número de partículas virais.

Diluições seriadas são preparadas, e uma amostra de cada diluição é inoculada em uma placa que contém uma camada de bactérias susceptível. O objetivo é obter uma diluição que permita que somente um fago infecte uma bactéria. Como resultado da infecção, novos fagos são produzidos, tomando-se por base cada célula bacteriana infectada, provocando a lise da célula. Esses fagos infectam as células susceptíveis vizinhas e também provocam a lise dessas células. Após a incubação e alguns ciclos de lise, a camada de bactéria mostra áreas claras chamadas de *placas*. Para realizar essa técnica, deve-se proceder conforme os passos a seguir:

- 1º passo: A partir de uma suspensão de bacteriófagos T4 em meio de cultura, preparar uma série de diluições dos fagos em 10 tubos que contêm 4,5 mL de caldo nutriente. Identificar os tubos de ensaio como diluição do fago (10^{-1}) sucessivamente até (10^{-10}). Em seguida pipetar 0,5 mL do filtrado que contém fago no primeiro tubo, agitar muito bem, retirar 0,5 mL dessa diluição e adicionar no tubo 2 (10^{-2}); proceder assim até completar os dez tubos (10^{-10}).

  □ *Meio de cultura*:

  Peptona .... 10 g
  Extrato de carne .... 3 g
  Extrato de levedura .... 5 g
  NaCl .... 2,5 mL
  Fosfato de potássio monobásico ..... 8 g
  Água destilada .... 1.000 mL

- 2º passo: Adicionar 0,5 mL da diluição de fago 10^{-1} e 0,5 mL de *E.coli* em um tubo de ágar mole liquefeito (caldo nutriente com 7,5 g de ágar/1.000 mL de água destilada). Repetir para todos os outros tubos e utilizar uma pipeta para cada tubo; misturar muito bem, sem deixar formar bolhas.
- 3º passo: Colocar o conteúdo de cada tubo de ágar mole em uma placa de meio de cultura ágar nutriente, previamente identificada com as respectivas diluições que irá receber. Após derramar o conteúdo, agitar em movimentos rotatórios antes da solidificação do ágar. Proceder de maneira similar até que as dez diluições dos fagos tenham sido semeadas nas placas. Incubar a 35°C por 24 horas.

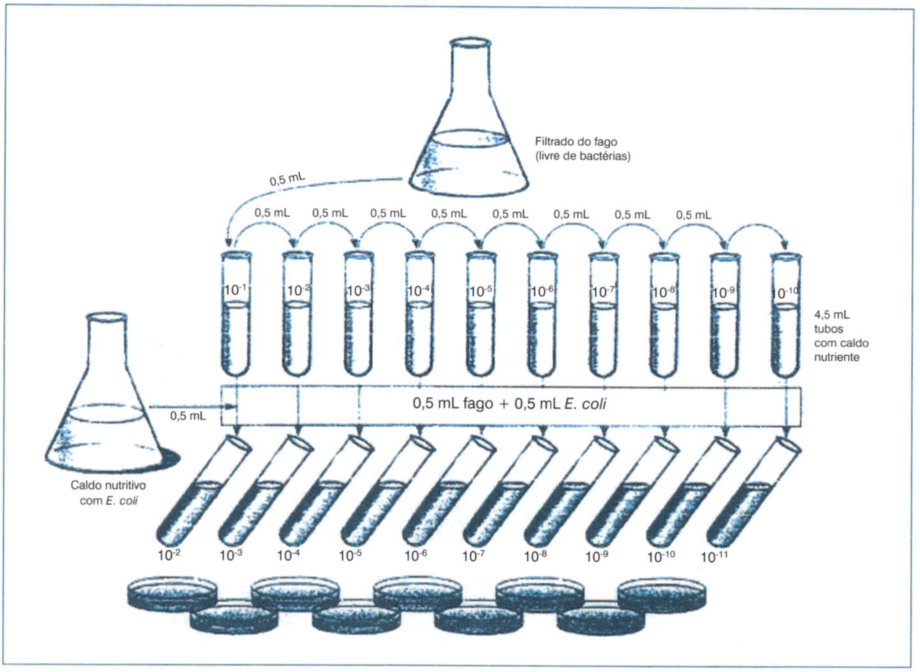

Material complementar

Vídeo 16.1 Cultivo de bacteriófagos.		Escaneie o QR-CODE ou clique nele para aprender a realizar a técnica. 

RESULTADO E INTERPRETAÇÃO

Resultado

Observar atentamente cada *placa* do meio de cultura ágar nutriente inoculado e, naquelas que apresentarem entre 30 a 300 *placas*, realizar a contagem (Figura 16.5). Realizar a contagem das *unidades formadoras de placas* (UFP) e anotar na tabela a seguir:

Diluição do fago	Número de *placas* de lise
10^{-2}	
10^{-3}	
10^{-4}	
10^{-5}	
10^{-6}	
10^{-7}	
10^{-8}	
10^{-9}	
10^{-10}	
10^{-11}	

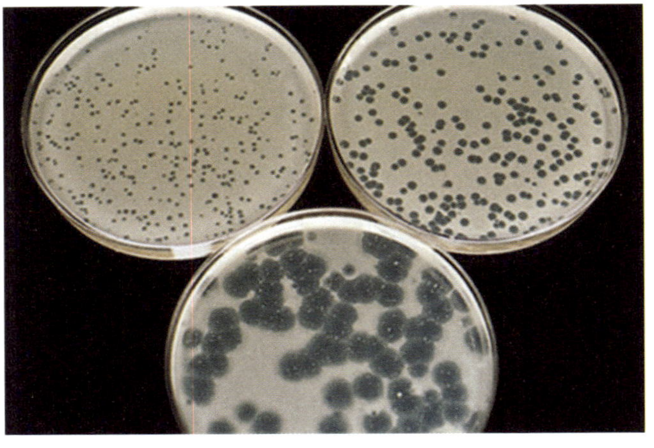

Figura 16.5 – Formação de *placas*. Diferentes tipos de fagos produzem placas de diferentes tamanhos ou formas, quando se replicam na mesma espécie bacteriana, nesse caso *Escherichia coli*. A placa do lado esquerdo superior foi inoculada com fago T2; a placa do lado direito superior foi inoculada com fago T4; e a placa inferior, com fago lambda. Fonte: Black *et al.*, 2021.

Interpretações

As *placas* representam áreas nas quais os vírus provocaram a lise das células hospedeiras. Nos locais onde não há *placas*, houve a multiplicação de bactérias não infectadas, as quais formaram uma camada de crescimento denso.

Cada *placa* deve representar a progênie de um fago lítico. Assim, por meio da contagem do número de *placas* e da multiplicação deste pelo fator de diluição, pode-se estimar o número de fagos em mililitros de suspensão. Algumas vezes, contudo, dois fagos ficam dispostos tão perto um do outro que eles formam uma *placa* única. E nem todos os fagos são infectivos. Por isso, a contagem do número de *placas* ficará próximo, mas não será exatamente igual, ao número de fagos infectivos na suspensão. Por essa razão, essas contagens são referidas como unidades formadoras de placas (UFP) e não como número de fagos.

REVISÃO DO CAPÍTULO

Questões a serem exploradas

1. Faça uma pesquisa sobre a fagoterapia para doenças bacterianas.
2. Esquematizar a estrutura de um bacteriófago e comparar com os tipos morfológicos de vírus que parasitam a célula eucariótica.
3. Faça um *padlet* que compare as diferenças entre vírus, viroides, virusoides e príons.
4. Diferenciar um fago lítico de um fago lisogênico.
5. Discuta sobre a afirmação: "Os vírus parecem estar situados na fronteira entre os seres vivos e não vivos".

TESTE SEU CONHECIMENTO COM QUESTÕES DE MÚLTIPLA ESCOLHA

Assinale a alternativa correta:

1. A respeito da estrutura dos vírus pode-se afirmar que: ( )

a. Replicam-se no interior de células vivas utilizando o metabolismo celular.

b. Induzem a síntese de estruturas especializadas na transferência do ácido viral nucleico para outras células.

c. Contêm um capsídeo de carboidrato que envolve o ácido nucleico.

d. Os vírus contêm algumas enzimas para a geração de ATP que auxiliam na sua replicação.

2. **Verifique as afirmações corretas a respeito dos bacteriófagos. Utilize o esquema a seguir: ( )**

   a. 1, 3, 5, 6 d. 1, 2, 3, 4
   b. 3, 4, 5, 6 e. 2, 3, 4, 6
   c. 2, 3, 4, 5.

   1. Bacteriófagos são vírus que parasitam células vegetais, animais, fungos e bactérias. Assim, apresentam o apelido de fagos.
   2. Bacteriófagos podem realizar ciclo lisogênico e são denominados de fagos temperados por não serem líticos.
   3. A determinação do número de fagos pode ser vista na curva de replicação, quando se realiza o cultivo deles em laboratório.
   4. Em uma cultura de bacteriófagos em laboratório, o número de vírus por célula hospedeira infectada aumenta após o período de eclipse.
   5. Em uma cultura de bacteriófagos em laboratório, a contagem desses agentes são por *unidades formadoras de placas* (UFC).
   6. Bacteriófagos são vírus com cerne de DNA que parasitam humanos e não são patogênicos.

3. **Com relação às *placas*, zonas claras visualizadas no meio de cultura dos bacteriófagos, pode-se afirmar que: ( )**

   a. São locais nos quais os fagos provocaram a lise da célula bacteriana utilizada no cultivo.
   b. São locais nos quais os fagos provocaram a lise da célula de levedura utilizada no cultivo.
   c. São áreas em que houve multiplicação de bactérias não infectadas.
   d. São áreas em que houve multiplicação de leveduras não infectadas.

4. **Sobre os bacteriófagos lisogênicos, pode-se afirmar que: ( )**

   a. São aqueles que provocam a lise das bactérias infectadas.
   b. O seu DNA dentro do cromossomo da bactéria é denominado *prófago.*
   c. Apresentam uma lisozima que se localiza na calda, a qual enfraquece a parede celular da bactéria e causa sua lise.
   d. A bactéria infectada por esse bacteriófago não fica com a informação genética desse vírus e é denominada lisogênica.

5. **Para cultivar um bacteriófago é necessário: ( )**

   a. Cultura de células eucarióticas.
   b. Cultura de leveduras.
   c. Cultura com fontes de carbono, nitrogênio, sais minerais e água.
   d. Cultura de células bacterianas.

17 Métodos Rápidos ou Automatizados para Identificação de Bactérias e Fungos

OBJETIVOS DE APRENDIZAGEM

1. Descrever técnicas rápidas/automatizadas para a identificação de bactérias e leveduras.
2. Realizar inoculação de testes para a identificação rápida de bactérias e leveduras.
3. Identificar bactérias por detecção de antígenos.

INTRODUÇÃO

Os micro-organismos podem ser identificados por características fenotípicas ou genotípicas, sendo necessário utilizar-se de cultura pura antes de proceder a identificação.

Os testes fenotípicos analisam reações tintoriais, característica de colônias, característica fisiológica e perfil metabólico, todos descritos nos capítulos anteriores. Também podem ser pesquisados os antígenos (Ag) na célula do micro-organismo, como Ag capsular, Ag de parede celular e Ag flagelar; no entanto, são necessários alguns dias para se obter resultados de determinadas análises. Em razão disso surgiram os métodos fenotípicos automatizados, e os sistemas mais difundidos no Brasil são Vitek2® (BioMérieux), MicroScan Walk-Away® (Dade International) e BD Phoenix® (Shimadzu Biotech) (BD Diagnostic Systems) e o MALDI-TOF®.

A identificação dos micro-organismos por características genotípicas tem algumas vantagens com relação às fenotípicas, pois independe do estado fisiológico e da fase de crescimento dos micro-organismos e não é influenciada pela composição do meio de cultura, ou por condições ambientais, como temperatura e níveis de pH. A identificação genotípica pode ser por meio de técnicas de sequenciamento de DNA, que utiliza o sequenciamento completo do genoma bacteriano, ou pelo sequenciamento de genes específicos.

Para estudo da taxonomia de procariotos (como as bactérias) utiliza-se o gene que codifica o rRNA 16S e, para os eucariotos (como os fungos), o gene que codifica o rRNA 18S; no entanto, para identificação de bactérias e fungos outros genes também têm sido utilizados.

Técnicas fenotípicas

Meios Escola Paulista de Medicina (EPM) e motilidade, indol e lisina (MILi)

O EPM-MILi® (PROBAC do Brasil) contém sete reações bioquímicas, sendo utilizado para identificação das bactérias da Ordem *Enterobacteriales.*

O princípio do EPM é pesquisar as características das bactérias quanto à produção de gás por fermentação de glicose, produção de ácido sulfídrico, hidrólise de ureia e desaminação do triptofano; o meio MILi avalia a motilidade, a produção de indol e a descarboxilação da lisina. Os sete testes, quando considerados com os resultados da reação de fermentação da lactose observada nas placas de isolamento (lactose positiva ou negativa), permitem identificar presuntivamente as seguintes *Enterobacteriales*: *Shigella* sp., *Salmonella* sp., *E. coli* e *Yersinia enterocolitica.*

Sistema miniaturizados de identificação microbiana

API®

O Sistema API® (BioMérieux) é a versão em miniatura das técnicas de identificação existentes. Apresenta-se na forma de fitas que contêm galerias padronizadas e miniaturizadas de testes bioquímicos para um grupo de micro-organismo específico, para serem usadas com bases de dados de identificação abrangentes (Figura 17.1). Com o sistema API®, a identificação bacteriana e de levedura é simples, rápida e confiável. O método de cálculo do API® por meio da identificação numérica (ID), com *software* relacionado, faz com que a identificação seja fácil e assegura a precisão. As bases de dados e aplicações de *software* são atualizadas regularmente.

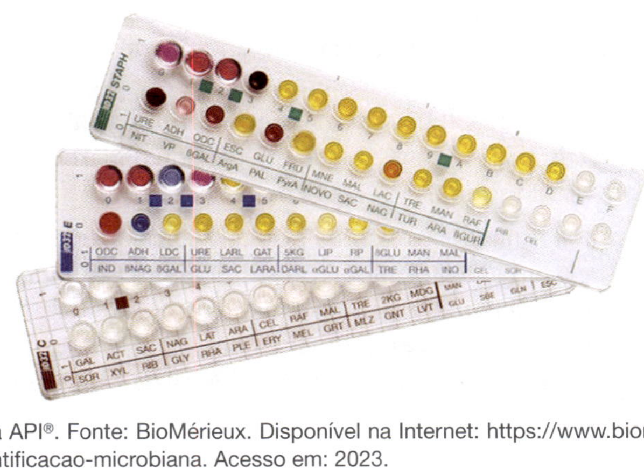

Figura 17.1 – Sistema API®. Fonte: BioMérieux. Disponível na Internet: https://www.biomerieux-industry.com/pt/products/api-identificacao-microbiana. Acesso em: 2023.

Para complementar o sistema API® a Biomérieux desenvolveu a APIWEB, uma plataforma na internet que orienta os microbiologistas a realizarem os processos de interpretação. Essa ferramenta de interpretação de última geração contém todos os bancos de dados da API® e está sempre disponível. Ela gera um relatório completo associado a cada identificação e fornece informações como taxa de probabilidade de identificação das espécies, confiabilidade da identificação e taxa de tipicidade, e gera atualização regularmente.

Enterotube® II

O sistema Enterotube® II (Becton Dickinson) é composto por um tubo plástico que contém 12 compartimentos com substratos. A inoculação de uma cultura pura de micro-organismo é realizada com a remoção da tampa plástica de uma extremidade que contém o filamento inoculador (Figura 17.2). Em seguida, realiza-se um toque da ponta do filamento inoculador na colônia para, então, recolocá-lo no tubo, atravessando todos os compartimentos, passando, assim, o inóculo da ponta da alça para cada um dos compartimentos. Após a incubação, as reações de cor podem ser interpretadas visualmente, anotadas numa folha de trabalho e convertidas em perfil numérico, a ser verificado nos catálogos de identificação.

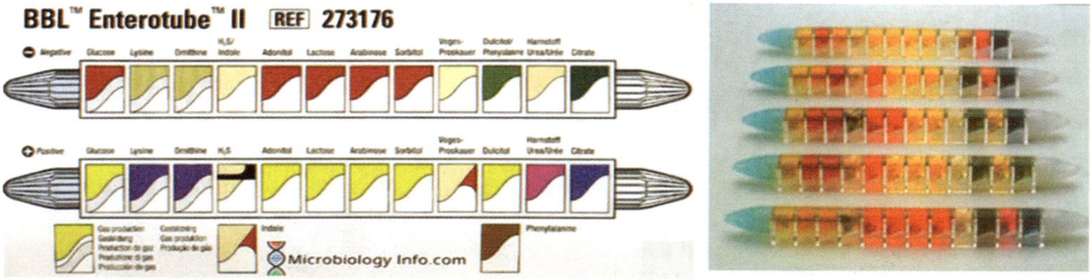

Figura 17.2 – Enterotube® II. Fonte: https://microbiologyinfo.com/the-enterotube. Acesso em: 2023.

Sistemas automatizados

VITEK®

O VITEK® 2 (BioMérieux) combina uma inovadora plataforma automatizada com um amplo banco de dados, o qual fornece resultados e relatórios rápidos e precisos, com tarefas menos repetitivas, maior segurança e melhor fluxo de trabalho geral no laboratório. Esse aparelho usa cartões de identificação e AST únicos, os quais oferecem um menu completo de testes disponíveis e fornece resultados de identificação e de sensibilidade de micro-organismos em apenas cinco horas. Esse equipamento permite a identificação do micro-organismo em gênero e espécie, e o Sistema Especializado Avançado™ fornece automaticamente a validação de cada resultado dos testes de sensibilidade e apresenta o perfil do fenótipo exato de mecanismo de resistência para cada isolado testado (bactérias/leveduras), com indicadores com códigos em cores de fácil leitura (Figura 17.3).

O VITEK® 2 desenvolve as atualizações de *software* de forma automática por meio de ViLINK™.

Para um sistema de ID/AST completamente integrado com a tecnologia de espectrometria de massas, o sistema VITEK® MS complementa o sistema VITEK® 2 e os pares à perfeição por meio do sistema Myla®.

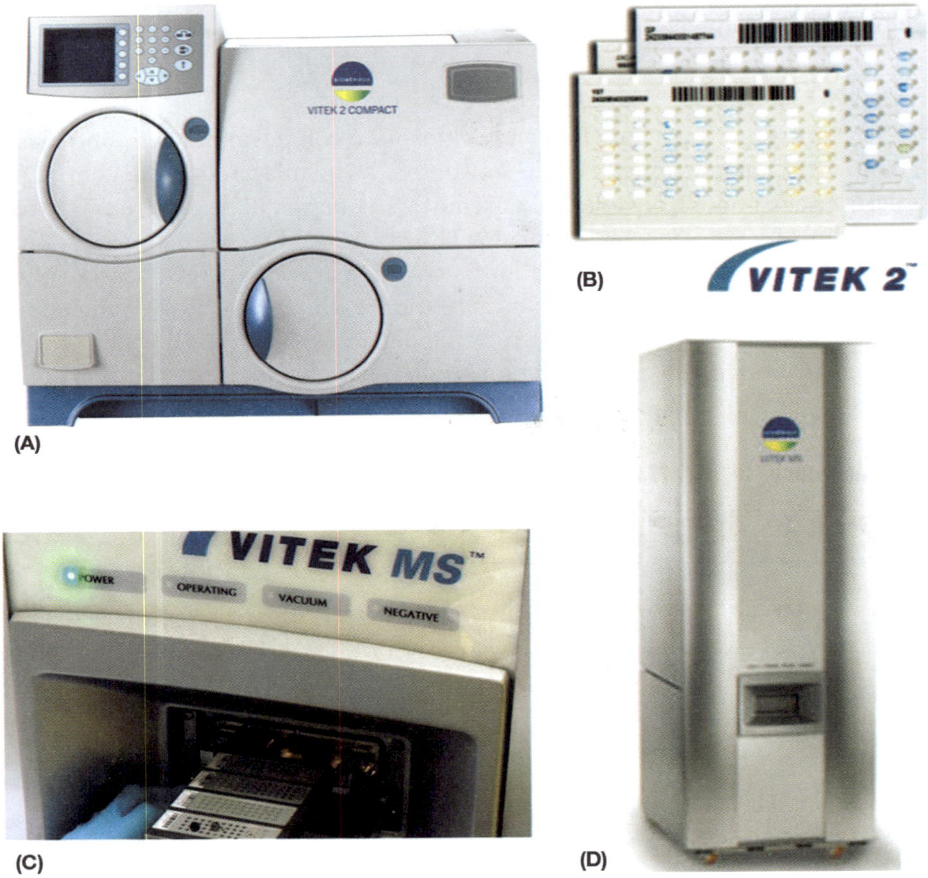

Figura 17.3 – (**A** e **B**) ViteK® 2 Compact: sistema automatizado de identificação de micro-organismos; (**C** e **D**) ViteK® MS: sistema de identificação de micro-organismo por espectometria de massa.
Fonte: Biomerieux – https://www.biomerieux-usa.com/clinical/vitek-ms-healthcare, https://www.biomerieux-industry.com/pt/products/vitek-2-compact-sistema-de-deteccaomicrobiana-para-aplicacoes-farmaceuticas, https://fasmatech.com/fda-clearance-vitek-ms/, https://www.biomerieux.com.br/produto/cartao-vitek-2-yst-id. Acesso em: 2023.

BBL™ Crystal™ ID System

O sistema BD BBL™ Crystal™ (Becton Dickinson) consiste em um método de identificação miniaturizado que utiliza substratos convencionais, fluorogênicos e cromogênicos convencionais e/ou modificados, dependendo do painel escolhido (Figura 17.4).

Cada *kit* contém 20 painéis e 20 tubos com fluido para preparação da suspensão bacteriana a ser inoculada nos painéis de maneira rápida e segura. Os substratos são degradados pelos micro-organismos submetidos ao teste, o que resulta em alteração do pH do meio e mudança da coloração dos substratos. A leitura dos resultados é visual e a identificação é realizada utilizando-se o *software* Crystal Mind.

Estão disponíveis no Brasil os seguintes painéis: BD BBL™ Crystal™ Gram Positivo, BD BBL™ Crystal™ Rápido Gram Positivo.

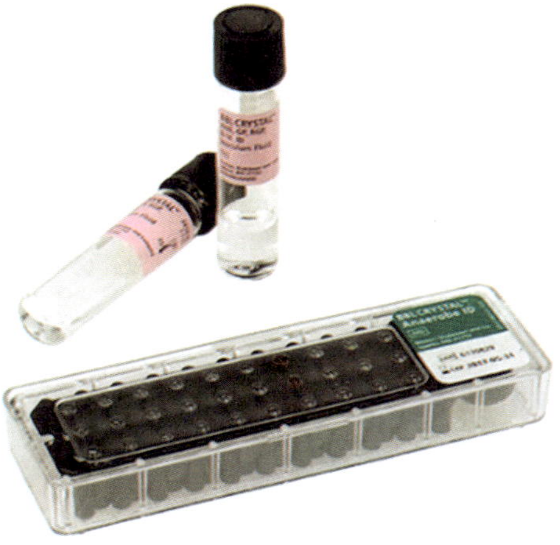

Figura 17.4 – Sistema BBL™ Crystal™ ID. Fonte: Becton Dickinson – https://www.bd.com/pt-br/our-products/diagnostics-systems/identification-and-susceptibility-testing/bbl-crystal-identification-system. Acesso em: 2023.

Bactray®

O Sistema Bactray® (Laborclin) é destinado à identificação bioquímica de bacilos Gram-negativos com oxidase negativa, fermentadores ou não de glicose, e bacilos Gram-negativos oxidase positiva não fermentadores da glicose.

Seu princípio fundamenta-se em ser um *software* de geração de algoritmos, em que dados são compilados a partir de diferentes princípios bioquímicos, gerando códigos para identificação de espécies bacterianas. Esse sistema é composto por três conjuntos de provas bioquímicas, que totalizam 30 substratos:

Bactray® I e II: para a identificação de bacilos Gram-negativos oxidase negativa.

Bactray® III: para a identificação de bacilos Gram-negativos oxidase positiva.

Cada conjunto é composto por um suporte de poliestireno descartável que contém dez compartimentos para execução das provas bioquímicas (Figura 17.5).

Antes de iniciar o procedimento técnico deve-se realizar a prova da oxidase para direcionar o *kit* a ser utilizado, conforme descrito anteriormente.

Após a visualização dos resultados e seus registros, a interpretação pode ser realizada de forma manual, por meio de codificação entre as provas positivas e negativas com elaboração de uma tabela. Deve-se ter atenção para quando a prova for positiva, considerar numericamente o valor de cada prova; quando negativa, considerar como zero. Os resultados são calculados em programa de identificação com o *software* adequado a cada conjunto.

Para a utilização do sistema Bactray *on-line* deve-se acessar o *site* da Laborclin no endereço www.laborclin.com.br.

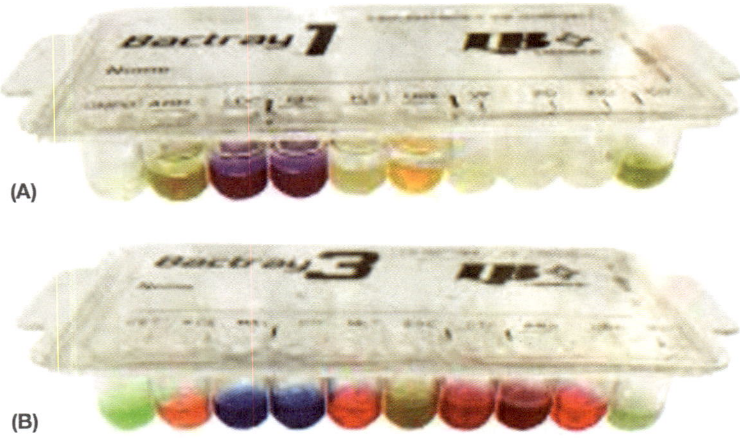

Figura 17.5 – (**A**) Bactray® 1 e (**B**) Bactray® 3.
Fonte: Laborclin – https://www.laborclin.com.br/produto/bac-tray-1-bgn-oxidase-negativa-cx-10t/, https://www.laborclin.com.br/produto/bac-tray-3-bgn-oxidase-positiva-cx-10t/. Acesso em: 2023.

Matrix Assisted Laser Desorption Ionization-Time-of-Flight/Mass Spectrometry (MALDI-TOF/MS SARAMIS)®

Os espectrômetros de massa MALDI são equipamentos de nova geração que possibilitam grandes avanços na identificação de micro-organismos. A espectrometria de massa oferece alta sensibilidade e habilidade para pesquisar proteínas.

MALDI (*Matrix Assisted Laser Desorption/Ionization* ou Ionização/Dessorção de Matriz Assistida por *Laser*) é um método que torna possível a ionização de macromoléculas biológicas como as proteínas, que são difíceis de serem ionizadas por não serem facilmente decompostas (Figura 17.6).

O sistema TOF/MS (Time-of-Fligh/Mass Spectrometer ou Tempo-de-Voo/Espectrômetro de Massa), combinado com o método MALDI é uma forma de detector do espectrômetro de massa, o qual utiliza a diferença de tempo-de-voo, graças às diferenças de tamanho das moléculas ionizadas (proteínas etc.) (Figura 17.7).

Combinando a tecnologia de espectrometria de massa MALDI-TOF® (Shimadzu Biotech e o *software* AXIMA & SARAMIS (AgnosTec) há a possibilidade de identificação rápida de culturas de bactérias e fungos (Figura 17.8).

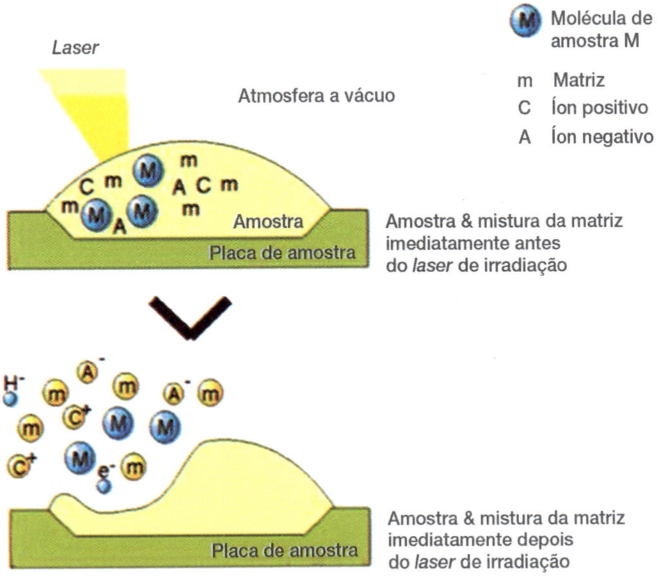

MALDI (Matrix Assisted Laser Desorption/Ionization ou Ionização/Desorção de Matriz Assistida por *Laser*.
Uma amostra MALDI está em um estado em que é misturado uniformemente com uma matriz de massa.
A matriz absorve o *laser* de nitrogênio (luz ultravioleta, comprimento de onda = 337 nm) convertendo-o em energia térmica.
Ao mesmo tempo, uma pequena matriz é aquecida rapidamente (frações de nanossegundos), sendo vaporizada com a amostra.

Figura 17.6 – MALDI. Fonte: https://www.shimadzu.com.br/analitica/produtos/biotech/axima.shtml. Acesso em: 2023.

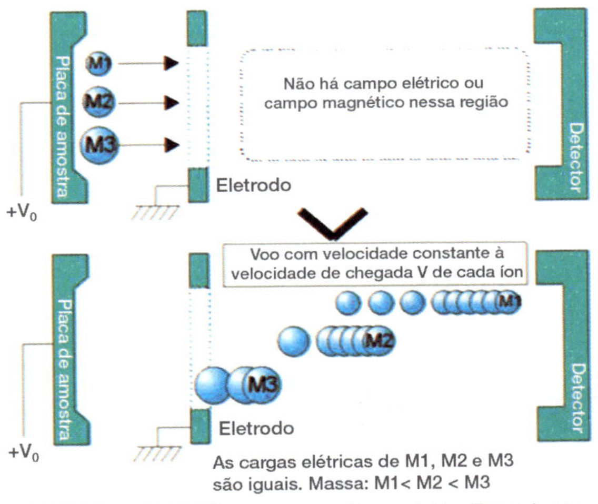

TOF/MS (Time-of-Flight Spectrometer ou Tempo de Voo/Espectômetro de Massa). Como indicado na figura acima, diferentes tamanhos de íons positivos e negativos são extraídos da amostra na direção indicada na figura em virtude da existência de diferença de potencial (V_0) entre o suporte de amostra e o eletrodo.
A velocidade (V) de cada íon após a sua extração é determinada pela Lei da Conservação da Energia.
Aqui, a diferença de potencial (V_0) é constante para todos os íons, e quanto mais leve o íon, mais rápido este voa pelo espaço entre a amostra e o detector. Dessa forma, a variação das massas do íon, indicada pela diferença de tempo de voo dos mesmos, é utilizada na espectometria de massa, sendo conhecida como TOF/MS.

Figura 17.7 – TOF/MS. Fonte: https://www.shimadzu.com.br/analitica/produtos/biotech/axima.shtml. Acesso em: 2023.

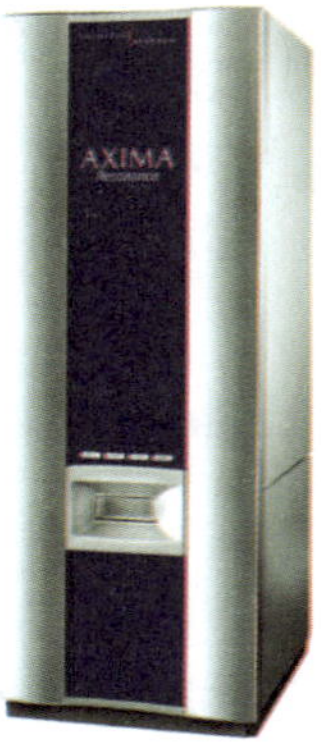

Figura 17.8 – MALD TOF/M®.
Fonte: https://www.hellopro.fr/maldi-tof-ms-serie-axima-2004337-5733219-produit.html. Acesso em: 2023.

Técnicas genotípicas

As técnicas moleculares de identificação de micro-organismos envolvem a pesquisa de ácidos nucleicos, por meio de hibridização de sondas genéticas, e a amplificação de ácidos nucleicos, a partir de um oligonucleotídeo com sequência conhecida ou tipagem molecular.

Algumas técnicas utilizadas são: sondas genéticas de DNA ou RNA; reação de polimerase em cadeia (PCR) e variações (*Multiplex* PCR, *Nested* PCR, RT-PCR em tempo real), os quais permitem a amplificação *in vitro* de segmentos de DNA; e *Fingerprinting* de DNA, que é uma impressão digital do DNA (Figura 17.9).

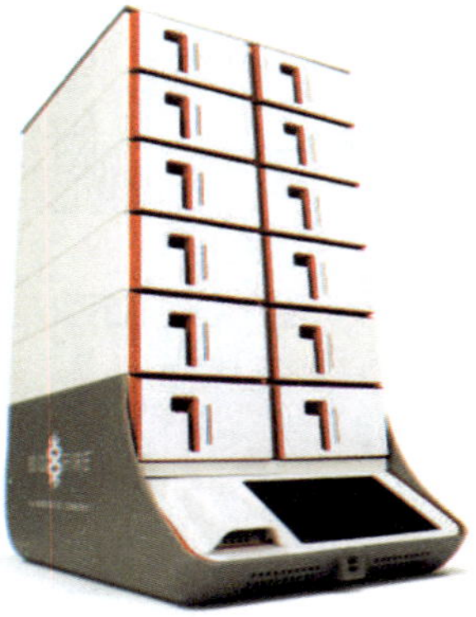

Figura 17.9 – Biofire® FilmArray® – Sistema multiplex PCR (permite a identificação de bactérias, vírus, leveduras, parasitas e/ou genes resistentes a antimicrobianos).
Fonte: https://www.biomerieux.com.br/produto/sistema-filmarrayr-pcr-multiplex. Acesso em: 2023.

Detecção imunológica dos micro-organismos

Os métodos imunológicos são usados como ferramentas diagnósticas para identificação de micro-organismos em decorrência da especificidade da ligação antígeno-anticorpo.

Esses testes são usados para detecção de antígenos (Ag) ou anticorpos (Ac).

Os métodos de identificação são, em geral, rápidos, sensíveis e específicos. As técnicas frequentemente utilizadas são: precipitação, aglutinação, imunoflorescência, ELISA, fixação de complemento, neutralização, *western blotting* e radioimunoensaio.

- *Reação de precipitação*: ocorre interação dos Ags solúveis com Acs (IgG ou IgM) para formar agregados moleculares que se precipitam. Essa precipitação é nítida quando o Ag e o Ac estão presentes em proporções semelhantes, *zona de equivalência*. Quando a precipitação é realizada em um gel do meio ágar (placa ou lâmina) denomina-se *imunodifusão*; e quando esta se combina com eletroforese para analisar as proteínas do soro, denomina-se *imunoeletroforese*.
- *Reação de aglutinação*: envolvem Ags particulados, células (micro-organismos) que têm moléculas antigênicas ou Ags solúveis aderidos em partículas inertes (látex), que se ligam a Acs (IgM ou IgG) formando agregados visíveis (aglutinação). Quando as reações de aglutinação envolvem a agregação de hemácias são chamadas *hemaglutinação*.

As reações de aglutinação podem ser qualitativas ou quantitativas e são classificadas em:

- □ *Aglutinação direta:* detectam Ags celulares, utilizando-se Acs, os quais se ligam a esses Ags e formam imunocomplexos Ag-Ac, resultando na aglutinação.
- □ *Aglutinação indireta ou passiva:* refere-se à aglutinação de células ou partículas inertes recobertas de Ags, que são transportadores passivos de Ags solúveis. A grande variedade de Ags solúveis pode ser passivamente adsorvida ou quimicamente ligada a eritrócitos ou a outras partículas inertes (látex). Desse modo, detectam-se Acs presentes no soro, os quais se ligam aos Ags e formam imunocomplexos Ag-Ac, resultando na aglutinação.

- *Reação de neutralização*: é uma reação, na qual são pesquisados Acs que neutralizam o efeito citopático dos vírus nas culturas de células ou em ovos embrionários, como também pesquisa Ac neutralizantes de toxinas bacterianas.
- *Reação de fixação de complemento (C)*: é uma reação em que se pesquisa os Acs para um determinado Ag, na qual ocorre a a formação do imunocomplexo Ag-Ac, que posteriormente se liga ao C (proteínas presentes no soro), o qual é adicionado na reação. Desse modo, não haverá hemólise das hemáceas que são adicionadas no final reação.
- *Reação de imunofluorescência*: é uma reação em que se utiliza corantes fluorescentes ligados Acs para pesquisar Ags ou Acs. Pode ser direta, quando se identifica Ags (micro-organismo) da amostra, fixado em uma lâmina e, ao adicionar na lâmina os Acs marcados com fluoresceína, ocorre a formação do complexo Ag-Ac, o qual se torna fluorescente; ou indireta, quando se pesquisa Acs no soro, após colocá-lo em contato com o Ag conhecido, fixado em uma lâmina. Para visualizar a formação do complexo Ag-Ac, adiciona-se uma imunoglobulina sérica anti-humana (anti HISG) marcada com corante fluorescente,

a qual se une ao complexo Ag-Ac tornando-o fluorescente. Para visualizar essas reações utiliza-se microscópio de fluorescência.

- *Reação de ELISA* (ensaio imunossorvente ligado à enzima): é uma reação em que se pesquisa os Ags ou Acs específicos conjugados a uma enzima. As reações Ag-Ac são detectadas por atividade enzimática; se a enzima indicadora for detectada na placa teste, significa que uma reação Ag-Ac ocorreu. Pode ser direta, quando é utilizada para detectar Ag contra um Ac específico ligado à placa teste; ou indireta, quando é utilizada para detectar Ac contra um Ag específico ligado à placa. São testes de fácil visualização e, na maioria das vezes, são automatizados.
- *Reação de western blotting* (*imunoblotting*): é uma reação que detecta e quantifica proteínas presentes na amostra por meio das etapas seguintes: extração e quantificação das proteínas; fracionamento das proteínas por eletroforese em um gel de poliacrilamida; transferência dessas proteínas para uma membrana adsorvente; incubação da membrana e; posteriormente, para se detectar a proteína (reação primária), a esse complexo Ag-Ac é adicionado um Ac secundário que, geralmente, está ligado a uma enzima reveladora que gera uma mudança de coloração ou um sinal fotométrico que auxilia na visualização da proteína específica (reação secundária).
- *Reação de radioimunoensaio*: quantifica reações antígeno-anticorpo, permitindo medidas precisas em amostras desconhecidas; são ensaios com base na medição da radioatividade associada a complexos imunes. O princípio do método é que o reagente radiomarcado permite a quantificação do reagente não marcado na amostra. Na reação em que o Ag é pesquisado, este compete com o Ag radiomarcado pela ligação com o Ac específico inserido na reação. Então, quanto maior a quantidade de complexo Ag marcado com o Ac correspondente inserido na reação, menor a quantidade de Ag a ser pesquisada no material.

Os imunodiagnósticos obtiveram um destaque, tornando-se mais sensíveis, específicos e rápidos, quando ficaram disponíveis grandes quantidades de *anticorpos monoclonais*.

MÉTODOS

Realização do cultivo em EPM-MILi®

O meio EPM é uma modificação do meio de Rugai e Araújo e contém os seguintes testes: produção de gás por fermentação de glicose, produção de H_2S, hidrólise de ureia e desaminação do triptofano. O meio MILi é utilizado para avaliar a motilidade, produção de indol e descarboxilação da lisina. Para a realização dessa técnica, deve-se proceder de acordo com os passos a seguir:

- 1º passo: Tocar com a agulha esterilizada uma colônia isolada e inocular os dois meios com *E. coli*, seguindo os procedimentos descritos no Capítulo 6.
- 2º passo: Para realizar o cultivo no meio EPM, introduzir a agulha até o fundo do tubo e, ao retirá-la, semear a superfície do meio.

- 3º passo: O cultivo do MILi deve ser feito por picada central, introduzindo-se a agulha até o fundo do tubo.
- 4º passo: Incubar a 35°C com as tampas semirrosqueadas e fazer a leitura após 18 a 24 horas.

Para realizar o cultivo nos meios de cultura EPM e MILi, visualizar o Vídeo 6.1 do Capítulo 6 – Cultivo de Bactérias.

Realização do cultivo em API 20C AUX®

É um sistema de identificação de leveduras, o qual contém 20 cúpulas com substratos desidratados para efetuar 19 testes de assimilação. As cúpulas com um meio de cultura são inoculadas com leveduras e estas crescem, apenas, se forem capazes de utilizar o substrato correspondente.

A leitura dessas reações faz-se por comparação com os controles de crescimento; obtém-se a identificação consultando o Catálogo Analítico ou um sistema de identificação.

O *kit* é composto de 25 galerias API 20C AUX®, 25 caixas de incubação, 25 ampolas de API C Medium, 25 fichas de resultados, além de um folheto informativo e o Catálogo Analítico API 20C AUX® ou Sistema de identificação.

A composição da galeria API 20C AUX® está indicada na lista dos testes citados, conforme a Tabela 17.1.

Tabela 17.1. Composição da Galeria API 20 C AUX®

0	Nenhum
GLU	D-glucose
GLY	Glicerol
2KG	Cálcio 2 ceto-gluconato
ARA	L-arabionose
XYL	D-xilose
ADO	Adonitol
XLT	Xilitol
GAL	D-galactose
INO	Inositol
SOR	D-sorbitol
MDG	Metil D-glucopiranosídeo
NAG	N-acetilglucosamina
CEL	D-celobiose
LAC	D-lactose
MAL	D-maltose
SAC	D-sacarose
TER	D-trealose
MLZ	D-melesitose
RAF	D- rafinose

Os reagentes inseridos são: API Suspension Medium 2 mL ou API NaCl 0,85% Medium, Meio Sabouraud, escala de McFarland Standard – escala 2 e RAT Medium (Riz Agar Tween).

As galerias e os meios conservam-se entre 2°C a 8°C dentro da embalagem até a data de validade. Quando for utilizá-las deve-se retirar da refrigeração algumas horas antes de iniciar o procedimento.

Em seguida, realizam-se os passos:

- 1º passo: Isolar os micro-organismos a serem identificados.
- 2º passo: Preparar as ampolas para o procedimento:

a. Abrir cuidadosamente as ampolas e colocá-las no suporte de proteção, segurando o conjunto verticalmente em uma mão (tampa branca para cima) e fechar muito bem a tampa.

b. Cobrir com a falange do polegar a parte inclinada da tampa. Em seguida, pressionar com o polegar a parte inclinada da tampa com movimento para fora, para partir a extremidade da ampola que se encontra no interior da tampa.

c. Retirar a ampola do suporte de proteção de ampolas e conservar esse suporte para futura utilização.

- 3º passo: Preparação da galeria:

a. Juntar fundo e tampa de uma caixa de incubação e distribuir cerca de 5 mL de água destilada ou desmineralizada [ou qualquer água sem aditivos ou derivados susceptíveis de libertarem gases (p. ex., Cl_2, CO_2...)] nos alvéolos do fundo para criar uma atmosfera úmida.

b. Escrever a referência da estirpe/cepa na lingueta lateral da caixa.

c. Retirar a galeria da embalagem individual e colocá-la na caixa de incubação.

- 4º passo: Preparação do inóculo:

a. Abrir uma ampola de AI Suspension Medium (2 mL) ou uma ampola de API NaCl 0,85% Medium (2 mL) como indicado no item de abertura de ampola, ou utilizar um tubo que contém 2 mL da mesma solução sem aditivo.

b. Com uma pipeta, coletar uma fração de colônia por aspiração ou por toques sucessivos. Utilizar, de preferência, culturas recentes (18 a 24 horas).

c. Efetuar uma suspensão da levedura *C. albicans* de opacidade equivalente ao tubo 2 da escala de McFarland. Essa suspensão deve ser utilizada imediatamente após a sua preparação.

d. Abrir uma ampola de API C Medium como indicado no item de abertura de ampola e distribuir cerca de 100 µL da suspensão anterior. Homogeneizar com a pipeta, evitando a formação de bolhas.

- 5º passo: Inoculações da galeria:

a. Encher as cúpulas com a suspensão obtida em API C Medium. Evitar a formação de bolhas colocando a ponta de pipeta ao lado da cúpula.

b. Ter o cuidado de criar um nível horizontal ou ligeiramente convexo, mas nunca côncavo. As cúpulas incompletas ou demasiadamente cheias podem causar resultados falso-positivos ou falso-negativos.

c. Fechar novamente a caixa de incubação e incubar 48 a 72 horas (+/- 6 horas) a 29°C +/- 2°C.

Material complementar

Vídeo 17.1 Cultivo em API 20C AUX®.

Escaneie o QR-CODE ou clique nele para aprender a realizar a técnica.

Detecção de antígenos e anticorpos: aglutinação

Técnica de aglutinação em placa

Identificar *Salmonella* sp. por aglutinação; para isso, colocar uma suspensão de células bacterianas em contato com o soro polivalente anti-*Salmonella* (PROBAC do Brasil) em uma lâmina de aglutinação e realizar os passos a seguir:

- 1º passo: Preparar uma suspensão bacteriana bastante espessa. Deve-se suspender, portanto, o crescimento bacteriano de *Salmonella* sp. da superfície do meio EPM em 0,2 mL a 0,3 mL de salina.
- 2º passo: Utilizar soro *Salmonella*-polivalente (contém Acs contra antígenos O dos grupos A, B, C, D e E).
- 3º passo: Preparar uma suspensão bacteriana/soro na proporção de uma gota do soro e, aproximadamente, metade de uma gota da suspensão bacteriana relatada no passo anterior.
- 4º passo: Misturar a lâmina de aglutinação de modo que a mistura suspensão/soro desloque-se fácil e continuamente. Manter a movimentação pelo menos por 1 a 2 minutos.
- 5º passo: Visualizar o resultado a olho nu ou levar a lâmina de aglutinação ao microscópio óptico comum.

Recomendações

Quando os resultados dos testes bioquímicos não forem condizentes com a aglutinação negativa ou fracamente positiva, deve-se aquecer a suspensão bacteriana em banho-maria fervente por 10 minutos, deixar esfriar e repetir a aglutinação. Esse fato pode ocorrer em virtude de os soros anti-*Salmonella* serem soros anti-O e, portanto, podem não aglutinar culturas ricas em antígenos superficiais.

Melhores resultados são obtidos quando o soro e a suspensão bacteriana são misturados em proporções apropriadas. A gota de soro liberada pela conta-gota do frasco é de tamanho satisfatório, e a gota de suspensão bacteriana deve ser de volume inferior ao da gota de soro (metade).

A suspensão bacteriana preparada em solução fisiológica deve ser suficientemente espessa para apresentar aspecto leitoso.

O Ag pode ser também representado por um pouco de crescimento bacteriano, colhido da superfície do meio de cultura com alça em anel. O Ag (qualquer que seja) deve ser bem misturado ao soro para se formar uma suspensão homogênea. São positivas as reações de aglutinação que ocorrem dentro de dois minutos; reações mais demoradas devem ser consideradas negativas.

A conservação do soro deve ser em geladeira (4°C a 8°C).

Material complementar

Vídeo 17.2 Detecção de antígenos por aglutinação.	Escaneie o QR-CODE ou clique nele para aprender a realizar a técnica.

RESULTADOS E INTERPRETAÇÕES

Resultados do cultivo em EPM-MILi®

Registrar os resultados no quadro a seguir e comparar com a tabela padrão PROBAC do Brasil.

Testes	**Produção de gás**	**Produção de H2S**	**Hidrólise da ureia**	**Desaminação do triptofano**	**Motilidade**	**Descarbo-xilação da lisina**	**Produção do indol**
Resultados							

Interpretações do cultivo em EPM

- *Produção de gás*: Na fermentação da glicose por micro-organismos são produzidos ácidos, sendo um deles o ácido fórmico. A enzima formiase desdobra o ácido fórmico (ver Capítulo 8) em CO_2 e H_2. Esses gases são visualizados pelo aparecimento de bolhas ou rachaduras e/ou deslocamento do meio do fundo do tubo.
- *Produção de H_2S*: A enzima tiossulfato-redutase produzida por micro-organismos age sobre o tiossulfato de sódio, produzindo H_2S, o qual é evidenciado por meio da reação com citrato férrico amoniacal, que originará sulfeto de

ferro insolúvel de cor escura (ver Capítulo 8). Esse produto é visualizado por escurecimento do meio em qualquer intensidade.

- *Hidrólise da ureia*: A urease, produzida por micro-organismo, desdobra a ureia em CO_2 e NH_3, o qual se dissolve sob forma de carbonato de amônia, alcalinizando o meio (ver Capítulo 8). O resultado é visualizado pelo aparecimento de cor azul ou verde-azulada (reação fraca), que se estende para a base do meio, envolvendo-a totalmente ou não.
- *Desaminação do triptofano*: A enzima L-triptofano desaminase (LTD), produzida pelo micro-organismo, promove a desaminação oxidativa do aminoácido L-triptofano. O resultado positivo é visualizado pelo aparecimento de cor verde-garrafa na superfície do meio. Quando a reação é negativa, a superfície do meio adquire cor azul ou, raramente, amarela.

Interpretações do cultivo em MILi®

- *Motilidade*: O micro-organismo móvel cresce além da linha de inoculação, turvando parcial ou totalmente o meio; ao passo que o micro-organismo imóvel cresce somente onde foi inoculado, deixando o meio translúcido.
- *Descarboxilação da lisina*: A lisina descarboxilase, produzida pelo micro-organismo, promove a remoção do CO_2 da lisina, produzindo uma amina (cadaverina), alcalinizando o meio, que adquire a cor púrpura em toda a sua extensão (ver Capítulo 8). Quando o aminoácido não é utilizado, o meio adquire a cor amarela nos seus dois terços inferiores.
- *Produção do indol*: Após leitura dos testes de motilidade e lisina, adicionar três a quatro gotas do reativo de Kovacs à superfície do meio e agitar levemente. A enzima triptofanase, produzida pelo micro-organismo, age sobre triptofano, resultando na liberação do indol. Essa reação é evidenciada pela adição dos reativos de Kovacs (p-dimetilamino-benzaldeído), produzindo uma coloração vermelha (ver Capítulo 8). Quando ocorre a produção do indol, o reativo adquire cor rosa ou vermelha. Quando não produz, o reativo mantém sua cor inalterada (Figura 17.10).

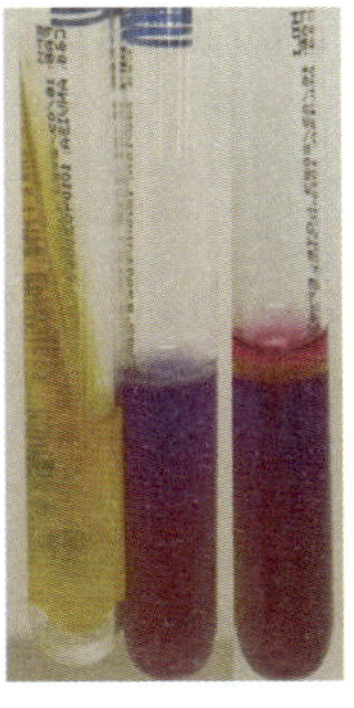

Figura 17.10 – Resultado do crescimento de *E. coli* no meio EPM-MILi®: EPM – produção de gás a partir da glicose, ausência da produção de H2S, ausência da produção da enzima urease e da triptofanase. MILi – presença da enzima descarboxilase e presença de indol.

Resultados do cultivo em API 20C AUX®

Leitura da galeria

Após 48 horas ou 72 horas de incubação (se os testes e, em especial, a glicose, não forem nítidos após 48 horas), observar o crescimento das leveduras comparando-as com a cúpula que serve de testemunho negativo. Uma cúpula mais turva que o testemunho indica uma reação positiva; anotar na ficha de resultados. Para evitar qualquer contaminação durante uma reincubação, retirar a tampa unicamente durante o período de leitura.

Teste morfológico

Determina a presença de hifas (micélio) ou pseudo-hifas (pseudomicélio) com o meio RAT (Riz Agar Tween).

Colocar uma gota da suspensão de leveduras em meio RAT ou seguir as recomendações do fabricante. Esse teste constitui o 21º teste da galeria. É considerado positivo quando evidencia hifa e pseudo-hifa.

Testes	GLU	GLY	2KG	ARA	XYL	ADO	XLT	GAL	INO	SOR	MDG	NAG	CEL	LAC	MAL	SAC	TRE	MLZ	RAF
Resultados																			

Interpretações do cultivo em API 20C AUX®

A identificação é obtida por meio de um perfil numérico. Na ficha de resultados, os testes são separados por grupos de três, e um valor 1, 2 ou 4 é indicado para cada um. Adicionados ao interior de cada grupo dos números que correspondem às reações positivas, obtêm-se sete algarismos que constituem o perfil numérico.

Identificação

A identificação é efetuada por meio da base de dados (V3.0) com o Catálogo Analítico, no qual se deve procurar o perfil numérico na lista dos perfis, ou é realizada com o sistema de identificação, introduzindo manualmente no teclado o perfil numérico de sete algarismos.

Observação: A lista completa das espécies possíveis de identificação pelo sistema encontra-se no Quadro de Identificação ao final do folheto informativo.

Resultados da detecção de antígenos e anticorpos: aglutinação

Registrar o resultado no quadro a seguir:

Resultado positivo (aglutinação)	Resultado negativo (ausência de aglutinação)

Interpretações da detecção de antígenos e anticorpos: aglutinação

O resultado positivo significa que houve a interação entre o Ag O das cepas bacterianas de *Salmonella* sp. contidas na suspensão bacteriana com os Acs existentes no soro *Salmonella*-polivalente somático, o qual contém Acs contra o Ag O das *Salmonella* sp. dos grupos A, B, C, D, E. O resultado negativo significa que não houve a aglutinação; portanto, não ocorreu a interação Ag/Ac.

A reação realizada foi de aglutinação direta, em que os anticorpos aglutinantes reagem diretamente com os antígenos presentes na superfície da célula bacteriana, formando agregados visíveis ao microscópio. As reações antígenos-anticorpos são regidas por forças não covalentes (forças de Van der Waals, ligações hidrofóbicas, interações eletrostáticas e pontes de hidrogênio), afinidade e avidez.

REVISÃO DO CAPÍTULO

Questões a serem exploradas

1. A interação de Acs com Ags constitui o fundamento de muitos imunoensaios utilizados para diagnósticos de infecções microbianas. Complete a tabela a seguir descrevendo o princípio de cada reação citada e dê um exemplo de infecção microbiana que pode ser diagnosticada pela reação correspondente.

Tipo de reação	Princípio das reações	Exemplos de infecções microbianas diagnosticadas
ELISA		
Imunodifusão		
Imunofluorescência indireta		
Aglutinação		

2. Após estudar os sistemas automatizados de identificação microbiana, descreva dois fatores positivos e dois negativos sobre a utilização desses sistemas.

3. O cultivo no meio EPM e em MILi foi realizado com *E. coli*. Faça uma simulação do comportamento da *Salmonella* sp. nesses meios de cultura após 18 a 24 horas de incubação a 35°C.

4. Pesquise dois micro-organismos (bactéria e fungo) que podem ser identificados por técnicas rápidas fenotípicas e genotípicas.

5. A revolução digital proporcionou vários avanços científicos que beneficiaram a identificação de micro-organismos por meio da integração entre sistemas, como o equipamento VITEK® 2 Compact e o *software* VITEK® 2 para PC que oferecem a capacidade de ajudar a melhorar a identificação microbiana. Projete um experimento utilizando essa integração em um diagnóstico microbiológico da ordem *Enterobacteriales* responsáveis por sepse.

TESTE SEU CONHECIMENTO COM QUESTÕES DE MÚLTIPLA ESCOLHA

Assinale o item correto:

1. **Após estudo desse capítulo, você estará apto a verificar quais afirmações estão corretas. Utilize o esquema a seguir para responder à questão:**

As afirmações corretas são: ( )

1. a, c, e
2. c, d, e
3. e, a, c.
4. a, b, c
5. b, c, d

a. O PCR é um método que permite a identificação genotípica de micro-organimos. Pode ser utilizada para aumentar a quantidade de DNA em amostras em níveis detectáveis, fato que pode permitir o sequenciamento de genes e detecção de vírus.

b. Testes de interações entre antígenos e anticorpos têm sido desenvolvidos para detectar presença de infecções virais e bacterianas.

c. A técnica ELISA usa anticorpos conjugados a uma enzima.

d. As reações de aglutinações envolvem proteínas do sistema Complemento.

e. Em um teste de neutralização viral, a presença de anticorpos contra o vírus pode ser detectada pela capacidade do anticorpo de destruir a célula hospedeira do respectivo vírus pesquisado.

2. **Diga quais afirmações relacionadas com as técnicas de identificação de micro-organismos estão corretas. Utilize o esquema a seguir para responder à questão:**

As afirmações corretas são: ( )

1. a, c, e
2. a, c, d
3. a, b, c.
4. c, d, e
5. b, c, d

a. O sistema Enterotube® II é uma técnica fenotípica para identificação de bactérias.

b. O sistema API® é um método que realiza pesquisa genotípicas das bactérias e dos fungos.

c. O sistema EMP-MILi® realiza identificação de bactérias da ordem *Enterobacteriales.*

d. O sistema VITEK® pode ser usado para realizar testes de sensibilidade a vírus patogênicos ao homem.

e. O sistema Bactray® é usado para pesquisar características fenotípicas de bactérias.

3. **Das afirmações a seguir, assinale aquela que está correta: ( )**
    a. A produção de indol pela cepa bacteriana pode ser pesquisada pela técnica EPM MILi®.
    b. A técnica EPM-MILi® não pode ser utilizada para identificação de bactérias Gram-negativas fermentadoras da glicose.
    c. EPM-MILI é um sistema que apresenta a lisina na sua composição, assim é utilizada para pesquisar a enzima lisina desaminase.
    d. A produção de sulfeto de ferro pela bactéria Gram-positiva pode ser pesquisada pela técnica de EPM-MILi®.
4. **Das afirmações a seguir, assinale aquela que está correta: ( )**
    a. No experimento realizado nesse capítulo foi utilizada a bactéria *E. coli* para detectar Ags capsulares dessa cepa.
    b. Na reação de aglutinação pode-se pesquisar Ags ou Acs de cepas bacterianas que se assemelham a cepas de fungos, resultando reação cruzada.
    c. Na reação de aglutinação realizada no experimento deste capítulo foi pesquisado o Ag O das cepas de *Salmonella* sp.
    d. Na reação de aglutinação realizada no experimento deste capítulo foi pesquisado o Ac anti Ag O das cepas de *Salmonella* sp.
5. **Das afirmações a seguir, assinale aquela que está correta quanto da identificação de leveduras pelo sistema API 20C AUX®: ( )**
    a. Na identificação da levedura *C. albicans* foi utilizada a capacidade dessa levedura em produzir enzima descaboxilase.
    b. A preparação da galeria pode ser feita utilizando água clorada.
    c. Na composição da galeria há pesquisa da assimilação de galactose, xilose e arabinose pela levedura.
    d. A interpretação do cultivo pode ser visualizada observando-se o crescimento da levedura e suas características coloniais quanto à topografia, aspecto e cromogênese das colônias.

18

Preservação de Micro-organismos

OBJETIVOS DE APRENDIZAGEM

1. Demonstrar a importância da preservação de coleções de culturas de micro-organismos.
2. Realizar técnicas de preservação de micro-organismos em laboratório.
3. Diferenciar os métodos de preservação de micro-organismos.
4. Realizar técnicas para verificar a viabilidade de micro-organismos preservados.

INTRODUÇÃO

A biodiversidade microbiana é reconhecida por ser de grande relevância para o funcionamento e equilíbrio dos ecossistemas. Representa importante fonte de recursos genéticos para o avanço biotecnológico e contribui para a descoberta de novos fármacos e outras aplicações em saúde, agricultura, indústria e meio ambiente. Além disso, permite estudos referentes à análise de DNA e ao mapeamento genético, os quais são importantes para coleções vivas, com a formação de estoques de cepas (*biobancos*), que podem ser utilizados experimentalmente e em estudos filogenéticos.

A preservação de estoque de culturas de micro-organismos é um processo complexo em virtude das reações e modificações morfofisiológicas que ocorrem nos micro-organismos em condições de armazenamento. Estudos com o objetivo de interromper ou, pelo menos, retardar o relógio biológico de micro-organismos têm sido realizados para estocagem de amostras biológicas a curto, médio e longo prazo.

A preservação de uma linhagem não é somente conservar o estado inicial do micro-organismo, evitando mutações indesejáveis, que permitem a estabilidade genética das células microbianas, mas também alcançar a máxima preservação da vitalidade das células, mantendo suas características morfológicas, bioquímicas e fisiológicas, impedindo alterações nos componentes da parede celular e perda da virulência e, ainda, mantendo o número de células viáveis e a isenção de contaminações.

As técnicas de estoque visam também adequar o melhor método de preservação para cada micro-organismo, possibilitando metodologias espécie-específicas, vislumbrando a preservação de cepas a longo prazo, seja em temperatura ambiente ou em *freezer*. Atualmente, boa parte dos bancos de coleções faz uso de, pelo menos, duas metodologias de estocagem, visando garantir a viabilidade e manutenção das cepas.

A escolha de uma técnica para preservação depende das particularidades do agente, das características do método, dos custos de manutenção, da importância do acervo e, principalmente, da disponibilidade de equipamentos. Porém, em todas elas o princípio para manter as culturas preservadas é a redução na taxa de metabolismo celular. Esses meios devem apresentar redução na disponibilidade de nutrientes, nas trocas gasosas, na temperatura ambiente e na disponibilidade de água.

Dessa forma, a maior preocupação quanto aos métodos de preservação reside nos efeitos sobre a estabilidade dos micro-organismos. Dentre os fatores conhecidos que influenciam essa estabilidade podem-se destacar: o uso e os tipos de conservantes; as variações de temperatura entre a coleta e o processamento do material, bem como no decorrer do processo de estocagem, o tempo despendido entre o processamento primário e a estocagem; a ausência de contaminação por ocasião da coleta e do processamento; entre outros.

Em qualquer técnica utilizada para preservar um determinado micro-organismo deve-se conhecer suas características morfofisiológicas, genéticas e sua virulência para identificar qualquer mudança que ocorra durante a sua manutenção, como também as fases de desenvolvimento dos micro-organismos. Para fungos, a fase ideal é a de esporulação abundante; para bactérias, a fase logarítmica de crescimento.

Métodos de preservação

Métodos de curto prazo – repique contínuo ou periódico

É uma técnica tradicional de manutenção de culturas de bactérias e fungos em laboratório, que consiste em: inoculação do micro-organismo em meio de cultura adequado, de forma asséptica; incubação em ambiente favorável à multiplicação; e posterior estocagem em baixas temperaturas.

O armazenamento de culturas pode ser em frascos com tampão de borracha, tampa rosca, tampão de algodão com filme plástico, selados com parafina, sob refrigeração de 5°C a 8°C, para obter redução do metabolismo do micro-organismo e o aumento entre os intervalos de repiques das culturas.

A repetição do processo para novos meios de cultura deve ser realizada em intervalos condizentes com as necessidades e particularidades de cada micro-organismo, avaliando-se as condições ótimas e o período máximo de sobrevivência entre as diferentes cepas. Entretanto, é aconselhável que a transferência de culturas seja realizada antes que o substrato do meio seja totalmente consumido pelos micro-organismos, ou antes que o meio desidrate. Geralmente indica-se a repicagem de fungos de 3 a 6 meses e de bactérias entre 5 a 12 meses.

Esse método apresenta as vantagens: fácil manuseio, baixo custo, não provoca injúria celular e não requer equipamentos especiais. Por outro lado, apresenta as seguintes desvantagens: maior risco de contaminação em decorrência dos repiques contínuos e periódicos; mutações provenientes da intensa multiplicação celular, que pode causar variabilidade entre as células; possível perda da virulência das cepas, em decorrência de comprometimento da estabilidade genética; infestação por ácaros; ocupa grande espaço para armazenamento das culturas; e logística inconveniente quanto ao transporte.

Métodos de médio prazo

Podem ser por meio de preservação em óleo mineral, preservação em água esterilizada e preservação por congelamento.

Preservação em óleo mineral

Esse método é, em geral, usado para fungos. Consiste na aplicação de uma camada de óleo mineral esterilizado sobre a cultura de micro-organismos, para limitar a quantidade de oxigênio disponível e promover a redução do consumo de oxigênio em torno de 10% em poucas horas, como também redução do metabolismo e, consequentemente, diminuição da taxa de multiplicação das células microbianas. O armazenamento da cultura pode ser em temperatura ambiente ou geladeira (4°C a 20°C).

O óleo utilizado nessa técnica deve ser de boa qualidade e pureza e, também, apresentar alta viscosidade, densidade relativa entre 0,8 e 0,9 em temperatura de 20°C, não deve conter produtos tóxicos, sendo a parafina e a vaselina os mais recomendados.

A transferência de culturas preservadas por esse método deve ser feita para meio de cultivo similar e após a drenagem total da camada de óleo. A periodicidade mínima é de 2 a 3 anos. Dados indicam que as bactérias podem ser conservadas por períodos de 1 a 7 anos em óleo, dependendo da espécie, enquanto fungos sobrevivem por 1 a 5 anos; as leveduras, especificamente, sobrevivem até sete anos.

Essa técnica proporciona as mesmas vantagens da técnica anterior, mas também permite maior longevidade às estirpes, quando comparada à repicagem periódica, bem como redução da velocidade de desidratação do meio de cultura e não apresenta infestação por ácaro. Porém, apresenta desvantagens equivalentes à técnica de repique contínuo, como possibilidade de contaminações, instabilidade genética e dificuldade com a utilização do óleo, como sua esterilização e seu manuseio, e reativação da cultura pouco demorada.

Preservação em água esterilizada (método de Castellani)

Esse método é frequentemente usado para micro-organismos que tenham grande aderência ao ágar (fungos); consiste no cultivo de micro-organismos em meio sólido em placa, com posterior transferência de blocos de ágar que contêm o micro-organismo para um frasco com água destilada esterilizada ou solução salina. Esse é fechado com uma tampa de borracha previamente esterilizada. Essa técnica é indicada na preservação de micro-organismos sensíveis a baixas pressões osmóticas de soluções hipotônicas. O armazenamento, com a cultura em pé, pode ser em temperatura ambiente ou sob refrigeração (5°C a 8°C).

Essa técnica deve ser utilizada preferencialmente com culturas jovens, com cerca de 10 a 15 dias e visa atingir um estágio de hipobiose, com a diminuição do metabolismo e formação do estado latente da célula, em virtude da restrição de fontes nutritivas.

Esse método apresenta como vantagens: baixo custo, fácil manuseio, pequeno espaço físico para acondicionar os frascos, não infestação por ácaros, menor taxa de contaminação/mutações, pouco trabalho para manutenção das culturas, com repiques menos frequentes. A utilização de água destilada estéril como meio de manutenção tem sido proposta com sucesso para bactérias fitopatógenas e esporos do gênero *Bacillus* sp. Com relação aos bolores e às leveduras, resultados satisfatórios têm sido obtidos no que se refere a viabilidade, estabilidade, pureza e patogenicidade. Esse método, além de garantir a preservação das características originais da cultura por longos períodos, pode ser empregado para grande número de gêneros e espécies de fungos. A desvantagem é a recuperação da colônia, que pode exigir várias repicagens.

Preservação por congelamento

Esse método é frequentemente utilizado para preservar bactérias e fungos em temperaturas relativamente baixas, entre –4°C e –20°C; consiste no cultivo de micro-organismos em meio de cultura líquido, com posterior transferência para um tubo com crioprotetor, sendo o mais utilizado o glicerol esterilizado. Deve-se armazenar em *freezer* (–10°C a –20°C), e os micro-organismos podem ser preservados até cerca de dois anos.

Esse método tem como vantagens: é simples; menos oneroso; não requer equipamentos sofisticados, nem mesmo no preparo do material; oferece boa segurança para o armazenamento de diversos micro-organismos, em virtude da redução significativa no metabolismo celular; pode ser alternativa para conservação de fungos ou bactérias de difícil liofilização. No entanto, tem como desvantagem a possível redução da viabilidade de alguns micro-organismos, em função dos danos causados às células em decorrência da formação de cristais de gelo e da variação eletrolítica na faixa de temperatura utilizada.

Métodos de longo prazo

Podem ser por meio de liofilização e criopreservação.

Liofilização

Consiste na remoção da água intracelular de materiais biológicos congelados, por sublimação, utilizando-se o aparelho *liofilizador*. Esse método evita a formação de cristais de gelo, que são capazes de provocar danos às estruturas celulares, além da degradação de enzimas presentes no citosol, o que poderia levar à lise microbiana. É considerada uma das técnicas mais eficientes para a manutenção de micro-organismos (bactérias, fungos e vírus), em virtude de garantir viabilidade por longos períodos (+/– 50 anos).

As vantagens desse método são: manter alta estabilidade do material a ser conservado; baixa taxa de mutação e contaminação; não requer monitoramento nem manutenção frequente; ocupa pouco espaço no armazenamento. Quanto ao transporte de culturas de referência ou até mesmo materiais de rotina, o liofilizado pode ser transportado a longas distâncias em temperatura ambiente, não havendo necessidade de refrigeração. As desvantagens atribuídas à liofilização estão relacionadas com o tempo consumido pelo processo, a necessidade da otimização de protocolos específicos para cada tipo de célula e espécie microbiana, como também a necessidade de equipamentos onerosos para a desidratação do material, além dos custos com o preparo das culturas. Apesar de a liofilização ser amplamente empregada na manutenção de diferentes micro-organismos, as etapas que compõem o processo são capazes de causar injúrias ou danos celulares (mecânicos, bioquímicos, genéticos e osmóticos), além da alteração na permeabilidade da membrana celular, a qual leva ao aumento da fase de latência de multiplicação celular e a necessidade de incremento nutricional.

A liofilização é constituída por três etapas: congelamento, desidratação primária e desidratação secundária.

- *Congelamento*: nessa etapa ocorre a inércia do material a ser liofilizado, a qual gera interrupção das reações químicas e atividades biológicas, sendo considerada uma das etapas mais críticas. Durante essa fase, a suspensão líquida é resfriada com a formação de cristais de gelo. À medida que o processo de congelamento avança gradativamente, a água contida no líquido congela e ocorre a concentração do líquido remanescente; a suspensão torna-se mais concentrada, a viscosidade aumenta e induz à inibição de nova cristalização. Esse líquido, altamente concentrado e viscoso, solidifica e produz uma fase amorfa, cristalina ou amorfo-cristalina combinada.
- *Desidratação primária (secagem primária)*: nessa etapa a água é removida por sublimação (passagem direta da água da forma de gelo para vapor) que ocorre sob vácuo e com a adição de calor, o qual deve ser suficiente para gerar o calor latente de sublimação. A velocidade de secagem na liofilização é lenta e, nessa fase, cerca de 90% da água é retirada do produto.
- *Desidratação secundária (secagem secundária)*: nessa etapa ocorre a remoção, por alto vácuo, da água absorvida pelo produto, a água que não se separou com o gelo durante o congelamento e, consequentemente, não sublimou. A água não congelada deve ser adsorvida na superfície do produto cristalino, pois sua presença, em quantidades suficientes, pode causar a rápida decomposição do produto, quando estocado em temperatura ambiente. Nesse ponto, a secagem deve ser rápida para não danificar o produto. Os frascos são fechados, os quais podem ser de ampolas de *borossilicato* ou *criotubos*. O conteúdo final de água na amostra liofilizada varia de 2% a 3 %.

Os procedimentos de estocagem e acondicionamento influenciam significativamente a vida de prateleira dos materiais liofilizados. Dessa forma, os produtos liofilizados, armazenados em ampolas ou frascos de vidro, devem ser acondicionados em ambiente com baixa umidade, baixa temperatura, abrigo de oxigênio, luz e contaminantes (Figura 18.1).

Para recuperar uma amostra microbiana após o processo de liofilização, deve-se abrir a ampola e mantê-la em câmara úmida por 4 a 48 horas. Em seguida, adicionar água esterilizada para dissolver o material e dispor a suspensão sobre um meio de cultura apropriado.

Após a liofilização a viabilidade relativa decresce entre as bactérias formadoras de esporos, Gram-positivas e Gram-negativas. Na manutenção de vírus, em modelos experimentais, detectou-se considerável infectividade de liofilizados, tanto entre vírus envelopados, quanto em não envelopados. Na manutenção de fungos, algumas espécies apresentaram viabilidade por períodos de 17 a 21 anos; no entanto, fungos não esporulados ou que contêm esporos excessivamente delicados não suportaram o processo de liofilização.

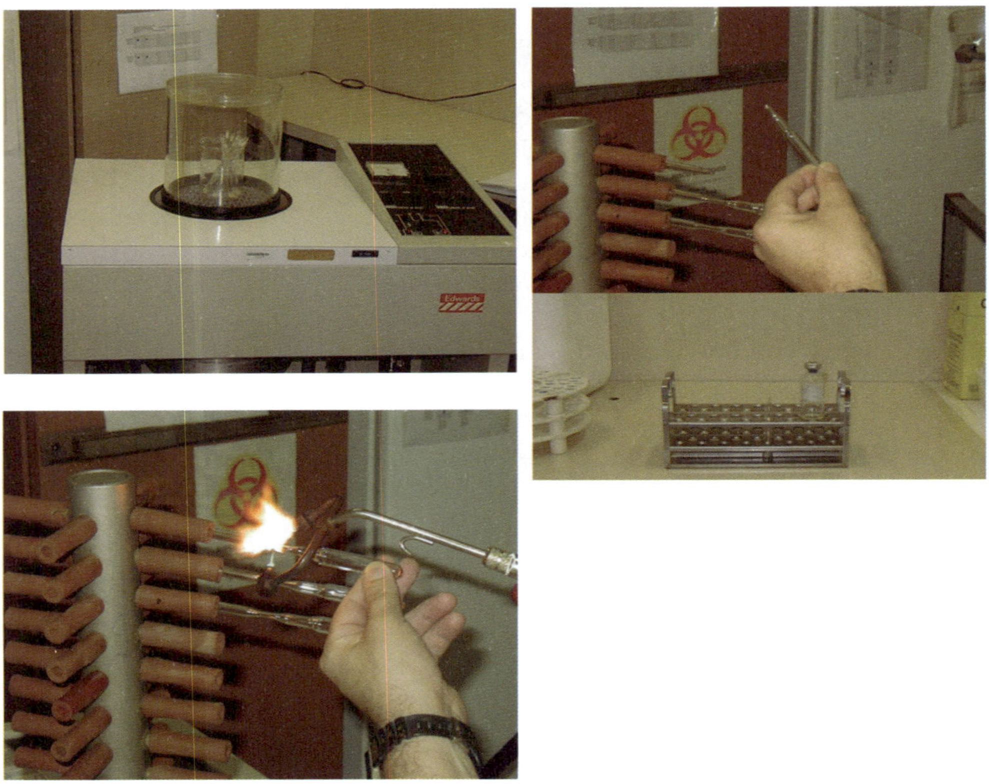

Figura 18.1 – Liofilização em ampolas: estrangulada e frasco ampola. Fonte: Filippis, Fiocruz. Disponível em: manutencao%20de%20culturas%20-%20fiocruz.pdf. Acesso em: 2022.

Criopreservação

Consiste na manutenção de diferentes células e micro-organismos (animais, vegetais, bactérias, fungos e vírus) sob baixas temperaturas, tendo como objetivo minimizar o dano a materiais biológicos durante o processo de congelamento e estocagem a frio. Esse método compreende a manutenção de materiais a baixas temperaturas, –20°C a –80°C em *freezers*, e a ultrabaixas temperaturas, –150°C a –196°C em contêineres de nitrogênio líquido.

No processo de criopreservação, o material biológico deve ser primeiro resfriado em temperatura ambiente (20°C), etapa que aparentemente não causa danos, desde que o material esteja diluído em meio adequado.

Existem duas faixas críticas de temperatura no processo de refrigeração: temperatura entre 19°C e 8°C, em que o material pode ser gravemente lesado quando realizado de maneira inadequada, pois pode ocorrer um choque térmico, que leva à redução do metabolismo ou danos irreversíveis à membrana plasmática, aumento da permeabilidade, com consequente perda de íons e moléculas intracelulares, fazendo com que lipídios da membrana plasmática passem por uma fase de transição do estado líquido-cristalino para o estado de gel; temperatura de –6°C a –15°C, em que a água no meio começa a cristalizar e a concentração de soluto na fração descongelada aumenta, enquanto a membrana plasmática impede a formação de cristais de gelo intracelular, a água dentro da célula permanece descongelada.

No momento que o material alcança a temperatura crítica de –60°C as células ficam relativamente inertes e o material pode ser imerso em nitrogênio líquido, para seu armazenamento.

O desafio das células durante o processo de congelamento não é sua habilidade em resistir à temperatura de armazenamento de –196°C, mas sim a capacidade de suportar as possíveis alterações que ocorrem durante a dupla passagem pelas faixas intermediárias de temperatura, 19°C a 8°C e –15°C a –60°C, durante o congelamento e o descongelamento.

O dano à estrutura celular (membrana celular) durante o processo da criopreservação está relacionado com o comportamento peculiar da água sob condições de baixas temperaturas. A água congelada expande-se ao cristalizar e, no processo de fusão, tende a recristalizar e aglutinar, formando longos e protuberantes cristais de gelo, capazes de produzir uma série de danos mecânicos, bioquímicos e osmóticos à célula, acarretando a lise microbiana; a *crioinjúria* é um evento letal.

O congelamento é um processo probabilístico e, na maioria dos casos, a solução extracelular apresenta maior volume que a intracelular, e o congelamento extracelular tende a ocorrer primeiro. Quando isso acontece, os solutos contidos no meio externo concentram-se em uma pequena fração de água em estado líquido, que passa a exibir maior pressão osmótica. Esse mecanismo promove o fluxo de água para fora da célula. A alta concentração intracelular inibe a formação de gelo; contudo, a desidratação e a elevada concentração de íons podem ser graves o bastante para causar danos.

A combinação entre os mecanismos de efluxo de água e a constituição de cristais de gelo é responsável por danos irreversíveis à membrana e à morte celular. Portanto, para que esse fato não ocorra, além da cuidadosa manipulação das variações de temperaturas empregadas no processo de resfriamento e congelamento de materiais biológicos, deve-se usar substâncias que reduzem o estresse físico e químico derivado do congelamento e do degelo das células. Essas substâncias são protetoras dos sistemas de criopreservação e são conhecidas como *agentes crioprotetores*, que previnem a cristalização por meio da depressão da atividade de água. As características físico-químicas ideais para um crioprotetor são: baixo peso molecular, alta solubilidade em água e baixa toxicidade celular.

Os crioprotetores podem ser classificados quanto à capacidade de penetração em materiais biológicos:

- *Crioprotetores penetrantes ou intracelulares*: apresentam a propriedade de realizar ligações com as moléculas de água, minimizam a formação e o tamanho dos cristais de gelo, bem como reduzem as concentrações de soluto tanto no meio extracelular quanto no intracelular. Como exemplos, temos: metanol, etilenoglicol, propilenoglicol, dimetilsulfóxido (DMSO), metilacetamida e glicerol.
- *Crioprotetores não penetrantes ou extracelulares*: são capazes de induzir o aumento da osmolaridade do meio externo, o que gera a passagem da água do interior da célula para o meio extracelular, prevenindo a formação de cristais de gelo durante o congelamento. São apropriados à preservação de micro-organismos por se fixarem à superfície microbiana formando uma camada viscosa capaz de proteger mais efetivamente suas paredes celulares e membranas. Como exemplos, temos: monossacarídeos, oligossacarídeos, polissacarídeos, manitol, sorbitol, dextrana, metilcelulose, polietilenoglicol, entre outros.

A presença de um agente crioprotetor apropriado, na composição do meio utilizado para o congelamento, geralmente aumenta a sobrevivência de micro-organismos mantidos a temperaturas de congelamento. Esses compostos podem ser adicionados durante o crescimento do micro-organismo ou na fase anterior ao congelamento.

A efetividade na criopreservação de micro-organismos depende de uma série de fatores, como a espécie e as características morfológicas e fisiológicas (fase de crescimento, teor de água e lipídios no interior da célula), como também a temperatura de incubação, a composição do meio de cultura, o pH, a osmolaridade, a aeração, a composição do meio de congelamento, a taxa de resfriamento, a temperatura e o tempo de estocagem, a taxa de aquecimento e o meio de recuperação.

A estocagem a baixas temperaturas, apesar de eficiente, pode comprometer a qualidade das amostras armazenadas, pois há a possibilidade de variações de temperaturas em *freezers*. Por outro lado, os sistemas de nitrogênio líquido garantem o armazenamento a temperaturas constantes e por longos períodos. Como vantagens, temos elevada taxa de sobrevivência, redução das possíveis alterações na sua composição genética, alta recuperação e viabilidade de populações celulares. Entretanto, os protocolos de criopreservação necessitam de adequação metodológica para cada tipo de micro-organismo de interesse (Figura 18.2).

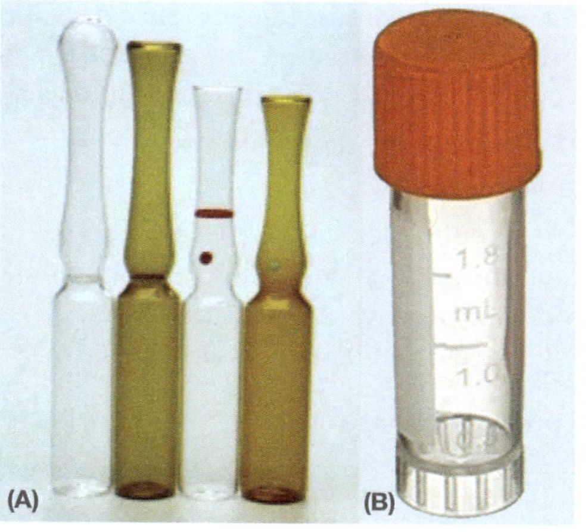

Figura 18.2 – (**A**) Ampola de borossilicato. (**B**) Criotubos.
Fonte: https://pt.made-in-china.com/tag_search_product/Borosilicate-Ampoule-Bottle_usunreyn_1.html e https://www.prismalab.com.br/tubos-e-microtubos/criotubos. Acesso em: 2022.

Dessecação

Preservação em solo ou areia

Consiste na adesão de uma cultura de fungos esporulados ou de bactéria na superfície de partículas de solo ou areia esterilizadas contidas em tubos/frascos. Após incubação em temperatura ambiente, esses tubos/frascos são estocados em geladeira ou congelados em um *freezer* (–18 °C). Essa técnica apresenta viabilidade longa e não altera as características dos micro-organismos; os fungos esporulados têm sido mantidos por 10 anos.

Preservação em disco ou tira de papel

Consiste na impregnação de papel de filtro esterilizado com suspensão de bactérias ou fungos em meios de cultura líquido, posterior secagem ao ar ou a vácuo. Em seguida, fungos ou bactérias são colocados em um tubo para estocagem no interior de dessecadores, em geladeira ou temperatura ambiente. A viabilidade dessa técnica pode não ser longa.

Preservação em sílica-gel

Consiste na adesão de esporos de fungos ou de bactérias na superfície de pequenos cristais ou bolinhas de sílica-gel esterilizadas colocadas em tubos de vidro. Em seguida, os tubos são mantidos a 25°C até que os cristais ou bolinhas de sílica-gel estejam totalmente soltos. Posteriormente, são estocados em temperatura ambiente ou geladeira, em dessecadores que contêm sílica-gel. Essa técnica apresenta viabilidade longa e não altera as características dos micro-organismos. Os fungos que produzem esporos têm sido mantidos por 7 a 11 anos, porém essa técnica tem a desvantagem de não ser usada para fungos de micélio e esporos frágeis.

As técnicas de dessecação citadas apresentam em comum as vantagens: são simples, de baixo custo, necessitam de pouco trabalho para manutenção e não há risco de contaminação por ácaros.

Após descrição de diferentes técnicas de preservação de micro-organismos, cada laboratório deve escolher uma dessas metodologias, pois não há um método universal para preservação de micro-organismos. A escolha do método deve ser feita em função das características do agente em estudo e das vantagens e desvantagens das técnicas.

MÉTODOS

Indica-se a observação das características microscópicas e macroscópicas dos micro-organismos antes de se iniciar a metodologia de preservação.

Técnica de preservação por repique contínuo ou periódico

Realizar essa técnica com bactéria *E. coli* e com fungos *Aspergillus* sp. e *Candida* sp., de acordo com os itens a seguir:

a. Transferir uma alíquota da cultura da bactéria *E. coli* para o meio de cultura ágar nutriente (NA) inclinado e fazer estrias na superfície do ágar, com alça em anel esterilizada. Incubar a 35°C, na presença de O_2 ambiente por 18 a 24 horas. Seguir as orientações descritas no Capítulo 6 – Cultivo de Bactérias.
b. Semear a cultura da levedura *Candida* sp. em tubo que contém meio de cultura Saboraud sólido inclinado (SDA) com a alça em anel esterilizada e fazer estrias na superfície do ágar. Incubar entre 25°C a 30°C, na presença de O_2 ambiente por 24 a 48 horas. Seguir as orientações do Capítulo 14 – Cultivo de Fungos.
c. Semear a cultura do bolor *Aspergillus* sp. em tubo que contém meio de cultura Saboraud sólido inclinado (SDA) com alça em L esterilizada e colocar um fragmento da colônia no centro da superfície do ágar. Incubar entre 25°C a 30°C, na presença de O_2 ambiente por cinco dias. Seguir as orientações do Capítulo 14 – Cultivo de Fungos.
d. Fechar os tubos/frascos com tampa rosca ou tampão de algodão com filme plástico ou selar com parafina.
e. Armazenar a cultura sob refrigeração (5°C a 8°C).

Material complementar

Para realizar a técnica de cultivo de bactéria e levedura em meio sólido inclinado, visualize o Vídeo 6. 2 do Capítulo 6 – Cultivo de Bactérias.

Para realizar a técnica de cultivo de bolor em meio sólido inclinado, visualize o Vídeo 14. 1 do Capítulo 14 – Cultivo de Fungos.

Técnica de preservação com óleo mineral

Essa técnica é realizada de acordo com os itens a seguir:

a. Inocular a cultura de *Aspergillus* sp. em meio de cultura sólido inclinado batata ágar (BAS) com alça em L esterilizada e colocar um fragmento da colônia no centro da superfície do ágar. Incubar entre 25°C a 30°C, na presença de O_2 ambiente por cinco dias. Seguir as orientações do Capítulo 14 – Cultivo de Fungos.
b. Adicionar o óleo mineral esterilizado até cobrir totalmente a cultura (1 cm acima do topo, se ultrapassar essa medida, pode ocorrer redução da viabilidade dos micro-organismos em condições de total exaustão de oxigênio).
c. Armazenar a cultura em temperatura ambiente (20°C) ou geladeira (4°C).

Com relação à esterilização do óleo, deve-se evitar a formação de umidade, a fim de se eliminar riscos de contaminação, e ter controle de temperatura, pois sua elevação pode resultar na formação de produtos tóxicos aos micro-organismos inoculados. Há dois procedimentos para a esterilização do óleo: autoclavagem a 1 atm por 30 minutos, seguida de secagem a 150°C, ou aquecimento a 170°C por uma hora. Também recomenda-se autoclavagem a 121°C e 15 lb de pressão por 15 minutos, seguida de permanência em estufa a 100°C por uma noite para remoção de água ou o aquecimento por meio de um forno a 170°C por 1 a 2 horas.

- *Componentes do meio de cultura ágar batata sólido (BAS)*:

Batatas cortadas	250 g ou extrato de batata 25 mL
Ágar	15 g
Água	1.000 mL

Material complementar

Para realizar a técnica de cultivo de bolor em meio sólido inclinado, visualize o Vídeo 14.1 do Capítulo 14 – Cultivo de Fungos.

Técnica de preservação em água esterilizada (método de Castellani)

Essa técnica é realizada de acordo com os itens a seguir:

a. Inocular a cultura de *Penicillium* sp. em meio de cultura sólido em placa ágar batata (BAS) com alça em L esterilizada e colocar um fragmento da colônia no centro da superfície do ágar (técnica da colônia gigante). Incubar entre 25°C a 30°C, na presença de O_2 ambiente por cinco dias. Seguir as orientações do Capítulo 14 – Cultivo de Fungos.
b. Cortar blocos de ágar de 4 mm^2 a 6 mm^2 ou discos da cultura de *Penicillium* sp. (item a) e transferir para frasco/tubo de vidro com 5 mL a 15 mL de água ou solução salina a 0,85% esterilizada em autoclave a 121°C/15 minutos.

c. Fechar o frasco/tubo de vidro (item b) com uma rolha de borracha previamente esterilizada.

d. Manter o frasco/tubo de vidro (item c) durante alguns dias, sob observação, para que seja verificado se houve contaminação durante a transferência. Não havendo contaminações com bactérias, as quais se manifestam pela opacidade da fração líquida, o frasco/tubo é lacrado com uma tampa hermética de alumínio, o que também evita a perda de água.

e. Armazenar o frasco/tubo de vidro (item d) em pé, em temperatura ambiente ou sob refrigeração (5°C a 8°C).

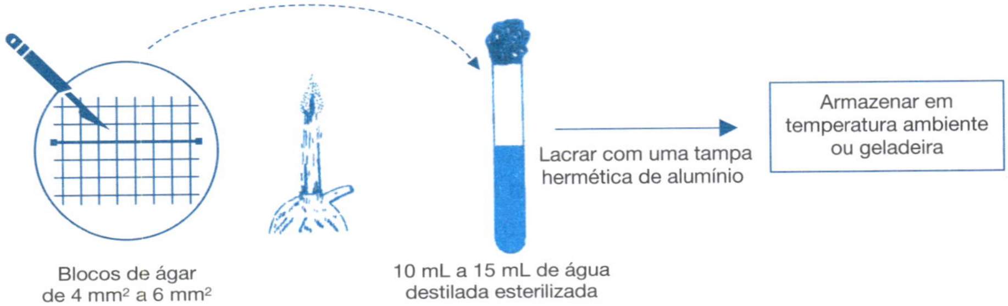

Material complementar

Vídeo 18.1 Técnica de preservação em água esterilizada (método de Castellani).	[QR-CODE]	Escaneie o QR-CODE ou clique nele para aprender a realizar a técnica. 

Técnica de preservação por congelamento

Essa técnica é realizada de acordo com itens a seguir:

a. Semear a cultura de *S. aureus* em meio de cultura sólido BHI ágar com alça em anel esterilizada. Incubar a 35°C, na presença de O_2 ambiente por 18 a 24 horas. Seguir as orientações do Capítulo 6 – Cultivo de Bactérias.

b. Inocular uma alíquota da cultura de *S. aureus* (item a) em microtubo de 1,5 mL que contém BHI com glicerol a 20% e leite desnatado a 15%.

c. Manter o tubo (item b) no refrigerador (2°C a 8 °C) por cinco dias.
d. Armazenar o tubo (item c) no *freezer* (–10 a –20 °C).

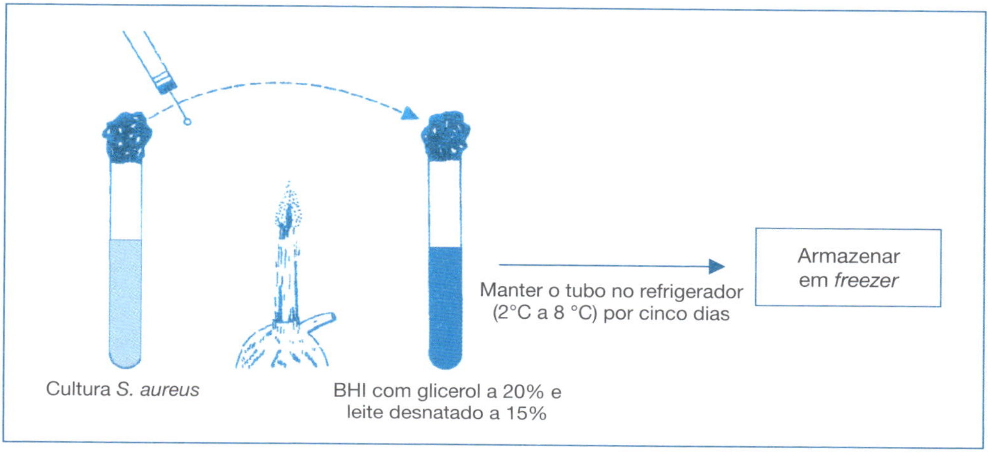

Material complementar

Para realizar a técnica de cultivo de bactéria em meio de cultura líquido, visualize o Vídeo 6.1 do Capítulo 6 – Cultivo de Bactérias.

Técnica de preservação em solo ou areia

Essa técnica é realizada de acordo com os itens a seguir:

a. Colocar 2 g a 5 g solo/areia em tubo de vidro com tampa de rosca e esterilizar duas vezes a 121°C, 15 lb de pressão por 15 minutos, com intervalo de 24 horas.
b. Inocular a cultura de *Aspergillus* sp. em meio de cultura sólido inclinado BAS com alça em L esterilizada e colocar um fragmento da colônia no centro da superfície do ágar. Incubar entre 25°C a 30°C, na presença de O_2 ambiente por cinco dias. Seguir as orientações do Capítulo 14 – Cultivo de Fungos.
c. Preparar um suspensão de esporos de *Aspergillus* sp. (item b), cobrindo toda a cultura com água esterilizada em autoclave a 121°C, 15 lb de pressão por 15 minutos.
d. Transferir 1 mL da suspensão de esporos (item c) para o tubo de vidro com solo/areia esterilizado (item a).
e. Deixar o tubo fechado em temperatura ambiente por 10 dias para crescimento (item d).
f. Armazenar em geladeira ou congelar em um *freezer* (–18°C).

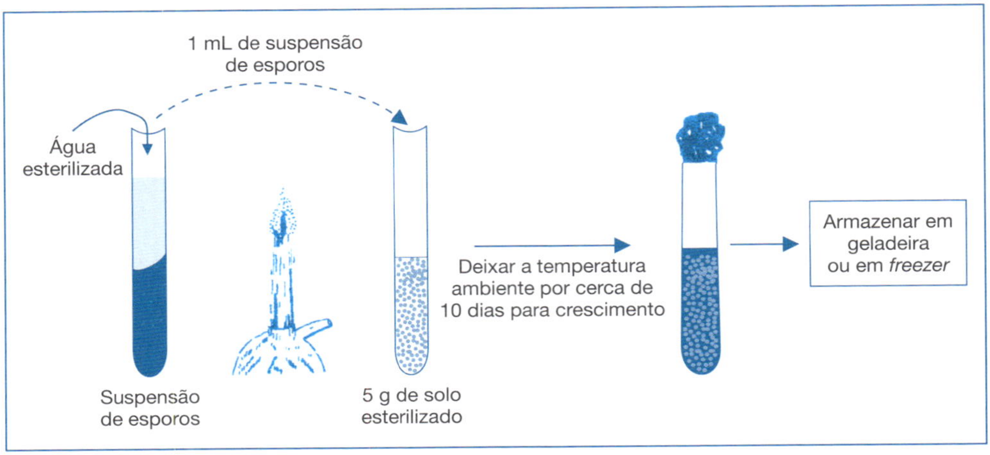

Material complementar

Vídeo 18.2 Técnica de preservação em solo ou areia.		Escaneie o QR-CODE ou clique nele para aprender a realizar a técnica.

Técnica de preservação em disco ou tira de papel

Essa técnica é realizada de acordo com os itens a seguir:

a. Esterilizar discos ou tiras de papel de filtro no interior de placas de Petri em estufa com temperatura de 170°C por duas horas

b. Inocular a cultura de *S. aureus* em meio de cultura líquido BHI com alça em anel esterilizada. Incubar a 35°C, na presença de O_2 ambiente por 18 a 24 horas. Seguir as orientações do Capítulo 6 – Cultivo de Bactérias.

c. Umedecer as tiras/discos de papel esterilizado (item a) com 10 µL de BHI que contém cultura de *S. aureus* (item b).

d. Deixar secar as tiras/discos de papel (item c) ao ar ou usando vácuo.

e. Colocar os discos ou tiras/discos (item d) em um só tubo/frasco com tampa (tubo Eppendorf).

f. Armazenar o tubo (item e) no interior de dessecadores, em geladeira ou temperatura ambiente.

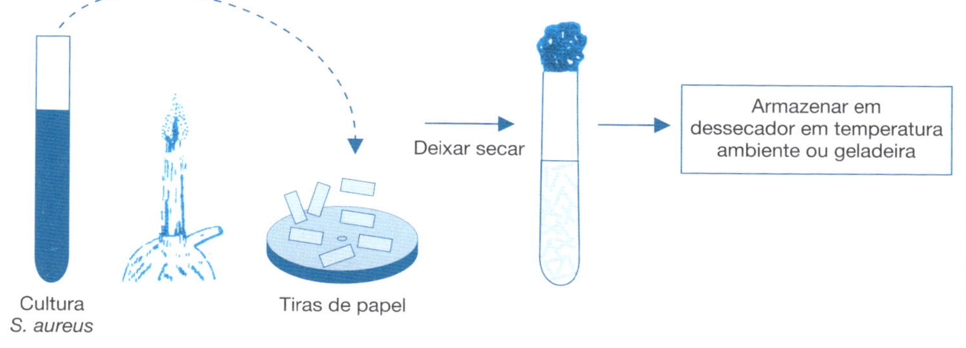

Material complementar

Vídeo 18.3 Técnica de preservação em disco ou tira de papel.	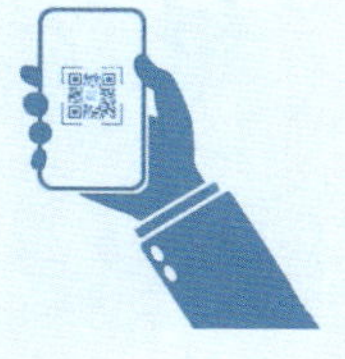	Escaneie o QR-CODE ou clique nele para aprender a realizar a técnica.

Técnica de preservação em sílica-gel

Essa técnica é realizada de acordo com os itens a seguir:

a. Esterilizar em estufa a 180°C, por três horas, bolinhas de sílica-gel purificadas de granulometria 1 mm a 3 mm, contidas em tubo de vidro com tampa de rosca até 3/4 do volume do tubo.

b. Resfriar o tubo de vidro que contém a sílica-gel (item a) em banho de gelo por uma noite.

c. Semear a cultura de *Penicillium* sp. em meio de cultura sólido inclinado BSA com alça em L esterilizada e colocar um fragmento da colônia no centro da superfície do ágar. Incubar entre 25°C a 30°C, na presença de O_2 ambiente por cinco dias. Seguir as orientações do Capítulo 14 – Cultivo de Fungos.

d. Preparar uma suspensão de esporos da cultura de *Penicillium* sp. (item c) em 5% de leite frio desnatado, esterilizado durante 15 minutos em autoclave e colocá-la fria sobre a sílica gelada (item b), em quantidade suficiente para umedecer ¾ do volume de sílica-gel contida no tubo.

e. Deixar o tubo em banho de gelo por 15 a 30 minutos.

f. Manter o tubo tampado levemente por 10 a 14 dias a 25°C até que as bolinhas de sílica-gel estejam totalmente soltas.
g. Realizar leve agitação manual do tubo e tampá-lo firmemente.
h. Armazenar o tubo em temperatura ambiente ou geladeira, em dessecadores que contêm sílica-gel.

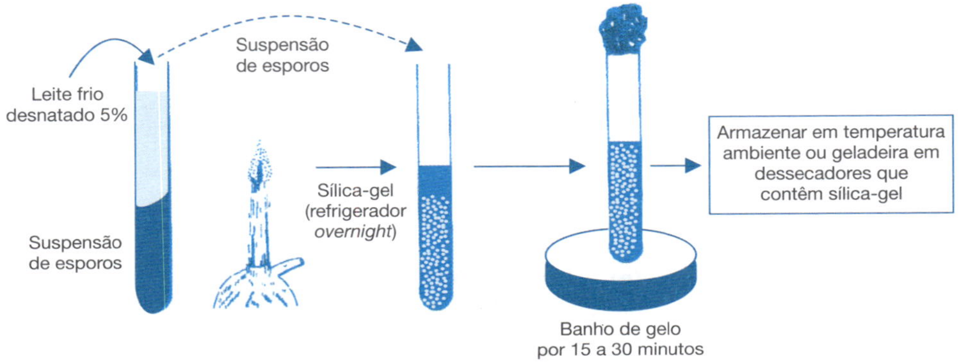

Material complementar

Vídeo 18.4 Técnica de preservação em sílica-gel.		Escaneie o QR-CODE ou clique nele para aprender a realizar a técnica.

RESULTADOS E INTERPRETAÇÕES

Resultado do repique contínuo ou periódico

Para verificar se a preservação foi efetiva, deve-se analisar, periodicamente, os itens a seguir:

- *Presença de desidratação do meio de cultura:* observar se houve desidratação na superfície da rampa ou na base do meio de cultura. O correto é não apresentar desidratação.
- *Presença de contaminação:* pode ser por bactérias, fungos, ácaros e outros.

Registrar os resultados no quadro a seguir:

Itens analisados	Bactéria	Bolor	Levedura
Presença de desidratação do meio de cultura			
Presença de contaminação			

Para observar a viabilidade dos micro-organismos preservados, deve-se realizar, em condições assépticas, repique para placas de meios de cultura enriquecedores, SDA para fungos e BHI para bactéria e, em seguida, incubar nas condições ideais para cada micro-organismo. Após crescimento observar os seguintes itens:

Itens analisados	Bactéria	Bolor	Levedura
Crescimento da cultura			
Características macromorfológicas da cultura			
Presença de contaminação			

Interpretações

O resultado esperado é que as amostras, após repicagem, estejam em perfeitas condições morfofisiológicas, pois esse método não tem como característica causar injúrias celulares. Com relação ao meio de cultura, após esse período de armazenamento, não deve demonstrar desidratação e nem presença de contaminação, se a técnica foi realizada conforme as instruções. Essa técnica é simples, pois é de fácil manuseio, não requer equipamentos especiais e pode ser realizada para preservação de bactérias e fungos. O repique para um novo meio de cultura deve ser realizado antes que os nutrientes se esgotem ou que o meio desidrate.

Resultado da preservação com óleo mineral

Para verificar se a preservação foi efetiva, deve-se analisar, periodicamente, os seguintes itens:

- *Presença de desidratação do meio de cultura*: Observar se houve desidratação na superfície da rampa ou na base do meio de cultura. O correto é não apresentar desidratação.
- *Presença de contaminantes*: pode ser por bactérias, fungos, ácaros e outros.

Registrar os resultados no quadro a seguir:

Itens analisados	Bolor
Presença de desidratação do meio de cultura	
Presença de contaminantes	

Para observar a viabilidade do micro-organismo preservado, deve-se realizar, em condições assépticas, a drenagem total da camada de óleo, antes de repicar em placas de meio enriquecedor SDA e incubar nas condições ideais para esse micro-organismo. Após crescimento, observar os itens a seguir:

Itens analisados	Bolor
Crescimento da cultura	
Características macromorfológicas	
Presença de contaminantes	

Interpretações

O meio de cultura, após o período de armazenamento, não deve demonstrar desidratação, em virtude de o óleo evitar a evaporação da água do meio de cultura. Também não deve haver presença de contaminação se o óleo foi esterilizado conforme as orientações citadas neste capítulo e se a técnica foi realizada em condições assépticas. Com relação à preservação de fungos, a presença do óleo é de grande importância, pois previne a contaminação por ácaros, os quais se alimentam de fungos.

Resultado da preservação em água esterilizada (método de Castellani)

Para verificar se a preservação foi efetiva, deve-se analisar, periodicamente, os itens a seguir:

- *Presença de evaporação da água ou solução salina a 0,85%*: observar se houve evaporação parcial ou total. O correto é não apresentar evaporação.
- *Presença de contaminantes*: pode ser por bactérias, fungos, ácaros e outros.

Registrar os resultados no quadro a seguir:

Itens analisados	Bolor
Presença de evaporação da água ou solução salina a 0,85%	
Presença de contaminantes	

Para observar a viabilidade do micro-organismo preservado, deve-se realizar, em condições assépticas, a transferência dos blocos de ágar/discos com a cultura para placas de meio enriquecedor SDA e incubar nas condições ideais para esse micro-organismo. Após crescimento, observar os itens a seguir:

Itens analisados	Bolor
Crescimento da cultura	
Características macromorfológicas	
Presença de contaminantes	

Interpretações

Após esse período de armazenamento não deve ocorrer presença de contaminantes, se o cultivo foi realizado em condições assépticas e se a água ou solução salina foram esterilizadas conforme orientação desse método. Com relação à preservação de fungos, a presença de água/solução salina é de grande importância, pois previne a contaminação por ácaros, os quais se alimentam de fungos. O diferencial dessa técnica é a restrição de fontes nutritivas, pois somente foi transferida para água/solução salina pequena quantidade do meio de cultura, somente o bloco de ágar/disco que contém a cultura do bolor.

Resultado da preservação por congelamento

Para verificar se a preservação foi efetiva, deve-se analisar, periodicamente, os itens a seguir:

- *Presença de descongelamento do meio de cultura no microtubo*: observar se houve descongelamento parcial ou total. O correto é não apresentar descongelamento.
- *Presença de contaminantes*: pode ser por bactérias, fungos e outros.

Registrar os resultados no quadro a seguir:

Itens analisados	Bactéria
Presença de descongelamento do meio de cultura	
Presença de contaminantes	

Para observar a viabilidade do micro-organismo preservado, deve-se realizar repique, em condições assépticas, para placas de meio enriquecedor BHI, e incubar nas condições ideais para esse micro-organismo. Após crescimento, observar os itens a seguir:

Itens analisados	Bactéria
Crescimento da cultura	
Características macromorfológicas	
Presença de contaminantes	

Interpretações

Após esse período de armazenamento não deve ocorrer presença de contaminantes, se o cultivo foi realizado em condições assépticas e se o glicerol foi esterilizado conforme orientação desse método. O glicerol é um crioprotetor penetrante ou intracelular que contém propriedades coligativas, diminuição do ponto de congelamento e consequente redução de eletrólitos na fração não congelada da amostra.

É bioquimicamente compatível com estruturas celulares e, desse modo, as células podem ser preservadas e suas funções recuperadas, quando descongeladas; além disso, não é tóxico para os micro-organismos.

Resultado da preservação em solo ou areia

Para verificar se a preservação foi efetiva, deve-se analisar, periodicamente, o item a seguir:

- *Presença de contaminantes*: pode ser por ácaros, bactérias, fungos e outros.

Registrar os resultados no quadro a seguir:

Itens analisados	Bolor
Presença de contaminantes	

Para observar a viabilidade do micro-organismo preservado, deve-se realizar, em condições assépticas, repique para placas que contêm o meio de cultura enriquecedor SDA e incubar em condições ideais para esse micro-organismo. Após crescimento, observar os itens a seguir:

Itens analisados	Bolor
Crescimento da cultura	
Características macromorfológicas	
Presença de contaminantes	

Interpretações

Após esse período de armazenamento não deve ocorrer presença de contaminantes, se o cultivo foi realizado em condições assépticas e a se água foi esterilizada conforme orientação desse método. A reativação do micro-organismo pode requerer sucessivos cultivos para o crescimento da cultura.

Resultado da preservação em disco ou tira de papel

Para verificar se a preservação foi efetiva, deve-se analisar, periodicamente, o item a seguir:

- *Presença de contaminantes*: pode ser por ácaros, bactérias, fungos e outros.

Registrar os resultados no quadro a seguir:

Itens analisados	Bactéria
Presença de contaminantes	

Para observar a viabilidade do micro-organismo preservado, deve-se realizar, em condições assépticas, repique para placas que contêm o meio de cultura enriquecedor BHI e incubar em condições ideais para esse micro-organismo. Após crescimento, observar os itens a seguir:

Itens analisados	Bactéria
Crescimento da cultura	
Características macromorfológicas	
Presença de contaminantes	

Interpretações

Após esse período de armazenamento, os discos/tiras não devem demonstrar presença de contaminantes, se o cultivo foi realizado em condições assépticas e se o dessecador encontrava-se esterilizado. Em decorrência da ausência de nutrientes, o período de viabilidade pode não ser muito longo. A reativação do micro-organismo pode requerer sucessivos cultivos para o crescimento da cultura.

Resultado da preservação em sílica-gel

Para verificar se a preservação foi efetiva, deve-se analisar, periodicamente, o item a seguir:

- *Presença de contaminantes*: bactérias, fungos e outros.

Registrar os resultados no quadro a seguir:

Itens analisados	Bolor
Presença de contaminantes	

Para observar a viabilidade do micro-organismo preservado, deve-se realizar, em condições assépticas, repique para placas de meio enriquecedor SDA e incubar em condições ideais para esse micro-organismo. Após crescimento, observar os itens a seguir:

Itens analisados	Bolor
Crescimento da cultura	
Características macromorfológicas	
Presença de contaminantes	

Interpretações

Após esse período de armazenamento, a sílica-gel não deve demonstrar presença de contaminantes, se o cultivo foi realizado em condições assépticas, se o leite foi esterilizado conforme orientação desse método e, ainda, se o dessecador encontrava-se esterilizado.

REVISÃO DO CAPÍTULO

Questões a serem exploradas

1. Avaliou-se a eficiência de diferentes métodos de preservação de fungos em laboratório. Descreva um método que possa verificar a viabilidade de um bolor e de uma levedura.
2. Descreva as vantagens do método de liofilização com relação ao método de Castellani.
3. No que se refere aos fungos não biotróficos, isto é, aqueles que não necessitam de seu hospedeiro para sobreviver, diversos métodos de preservação em laboratório podem ser utilizados, como: baixas temperaturas, nitrogênio líquido, sílica-gel, óleo mineral, solo ou areia. Mostre as vantagens e as desvantagens desses métodos.
4. Muitas instituições têm investido na constituição de estoques (biobancos), implementando inúmeras técnicas de preservação de micro-organismos com a adoção de protocolos próprios e avançadas tecnologias para controle de dados. Qual é a importância que você vê na realização de pesquisas para preservar micro-organismos.
5. Idealize um experimento que não tenha muito custo financeiro, mas que possa manter bactérias preservadas em um laboratório de microbiologia por um longo período.

TESTE SEU CONHECIMENTO COM QUESTÕES DE MÚLTIPLA ESCOLHA

Assinale a alternativa correta:

1. **Agentes crioprotetores são considerados: ( )**
   a. Agentes crioprotetores estimulam o estresse físico e químico dos micro-organismos derivados do congelamento e do degelo das células.
   b. Agentes crioprotetores reduzem o estresse físico e químico dos micro-organismos derivados do congelamento e do degelo das células.
   c. As características físico-químicas ideais para um crioprotetor devem abranger alto peso molecular e baixa solubilidade em água.
   d. As características físico-químicas ideais para um crioprotetor devem abranger baixo peso molecular e toxicidade celular intensa.

2. **Os fungos para serem preservados necessitam ser cultivados inicialmente em meios de cultura como: ( )**
   a. Ágar sangue, pelo fato de ser um meio enriquecedor diferenciador.
   b. Ágar sabouraud dextrose (SDA), pelo fato de ser um meio diferenciador e de manutenção.
   c. Nutriente ágar, pelo fato de ser um meio de manutenção que faz os fungos crescerem moderadamente.
   d. Ágar sabouraud dextrose (SDA), pelo fato de ser um meio enriquecedor que estimula o crescimento dos fungos.
3. **Grande parte das coleções utiliza a liofilização como método de preservação, por atingirem manutenção de viabilidade de algumas espécies por períodos de 17 a 21 anos. Contudo, podemos afirmar que: ( )**
   a. Fungos não esporulados ou que contêm esporos excessivamente delicados não suportam o processo de liofilização.
   b. Todo e qualquer fungo pode ser liofilizado desde que o processo seja bem efetivado.
   c. A liofilização é um processo utilizado para preservar bactérias mesófilas e anaeróbias facultativas.
   d. Há duas alternativas corretas.
4. **Sobre a criopreservação pode-se afirmar que: ( )**
   a. A criopreservação tem como objetivo minimizar o dano a materiais biológicos durante o processo de congelamento e estocagem a frio.
   b. O dano à estrutura celular está relacionado com o comportamento peculiar da água sob condições de baixas temperaturas.
   c. A água congelada expande-se ao cristalizar; no processo de fusão tende a recristalizar e aglutinar, formando longos e protuberantes cristais de gelo.
   d. Todas alternativas estão corretas.
5. **Assinale V (verdadeira) ou F (falsa) nas frases descritas a seguir:**
   a. A crioinjúria é um evento letal. ( )
   b. A água congelada é capaz de produzir uma série de danos mecânicos, bioquímicos e osmóticos à célula bacteriana. ( )
   c. O congelamento consiste na preservação de micro-organismos em temperaturas relativamente baixas, entre –4°C e –20°C. Apresenta-se como um dos métodos de manutenção mais simples e baratos, porém mantém a viabilidade dos micro-organismos por períodos de poucos meses. ( )
   d. A preservação em água destilada esterilizada, também conhecida pelo método de Castellani, consiste no armazenamento de micro-organismos em água estéril ou solução salina, sendo indicada na preservação de micro-organismos sensíveis a baixas pressões osmóticas de soluções hipotônicas. ( )

Referências Bibliográficas

Albini, C. A.; Souza, H. A. P. H. M. A validação de meios de cultura no laboratório de análises clínicas. Jornal SBAC, Rio de Janeiro, n. 18, p. 6-7, 2004.

Antheunisse, J.; de Bruin-Tol, J. W.; van der Pol-Van Soest, M. E. Survival of microorganisms after drying and storage. Antonie van Leeuwenhoek, Wageningen, v. 47, p. 539-545, 1981.

Associação Brasileira de Normas Técnicas. NBR 12809 – estabelece os procedimentos necessários para gerenciamento de resíduos infectantes, especiais e comuns, nos serviços de saúde. Rio de Janeiro: ABNT, 2013.

Azevedo, J. L.; Esposito, E. Fungos – uma introdução à biologia, bioquímica e biotecnologia. 1. ed. Caxias do Sul: Edcs, 2004. 509p.

Barbosa, H. R.; Gomez, C. G. J.; Torres, B. B. Microbiologia básica: bacteriologia. 2. ed. Rio de Janeiro: Atheneu, 2018.

Binsfeld, P. C; et al. Classificação de risco dos agentes biológicos de importância para a saúde pública. International Journal of Biosafety and Biosecurity, Uberlândia, v. 1, n. 2, 2010.

Binsfeld, P. C. Fundamentos técnicos e o sistema nacional de biossegurança em biotecnologia. Rio de Janeiro: Interciências, 2015. 434p.

Black, J. G; Black, L. J. Microbiologia: fundamentos e perspectivas. 10. ed. Rio de Janeiro: Guanabara, 2021. 888p.

Borba, C. M.; Armôa, G. R. G. Biossegurança no laboratório de microbiologia. Microbiologia *in foco*. Revista da Sociedade Brasileira de Microbiologia, São Paulo, v. 1, n. 2, 2007.

Brasil. Ministério da Defesa. Portaria Normativa nº 585, de 7 de março de 2013. Dispõe sobre diretrizes de biossegurança, bioproteção e defesa biológica do Ministério da Defesa. Diário Oficial da União [Internet], Brasília, p. 10, 11 mar. 2013 [citado 2014 out 30]. Seção 1. Disponível na Internet: https://www.gov.br/defesa/pt-br/centrais-de-conteudo/noticias/ultimas-noticias/11-03-2013-defesa-defesa-define-diretrizes-de-biosseguranca-bioprotecao-e-defesa-biologica-para-grandes-eventos.

Brasil. Ministério da Saúde. Agência Nacional de Vigilância Sanitária (Anvisa). Resolução da Diretoria Colegiada – RDC nº 33, de 25 de fevereiro de 2003 revogada e publicada pela Anvisa RDC nº 306/2004. Dispõe sobre resíduos de serviços de saúde.

Brasil. Ministério da Saúde. Agência Nacional de Vigilância Sanitária (Anvisa). Resolução da Diretoria Colegiada – RDC nº 222, de 28 de março de 2018. Regulamenta as Boas Práticas de Gerenciamento dos Resíduos de Serviços de Saúde e dá outras providências.

Brasil. Ministério da Saúde. Agência Nacional de Vigilância Sanitária (Anvisa). Instrução Normativa IN nº 135, de 30 de março de 2022. Dispõe sobre as Boas Práticas de Fabricação complementares à radiação ionizante na fabricação de medicamentos.

Brasil. Ministério da Saúde. Agência Nacional de Vigilância Sanitária (Anvisa). Resolução da Diretoria Colegiada nº 15, de 15 de março de 2012. Dispõe sobre requisitos de boas práticas para o procedimento de produtos para saúde e dá outras providencias.

Brasil. Ministério da Saúde. Agência Nacional de Vigilância Sanitária (Anvisa). Resolução da Diretoria Colegiada – RDC nº 611, de 9 de março de 2022. Estabelece os requisitos sanitários para a organização e o funcionamento de serviços de radiologia diagnóstica ou intervencionista e regulamenta o controle das exposições médicas, ocupacionais e do público decorrentes do uso de tecnologias radiológicas diagnósticas ou intervencionistas.

Brasil. Ministério da Saúde. Agência Nacional de Vigilância Sanitária (Anvisa).Nota Técnica nº 32/2021/SEI/COSAN/GHCOS/DIRE3/Anvisa – Processo nº 25351.923277/2020-13. Orientações sobre avaliação de eficácia e segurança dos equipamentos emissores de luz ultravioleta (UV) com ação desinfetante.

Brasil. Ministério da Saúde. Agência Nacional de Vigilância Sanitária (Anvisa). Resolução da Diretoria Colegiada – RDC nº 17, de 16 de abril de 2010. Dispõe sobre as Boas Práticas de Fabricação de Medicamentos.

Brasil. Ministério da Saúde. Agência Nacional de Vigilância Sanitária (Anvisa). Resolução da Diretoria Colegiada – RDC nº 700, de 13 de maio de 2022. Dispõe sobre produtos com ação antimicrobiana utilizados em artigos críticos e semicríticos, e seu registro.

Brasil. Ministério da Saúde. Agência Nacional de Vigilância Sanitária (Anvisa). Resolução da Diretoria Colegiada – RDC nº 774 de 15 de fevereiro de 2023. Dispõe sobre as condições para o registro e a rotulagem de produtos saneantes com ação antimicrobiana.

Brasil. Ministério da Saúde. Secretaria de Assistência à Saúde. Coordenação Geral das Unidades Hospitalares Próprias do Rio de Janeiro. Orientações Gerais para Central de Esterilização. Brasília: Ministério da Saúde, 2001.

Brasil. Ministério da Saúde. Agência Nacional de Vigilância Sanitária (Anvisa). Resolução da Diretoria Colegiada – RDC nº 652, de 24 de Março de 2022. Proíbe o uso isolado de produtos que contenham paraformaldeído ou formaldeído, para desinfecção e esterilização, regulamenta o uso de produtos que contenham tais substâncias em equipamentos de esterilização.

Brasil. Ministério da Saúde. Agência Nacional de Vigilância Sanitária (Anvisa). Microbiologia clínica para o controle de infecção relacionada com a assistência à saúde – Modulo 1: biossegurança e manutenção de equipamentos em laboratórios de microbiologia clínica. 1ª ed., 2010.

Brasil. Ministério da Saúde. Agência Nacional de Vigilância Sanitária (Anvisa). RDC nº 440 de 18 de novembro de 2020. Altera a RDC nº 330 de 20 de dezembro de 2019, que dispõe sobre a organização e o funcionamento de serviço de radiologia diagnóstica ou intervencionista.

Brasil. Ministério da Saúde. Portaria nº 3.204, de 20 de outubro de 2010. Dispõe sobre Norma Técnica de Biossegurança para laboratório de Saúde Pública, que norteia a implantação do Sistema de Gestão em Biossegurança.

Brasil. Ministério da Saúde. Portaria nº 196, de 24 de junho de 1983. Dispõe sobre obrigatoriedade de todos os hospitais do país manter a Comissão de Controle de Infecção Hospitalar, 1983.

Brasil. Ministério da Saúde. Portaria Normativa nº 1.683, de 23 de agosto de 2003. Dispõe sobre instituir a Comissão de Biossegurança em Saúde.

Brasil. Ministério da Saúde. Portaria Normativa nº 1.608, de 5 de julho de 2007, revogada pela PRT GM/MS nº 1.914 de 09 de agosto de 2011. Dispõe sobre aprovação da Classificação de Risco dos Agentes Biológicos.

Brasil. Ministério da Saúde. Portaria Normativa nº 3.398, de 7 de dezembro de 2021, altera a Portaria de Consolidação GM/MS nº 1, de 28 de setembro de 2017. Dispõe sobre a criação de grupos de trabalho da Comissão de Biossegurança em Saúde (CBS) e a lista de Classificação de Risco dos Agentes Biológicos.

Brasil. Ministério da Saúde. Biossegurança em saúde: prioridades e estratégias de ação. Ministério da Saúde, Organização Pan-Americana da Saúde. Brasília: Ministério da Saúde, 2010. 242 p.

Brasil. Lei nº 11.105, de 24 de março de 2005, Lei de Biossegurança, estabelece normas de segurança e mecanismos de fiscalização de atividades que envolvam organismos geneticamente modificados e cria o Conselho Nacional de biossegurança – CNBS. Revoga a Lei nº 8.974.

Brasil. Ministério do Meio ambiente. Conselho Nacional de Meio Ambiente. (Conama) Resolução nº 358, de 29 de Abril de 2005. Dispõe sobre o tratamento e a disposição final dos resíduos dos serviços de saúde e dá outras providências.

Brasil. Ministério de Ciência, Tecnologia e inovações. Comissão Nacional de Energia Nuclear (CNEN). Projeto de Norma CNEN NN 3.01, de 08 de Maio de 2023. Dispõe sobre os princípios gerais e requisitos básicos de radioproteção e segurança radiológica das pessoas com relação à exposição à radiação ionizante e de segurança de fontes de radiação ionizante. Aplica-se a todas as instalações e atividades que envolvam exposição de pacientes, trabalhadores, público em geral e meio ambiente à radiação ionizante.

Brazilian Committee on Antimicrobial Susceptibility Testing – BRCAST. Disponível em: https://brcast.org.br/. Acesso em: 20 mar. 2023.

Brooks, G. F.; Carrol, K. C.; Butel, J. S.; Morse, S. A.; Mietzner, T. A. Microbiologia médica de Jawetz, Melnick & Adelberg. 26. ed. Porto Alegre: AMGH Editora, 2014.

Gisllespie S. Diagnóstico microbiológico. 1. ed. São Paulo: Editorial Premier, 2006. 350p.

Goering, R. V.; Dockrell, H. M.; Zuckerman, M.; Chiodini, P. L. Mims Microbiologia médica e imunologia. 6. ed. Rio de Janeiro: GEN Guanabara Koogan, 2020. 568p.

ISO 11133:2014–Amd 2020. Microbiology of food, animal feed and water – preparation, Production, storage and performance testing of culture media. Disponível em: https://webstore.ansi.org/. Acesso em 26 jun. 2022.

Jawetz, E.; Melnick, J. L.; Adelberg, E. A. Microbiologia médica. 24. ed. Rio de Janeiro McGraw-Hill, 2009. 820p.

Lacaz, C. S.; Porto, E.; Martins, J. E. C.; Heins-Vaccari, E. M.; Melo, N, T. Tratado de micologia médica. 9. ed. São Paulo: Sarvier, 2002. 1104p.

Lacaz, C. S.; Porto, E.; Martins, J. E. C. Micologia médica: fungos, actimomicetos e algas de interesse médico. 8. ed. São Paulo: Sarvier, 1991.

Leite, D. S. Manual de aulas práticas - 2011. Disciplina BM382 - Microbiologia para o Curso de Ciências Biológicas. Campinas: Unicamp, 2011.

Lima, H. D. S.; Jesus, M. A.; Oliveira, D. A. S. Avaliação da viabilidade de culturas de Paecilomyces preservadas em óleo mineral na Coleção de Culturas de Microrganismos de Interesse Agrossilvicultural do INPA. *In*: Oliveira, L.A.; Fernandes, O.C.; Jesus, M.A.; Bentes, J.L.S.; et al. Diversidade microbiota da Amazônia. Manaus: Editora INPA, 2015.

Macfaddin JP. Pruebas bioquímicas para 1ª identificación de bacterias de importancia clínica. 1. ed. Buenos Aires: Panamericana, 1980. 301p.

Madigan, M. T.; Martinko, J. M.; Bender, K. S.; Buckley, D. H.; Stahl, D. A. Microbiologia de Brock. 14. ed. Porto Alegre: Artmed, 2016. 1032p.

Minami PS. Micologia: métodos laboratoriais de diagnóstico das micoses. 1. ed. Barueri: Manole, 2003. 199p.

______. Técnicas micológicas, roteiro de aulas práticas. 3. ed. São Paulo, 1981.

Minas Gerais (Estado). Ministério Público Federal de Minas Gerais. Ação Civil Pública à Agencia Nacional de Vigilância Sanitária (Anvisa). Dispõe sobre proibição do uso da substância triclosan em qual quer tipo de produto fabricado, distribuído, comercializado e exportado pelo Brasil. Minas Gerais, Ministério Público Federal, 28 de Julho de 2016. Atualizado em 15 nov. 2021.

Murray, P. R.; Rosenthal, K. S.; Kobayashi, G. S.; Pfaller, M. A Microbiologia médica. 8. ed. Rio de Janeiro: Elsevier, 2017. 888p.

Murray, P. R.; Rosenthal, K. S.; Pfaller, M. A. Microbiologia médica. 9. ed. Rio de Janeiro: Elsevier, 2023. 856p.

Pelczar, M. J.; Chan, E. C. S.; Krieg, N. R. Microbiologia conceitos e aplicações. 2. ed. São Paulo: Pearson, 1996. 524p.

Riedel, S.; Morse, S. A.; Mietzner, T. A.; Miller, S. Microbiologia médica de Jawetz, Melnick & Adelberg. 28. ed. Porto Alegre: AMGH Editora, 2022.

Saeki, E. K.; Farhat, L. P.; Pontes, E. A. Eficiência dos crioprotetores glicerol e leite desnatado para o congelamento de micro-organismos. Acta Veterinaria Brasílica, Mossoró, v. 9, n. 2, p. 195-198, 2015.

São Paulo (Estado). Lei nº 14.466, de 8 de junho de 2011. Proíbe o uso, por profissionais da área da saúde, de equipamentos de proteção individual fora do ambiente de trabalho. Diário Oficial do Estado, São Paulo, 9 jun 2011.

Silva, N.; Junqueira, V. C. A.; Silveira, N. F. A.; Taniwaki, M. H.; et al. Manual de métodos de análise microbiológica da água. 6. ed. São Paulo: Bucher, 2021. 602p.

Silva, A.; Risso, M.; Ribeiro, M. C. Biossegurança em odontologia e ambiente da saúde. 2. ed. São Paulo: Icone, 2009. 262p.

Sola, M. C.; Oliveira, A. P.; Feistel, J. C.; Resende, C. S. M. Manutenção de microrganismos: conservação e viabilidade. Enciclopédia Biosfera, v. 8, n. 14, p. 1398-1418, 2012.

Sousa, B. R.; Silva, U. N. M.; Silva, L. R.; Santos, G. M. R.; Silva, A. S. Técnicas de obtenção, manutenção e reativação de culturas microbianas. Journal of Medicine and Health Promotion, Patos, v. 2, n. 3, p. 827-842.

Tortora, G. J.; Funke, B. R.; Case, C. L. Microbiologia. 12. ed. Porto Alegre: Artmed, 2017. 964p.

Trabulsi, L. R.; Alterthum, F. Microbiologia. 5. ed. São Paulo: Atheneu, 2008. 760p.

Trabulsi, L. R.; Alterthum, F. Microbiologia. 6. ed. São Paulo: Atheneu, 2015. 888p.

Unfer, R. K.; Portela, V. O.; Santana, N. A.; Moro, L.; et al. Métodos de preservação de fungos em laboratório. *In*: Santos, C. A. (org.). Grandes temas em agronomia. Maringá: Uniedusul, 2019.

Vermelho, A. B.; Pereira, A. F.; Coelho, R. R. R.; Souto-Padrón, T.. Práticas de microbiologia. 2. ed. Rio de Janeiro: Guanabara Koogan, 2019. 256p.

Zaitz, C.; Campbell, I.; Marques, S. A.; Ruiz, L. R. B.; Framil, V. M. S. Compêndio de micologia médica. 2. ed. Rio de Janeiro: Guanabara Koogan. 2010. 456.

Walsh, T. J.; Hayden, R. T.; Larone, D. H. Larone's Medically important fungi. A guide to identification. 6. ed. Washington: ASM Press, 2018. 523p.

Wesblade, L. F.; Burd, E. M.; Lockhart, S. R.; Procop, G. W. Larone's medically important fungi. The definitive guide for identifying fungi from clinical specimens. 7. ed. Washington: ASM Press, 2023. 517p.

Índice Remissivo

A

D

E

F

G

H

I

J

L

M

N

O

P

R

S

T

U

V

Z